解釈を越えて

サイコセラピーにおける治療的変化プロセス

Change in Psychotherapy: A Unifying Paradigm

ボストン変化プロセス研究会 著
(The Boston Change Process Study Group)

丸田俊彦 訳

岩崎学術出版社

Change in Psychotherapy: A Unifiyng Paradigm
by the Boston Change Process Study Group
Copyright © 2010 by Boston Change Process Study Group
Japanese translation rights arranged with W. W. Norton & Company, Inc.
through Japan UNI Agency, Inc., Tokyo.

目　次

謝　辞　vii

序　文　本書の成り立ちと構成：BCPSG のそもそもの始まり　*1*

第 1 章　精神分析的治療における非解釈的メカニズム：
　　　　解釈を"越えた何か"　*9*

第 2 章　関係性をめぐる暗黙の知：
　　　　精神療法的変化における中心的概念　*38*

　　　パートⅠ．関係性をめぐる暗黙の知：
　　　　　　　発達と精神分析的治療におけるその役割　*38*
　　　パートⅡ．暗黙の知識をめぐる治療的変化プロセス：発達観察は
　　　　　　　大人の精神療法にとってどんな意味合いを持つか　*46*
　　　パートⅢ．症例提示：進んでゆくこと
　　　　　　　……そして，変化は徐々にか突然にか？　*56*

第 3 章への導入　*63*

第 3 章　"私が分かったとあなたが分かったと私が分かる……"：
　　　　Sander の認知プロセスと精神療法場面における関係的な
　　　　動き　*64*

第 4 章への導入　*82*

第 4 章　暗黙のものを解明する：分析状況における変化の
　　　　マイクロプロセスとローカルレベル　*84*

第5章への導入　*99*

第5章　「解釈を"越えた何か"」再考：精神分析的出会いにおける
　　　　スロッピーネスと共創造性　*101*

第6章への導入　*149*

第6章　精神力動的意味の根源的レベル：葛藤，防衛，そして力動的
　　　　無意識との関係における暗黙のプロセス　*150*

第7章への導入　*167*

第7章　関係的な意味のさまざまな形：暗黙の領域と自省的・言語的
　　　　領域との間の関係をめぐる課題　*168*

　　　　関係的な意味のさまざまな形：
　　　　コメントに対するBCPSGからの応答　*193*

第8章　"関係性をめぐる暗黙のプロセス"に基づいて治療作用を
　　　　考える　*199*

参考文献　*221*

訳者あとがき　*235*

人名索引　*243*

事項索引　*245*

ボストン変化プロセス研究会 (BCPSG) メンバーリスト
（アルファベット順）

N. B - スターン，K. ライオンズ - ルース，
A. C. モーガン，J. P. ネイハム，L. W. サンダー，
D. N. スターン＊

＊ A. L. ハリソンとE. Z. トゥロニックも，2002年の6月まで，グループのメンバーであり，第1, 2, 4章と，第5章の最初の部分に寄与した。

謝　辞

　長年の執筆プロセスを通じ，忍耐とユーモアでわれわれをサポートしてくれ，仕事の後は，歓談のひと時を共有してくれたわれわれの家族みんなに，心からの感謝と愛を込めて，この謝辞を捧げる。
　ボストン精神分析協会の乳児研究ワークショップのメンバーの皆さんにも，非常に感謝している。1988年から2002年にかけて，活気ある討論の夕べを何度も開催してくださり，この本の内容として結実した数々のアイディアの展開にあたり，その初期段階から，サウンディング・ボードとしてしばしばかかわって下さった。
　D. Siegel，B. Reis と H. Levenkron にも，ここで論じたような種々のアイディアをめぐり議論できたことを感謝している。また，この本で論じたテーマをめぐるシンポジウムにご参加下さった多くの方々は，われわれの考え方にチャレンジし，また，それを洗練して下さった。それは，G. Stechler, S. Mitchell, A. Modell, A. & P. Ornstein, A. Schore, J. Lichtenberg, D. Ehrenberg, P. Hobson, R. Stolorow, Donnel. Stern, J. Grotstein, S. Knoblauch，そして M. Ammaniti の方々である。
　また，この思考プロセスに着手するにあたり，Virgin Gorda に長閑な場を提供してくださった M. & M. Rosenbaum には，そのご厚情に，深く感謝申し上げます。

序　文

本書の成り立ちと構成：
BCPSGのそもそもの始まり

　ボストン変化プロセス研究会（BCPSG）が結成されたのは1994年のことである。はじめは，8人の混成部隊で，5人が分析家であった（A. モーガン，J. ネイハム，L. サンダー，D. スターン，そして当初はA. ハリソンも）。分析家の内の2人（サンダーとスターン）は，乳幼児の精神分析的研究分野におけるパイオニアでもあり，個人レベルでも多大な学術的貢献を続けている。サンダーは，生物学的システムに関する学識を深めたし，D. スターンは，母・乳児相互交流を記述するマイクロアナリシス法を確立した。2人（K. ライオンズ-ルースと，当初はE. トゥロニックも）は発達研究者で，乳児期における愛着と情動的プロセスに関する発達論的文献に重要な洞察を貢献しており，精神力動的な臨床プロセスにも関心があった。1人（N. B - スターン）は，発達小児科医で小児精神科医でもあり，乳児・母の出会いと愛着の初期プロセスに関わっていた。このグループメンバーの内，フルタイムで開業していた分析家たち（モーガン，ネイハム，そして，当初はハリソンも）が，精神力動的な治療の理論と実践においても最新の乳児研究を学ぶ価値があるかもしれない，と気付くまでには（他のメンバーに比べ）時間を要したが，ある確信が皆を一つにしていた：初期発達に関する研究は，精神分析にとって豊穣でユニークな情報源である。
　ボストンは，発達論的思考という点で長い歴史を持つ。乳児発達をめぐる最初の縦断的プロジェクトが創始されたのは，1954年，この地においてであった。L. サンダーが統括したボストン大学縦断的プロジェクトである。その直後，これもまたボストンで，T. B. ブラゼルトンが，新生児の持つ能力や母・乳児交流の研究を始め，D. スターンやM. マーラーとの対話を開始した。また，この時期，ハーバード大学の心理学部では，ブラゼルトン，ライオンズ-ルース，

トゥロニックが、乳児情動発達の研究を、J. ブルーナーの研究室で始めていた。そうした学問的隆盛にもかかわらず、それが、精神分析の世界で目に留まることはほとんど無かった。とは言え、そうしたことの積み重なりが、BCPSG グループが浮上する機運を作り出していたのである。

　1970 年台初期になると、ポータブルビデオや高性能コンピュータなどの新しいテクノロジーに助けられ、乳児の情緒的プロセスやメンタルなプロセスを検索する発達研究も、爆発的な進歩を遂げた。この、研究所見の爆発的展開は、既存の精神分析的発達理論と新しい所見の間に不協和音を生み出した。そして、この不協和音が、新生しつつある発達論的知識と精神力動理論との間により一貫性を持たせようとする試みへと、われわれを導き入れたのである。こうした刺激的な所見も、精神分析の世界全般からは、あまり歓迎されなかった。とは言え、個々の例外はあった。ボストン精神分析協会では、G. ステックラー、S. キャプラン、V. ディーモスらによって、秀逸な個別指導が行われていた。もう一人の分析家リヒテンバーグは、1983 年に、『精神分析と乳児研究』を上梓した。次いで 1988 年、ネイハムはモーガンと共に、ボストン精神分析協会に、乳児研究ワークショップを創設した。程なくして、ライオンズ - ルースが、トゥロニック、ハリソンと共にこのグループに加わった。

　D. スターンと N. B - スターンとが、1994 年にサバティカルでボストンを訪れたのを機に、精神分析的プロセスをめぐる思索に乳児研究からの洞察を持ち込むことの有用性をさらに考察するため、小グループの集まりを持つことになった。このグループ（B - スターン、ハリソン、ライオンズ - ルース、モーガン、ネイハム、サンダー、スターン、トゥロニック）が BCSPG となった。必然的に、グループは少人数である必要があった。時々刻々の臨床プロセスの検討が、それも、治療者の主観的体験をその重要な部分として包含しながら検討することが、非常に重要であると思われたからである。グループメンバーのかなりが、母・乳児相互交流ビデオ録画の研究に携わっていたので、臨床プロセスの考察においても同じように、何とか時々刻々の詳細の豊かさを捉えようとした。そもそも精神分析的スーパービジョンは、そうしたプロセスを、何らかの形でスーパーバイザーと一緒に追うことで成り立って来た。ただ、スーパーバイザーには話さないことこそが、実は、治療で起こった本当のところであるとさえ言われることを考えるにつけ、われわれは、精神分析的セッションにおける時々刻々の交流の腹蔵のない探求促進のため、それなりのレベルの信頼を

築き上げる必要があった。そうした真摯さが発揮されるためには，少人数でかなり親密な設定においてのみ実現可能な，お互いの間の心地よさ，親交，そして安心感が欠かせない。全体を通じ，発達研究，生物学的システム理論，そして，情動神経科学が臨床プロセスとの関連で一つにまとまってゆく，その興奮の共有が，われわれを導き，そして，鼓舞してくれた。

精神分析的思潮における
BSPSG グループ研究の歴史的コンテクスト

　われわれの共同研究作業は，精神療法的変化と関連した幾条もの縫い糸が織り成される中で展開して来た。それらは，(a) 一者心理学から二者心理学という振り子の振れ，(b) 発達研究の役割の高まり，(c) 治療的やり取りにおける間主観性をめぐる理解，(d) 言語に基礎をおく判然としたコミュニケーションとは別個な，暗黙のコミュニケーションの重要性，(e) ダイナミック・システム思考の貢献，(f) 相互交流的なやり取りの原初的調整役としての意図の役割，である。加えて，このモデルが，現下の神経科学や脳のイメージング研究などの分野における最新の研究成果と齟齬のないものであると信じるに足る，十分な根拠がわれわれにはある。

1. 一者心理学から二者心理学への移行

　A. クーパーの言葉である静かなる革命は，この，一者心理学から二者心理学への移行の重要性を遺憾なく描写している。フロイトは，もともとの"外傷"理論において，二者的視点から理論化を始めた。その理論においてフロイトは，彼の初期の患者たちの症状を，他の人からの影響によるものであると捉え，治癒は，患者である人への分析家による影響と関係していると考えた。その後フロイトは，このアイディアを放棄し，"もともとがファンタジー"理論で置き換えることになる。症状は，心的内界のファンタジーの帰結として起こるというわけである。こうして，一者心理学が支配的となった。

　フロイトの側近，特に，転移・逆転移を強調した S. フェレンツィとの論議は，二者概念を中心的焦点へと引き戻した。しかし，それは，"乱暴な分析"や，分析家のパワーによる患者の虐待へと道を開くことになった。それに反応してフロイトは，患者そして分析家の両者はもちろん，新しく創られた学問分

野を守ろうとした。1914 から 1916 年にかけ，技法に関する諸論文として結実した創造的うねりを通じてフロイトは，分析を行う際の技法や規約，特に，分析家の中立性の重要性を確立し，振り子を一者心理学的理解へと引き戻そうとした。

40 年代と 50 年代になると，二者概念へと振り子を振り戻す動きが始まった。ウィニコット，フェアバーン，ガントリップ，そしてクラインによって代表される英国対象関係論は，多少違った観点から，分析家の立場を，単に患者の欲動の対象，欲求充足の手段であることを越えたものとして捉え始めた。分析家（対象）との関係自体が，患者にとって一つの到達点となったのである。

米国においては，サリバンの対人学派，そして，E. レヴィンソンも，治療的出会いの相互交流的特性にますます焦点を当て始めた。彼らの子弟たち（S. Mitchell, J. Greenberg, L. Aron, I. Hoffman, P. Bromberg, Donnel Stern, D. Ehrenberg, J. Benjamin ら）は，二者概念へとさらに歩を進め，それが，関係性学派 Relational School の名で知られるようになる改革となった。

それとは多少違った路線で，H. コフートと彼の弟子たちは，分析医の現実が，その対人的意味が何であれ，患者に対して大きな役割を果たすことを強調した。さらにまた，T. オグデン，P. ケースメント，J. マックローリン，O. レニックも，治療の二者性を強調した。

こうした動向のもう一つの側面は，診察室で起こっていることの"今ここで"の特性に，ますます目が向けられるようになったことである。厳密な意味で精神分析ではない理論，たとえばゲシュタルト心理学は，"今ここで"という，治療的体験の直接性に，かなり以前から注目して来た。

2. 発達研究の役割

1950 年代以降，精神分析に起こっているもう一つのパラダイムの移行は，患者とのやり取りをめぐる考察において発達研究が果たす役割の拡大である。J. ボウルビーの観察研究は，親子の間で実際に何が起こっているかに重点を置き，そうした実際の関係を中心課題とした。その動向を引き継いだ精神分析的な発達観察者たち，たとえば，サンダー，G. ステックラー，D. スターン，ライオンズ・ルース，B. ビービー，T. B. ブラゼルトン，R. エムディ，トゥロニックらは，精神分析的思潮，特に BSPSG の考え方に，大きな影響を及ぼした。

3. ダイナミック・システム思考の貢献

BCPSGグループの研究は、その始めから、ダイナミック・システム理論（DST）（E. ThelenとL. Smith）の考え方をかなり大幅に取り入れて来た。われわれは、治療者・患者ペアと、そのペアが置かれた状態はダイナミック・システムであると捉え、DST原理に従って変化を遂げると考える。

4. 相互交流的やり取りにおける間主観性をめぐる理解

研究者によっては、中でも特にC.トレバーセンは、発達プロセスにおける相互交流だけでなく、間主観性を強調する。発達研究におけるこの焦点は、上に述べた関係性学派の面々に加え、R.ストロロウ、B.ビービーとF.ラックマン、S.ノブローチなどの臨床における考え方においても並行して見られる。間主観性という発想が、治療的やり取りに関する考え方に取り込まれているのである。

5. 暗黙のコミュニケーションの重要性

加えて、研究においても臨床場面でも、コミュニケーションには、言語に基づく判然としたものはもちろん、暗黙のものも含まれることが、じわじわと認識されつつある。暗黙のコミュニケーションが重要であるという捉え方は、これまでずっと、BCPSGにとって、核心的な部分であった。

暗黙のものに焦点を当てるという作業は、音楽、ダンスをはじめ、身体を軸にしたその他の活動、それを基にした治療など、人の営みのさらに幅広い分野においても進化し、情報を貯えて来ている。こうした動向は、身体と身体の反応すべてを、治療者としてのわれわれの視野へと引き戻す助けとなった。BCPSGの研究の場合、それは、行為だけでなく、気持ちも考えもすべてがあらわになる、時々刻々の出来事に焦点を合わせることに反映されている。

6. 相互交流的なやり取りの原初的調整機能としての意図の役割

哲学と動物行動学の分野においては長いこと、意図が、相互交流的やり取りにおける原動力として、その役割を果たすと考えられてきた（Brentano, 1874/1973; Bruner, 1986, 1990, 2002; Gergely & Csibra, 1997; Gergely, Nadsasdy, Csibra, & Biro, 1995; Gopnick & Melzoff, 1998; Husserl, 1962, 1930/1989; Melzoff, 1995; Melzoff & Gopnik, 1993; Rochat, 1999; Ruby & Decety, 2001; Sander, 1995a,

1995b；それに K. Lorenz)。最近の BCPSG の論文においてわれわれは，相互交流における意図性の役割を，以前にも増して，強調することになった。

　要約して言えば，BCPSG の研究は，以上述べて来たような縫い糸を取り上げ，さらにそれを紡いで，治療的なやり取りの豊穣さを浮き彫りにするような形で，一貫性のあるモデルを織り上げる努力である。少なくもこのモデルは，現下の神経科学，脳のイメージング研究，認知科学，そして，その関連分野で浮上しつつある所見と一貫性を持つものであることは間違いない。

統合的パラダイムの展開

　この本はある意味，旅路である。われわれは発達研究における経験を出発点とし，それを，インスピレーションおよび知識の源，また，サイコセラピーにおける変化プロセスを明示する方法の可能性の一つとしてきた。われわれは，最初の論文（BCPSG, 1998a；[Stern et al, 1998 と本書第 1 章]）と，それに関連して Infant Mental Health Journal に掲載された一連の論文（BCPSG, 1998b；[Tronick, 1998 と本書第 2 章]）において，われわれの考え方の大枠を呈示した。その骨組みに十分な肉付けがなされたのは，以後の思索と著作を通してである。振り返ってみるに，重要なアイディアはすべて，この最初の論文に予示されていたことは明らかである。その論文の題名（「精神分析的治療における非解釈的メカニズム：解釈を"越えた何か"」）がテーマの核心を物語っている。"越えた何か" とは，暗黙の変化に他ならない。このテーマの下に，4 つの検討課題（以下参照）が浮上した。

　われわれの研究へのインスピレーションは，最新の発達心理学的乳児観察研究に負う所が大きい。そうした研究は，暗黙のものに強調の中心をおかざるを得ないところがある。こうしてわれわれは，暗黙のプロセスを検討する必要に迫られた。そして，ほとんど予測不能で，非直線的で，新生しつつあるものを説明しようとすれば，これまでとは違ったモデルが必要なことにはっきりと気づかされた。DST を導入したのは，そのためである。

　患者の心と治療者の心の間で起こったことが，分析の真の主題である。確かに言葉は話される。が，本当に起こっていることの在処は，言葉と言葉の狭間に新生する暗黙の意味にある。次いでわれわれは，共創造性そして間主観性という言葉によって何を意味するのかをさらに詳しく検索する必要に迫られた。

こうしてわれわれは，時々刻々の出来事を扱っていることに気付き，それを"ローカルレベル"と呼ぶことにした。

　こうしたことはすべて，萌芽として，最初の論文に述べられている。しかし，さらに考察を深め，こうした4つの主眼点（暗黙の意味，共創造性，間主観性，ローカルレベル）を入念に検討する必要があった。それに続く3つの小論文は，いずれも Infant Mental Health Journal の特集号に掲載されたものであり，最初の論文で紹介した中心的なアイディアのいくつかに関し，さらに詳しく述べている。

　2002年，BCPSGは，最も困難な課題を取り上げることになった。"どこで，いつ，何が暗黙なのか？"である。難しいのは，暗黙のものが，言葉ではないからである。それが，時々刻々の世界に属することがますますはっきりするにつれ，われわれはこの言葉，"暗黙の"を，さらに注意深く調べる必要に迫られた。こうしてわれわれは母・乳児観察素材へと立ち戻ることになり，"越えた何か"について語ろうとすれば，ローカルレベルが重要であるという認識に至ったばかりか，ついには，ローカルレベルの重要性を主張するに至った（BCPSG, 2002；第4章参照）。

　2005年。ローカルレベル・プロセスは，スロッピーで，非直線的，非因果的，予測不可能であるという，始めはわれわれの目も引かなかった側面に対する認識を深め，それを強調している内に，実はそれは，現場からの視点，進行中の面接場面の内側からの視点であって，事後的に手を加えたバージョンではないことに気がついた。それを理解するにはこれまでとは違う理論的ツール（DST）が必要となり，そのことが次いで，もう一つ，当初はわれわれの目を引かなかった側面を明らかにした。新しい，驚きに満ちた，有益な出来事を創造するプロセスは，予め形成された意味を発掘することによってなされるのではなく，共創造的なプロセスによってなされる，という点である。それは，2つの心の複雑な相互交流の産物なのである（BCPSG, 2005a；第5章）。

　いくつかの批判に答える形でわれわれは（BCPSG, 2005b），意味が，相互交流には必ず伴う意図と情動的手がかりの仕分けを通して，発達的に，また，治療的に，いかに創り上げられるのかについて述べた。これはさらに，意図の中心性を浮き彫りにすることになった。こうして明らかになってきたのは，これまで精神分析理論は，何が深遠で何が表面的かに関し，全く逆に概念化してきたことである。

第6章（BCPSG, 2007）でわれわれは，このきわめて重大な点に関し，さらに入念に検討した。上記の見解が，分析関係者や臨床の世界の同僚にとって，どんな妥当性を持つのかが明確でないという指摘に鼓舞され，われわれはそれを，葛藤，防衛，力動的無意識などの概念との関連で論じた。その際，十分意識することが無いままわれわれの中に前提としてあったのは，暗黙のプロセスが，葛藤と防衛の心臓部にあることであった。この論文でわれわれは，記述的なレベルでそのプロセスを詳述することにより，論点をはっきりさせることになった。

　第7章（BCPSG, 2008）でわれわれは，さらにそのプロセスを継続した。臨床が精神力動に基づいた理論を必要とするのは，大方のところ意味に，つまり，ある防衛が何を意味するかによるところが大きいからである。こうして，意味とは何を意味するのかについて，真正面から直面せざるを得なかった。暗黙なものが根源的であることは，ここまでで明確にされた通りであるが，加えてそれは，判然とした意味との適合性や判然とした意味の一貫性と妥当性の，評価ガイドないしは参照点としても機能するのである。章の末尾に，この章の基になった論文に対する3つのコメントへの，われわれの返答を載せた。

　最後に，"精神力動的治療を治療的にしているのは何か"をめぐるわれわれの考えを提案する作業は，困難ながら意欲をそそるものであった。その展開を，"関係性をめぐる暗黙のプロセス"的視点として，最後の章で述べた。

第 1 章

精神分析的治療における非解釈的メカニズム：
解釈を"越えた何か" [原注1]

　精神療法において変化をもたらすには解釈を越えた何かが必要である。それが，現在では通説となっている。母‐乳児相互交流とノンリニア・ダイナミック・システムに関する最近の研究と，それらの研究所見の心の理論との関連に基づいたアプローチを用い，本論文は，（解釈を）越えた何かが相互交流的間主観的プロセスには存在すると提唱する。そのプロセスから派生するのが，"関係性をめぐる暗黙の知" implicit relational knowing と呼ばれるものである。関係性をめぐるこの手順の領域は，心的内界において，象徴的領域とは全く別物である。分析的な関係において，それは，患者と分析者との間で起こってくる間主観的なモーメントを構成し，交流しあう二人の間の関係を再編したり新しい関係性を創り出すばかりか，さらに重要なことに，患者の暗黙の手順知識や患者にとっての他者との在り方にも，同様の変化をもたらす。こうしたモーメント（今のモーメント，"出会いのモーメント"）の歴然とした特性やその帰結については，数珠繋がりとなってゆくプロセスとしてモデル化し議論した。そのプロセスを，進んでゆく moving along と呼ぶ。また，共有された暗黙の関係，転移，逆転移については，この観点——他の関係性理論や自己心理学とははっきりと区別されるこの観点——から，いかに概念化されるかを論じた。要約すれば，強力な治療作用が，関係性をめぐる暗黙の知において生起する。永続的な治療効果を示すと考えられるもののかなりが，この間主観的な関係性の領域における，そうした変化によって起こるのである。

原注1）初出は International Journal of Psychoanalysis, 79, 903–921。Blakwell の許可の下に転載。

序　論

　精神分析的治療はいかに治療的変化をもたらすのか？　無意識を意識化するという意味での解釈を越えた何かが必要であるという点では，もう長いことコンセンサスがある。その"越えた何か" something more が何であるかの議論は，数ある視点の内どれを取るかで対極に来るものの形が違ってくる。たとえば，それは，心理的な行為 vs. 心理的な言葉であり，心理的構造の変化 vs. 抑圧を取り消して意識にもたらすことであり，治療者との変化をもたらす関係 vs. 変化をもたらす情報の患者への供給である。精神分析関連の多くの著者たちは，精神分析運動の当初から今日に至るまで，ますます加速度を付けながら，こうした課題を，直接に，あるいは間接的に扱ってきている（Ferenczi & Rank, 1924; Fenichel, 1941; Greenson, 1967; Loewald, 1971; Sterba, 1940; Strachey, 1934; Winnicott, 1957; Zetzel 1956）。もっと最近では，Ehrenberg（1992），Gill（1994），Greenberg（1996），Lachmann と Beebe（1996），Mitchell（1993），Sandler（1987），Schwaber（1998），Stolorow, Atwood と Brandchaft（1994）らによって，同様の課題が再考されている。

　本章は，"越えた何か"に関する新しい理解を提示し，それが，治療関係のどこにおいて，いかに作用するかを明らかにすべく試みる。その作業をわれわれは，発達的観点を臨床素材にあてはめることによって進めてゆく。逸話としてよく耳にするように，治療が順調に進み終結した患者のほとんどは，自分に変化を起こした節目として，2種類のことを思い出す傾向にある。1つは，心の中の風景を描き変えてしまうような，カギとなる解釈。2つ目は，人としての治療者との真摯な繋がり（定義は後述）に由来する特別な"モーメント"で，それが，治療者との関係性を改変し，患者自身の自己感をも変化させる。そうしたレポートから推察するに，治療が失敗したり中断するのは，多くの場合，不正確，あるいは受け入れられなかった解釈のせいであるというより，二人の間で有意な繋がりがもてないままになってしまったためであると考えられる。記憶を基に語られた関係性の質と，治療成果云々とを，そのまま比べることは到底できない。と同時に，真摯な出会いのモーメントも，そうした出会いの欠如も，治療における節目としてかなり鮮明に思い起こされることがしばしばであるという事実も，これまた一蹴できない。

　本章は，変化をもたらすこうした2つの現象，つまり，解釈と，"出会いの

モーメント"とを識別する。また，治療関係のどの領域で，この2つの変化をもたらす出来事が起こるのかも検討する。解釈と"出会いのモーメント"は連動して，お互いの発現を可能にし，強化し合っているかもしれないが，一方をもって他方を説明することはできない。また，どちらかが，変化の説明として，特権的な座を占めることもない。両者は，連動はしても，分離可能であることに変わりはない。変化をもたらすという点で解釈の優位性を確信する分析家でも，良い解釈は，普通，準備を必要とし，解釈を越えた何かを伴っているという点に，まず異を唱えることはない。解釈をこのように包括的に捉えることの問題点は，解釈活動の拡張版のどの部分が，実際，（解釈を）越えた何かで，どの部分は，解釈を通して得られた純粋な洞察なのか，検証されないままになってしまうことである。鮮明な区別を付けておかなければ，2つが概念的に関連しているのかそれともかなり違うのか，探索することもできない。とは言え，変化をもたらす2つの出来事の間に，ありもしない競争をでっち上げるつもりは毛頭ない。両者は相補的である。ここでわれわれが目指すのは，まだまだ理解の進んでいない，（解釈を）"越えた何か"の方の探索である。

そこでまず，"越えた何か"を理解するための概念的枠組みを提示し，それが，どこで，どのように作用するのか詳しく説明する（Tronick, et al., 1998 も参照）。まず，2つの領域における治療的変化の間に区別をつける。1つは，言明的 declarative，ないしは意識的言語的領域。もう1つは，暗黙の手順的，あるいは関係的領域である（Clyman, 1991; Lyons-Ruth, 1999 を参照）。次いで，発達的変化に関するダイナミック・システム・モデルを基にした理論的観点を，治療的変化プロセスに適用する。このモデルは，治療におけるパートナー間の，暗黙の，手順的なプロセスを探索するのに非常に適している。

問題点へのアプローチ

われわれのアプローチは，母-乳児相互交流の発達研究と，ノンリニア・ダイナミック・システム研究からの最近の考え方と，そうした考え方がメンタルな出来事といかに関係しているか，とに基づいている。こうした観点については，"出会いのモーメント"，"実際の real"関係，あるいは真摯さ authenticity といった概念との格闘も含め，精神分析的治療における（解釈を）"越えた何か"に関するわれわれの見方を詳しく述べてゆくうちに，だんだんはっきりす

るはずである。ここでわれわれは，発達的・治療的プロセスの部分に関し，概念的概観を述べる。(解釈を)"越えた何か"は，精神分析における他のプロセスから区別される必要がある。力動的精神療法においては，少なくとも2種類の知識，2種類の表象，2種類の記憶の構築と再編が繰り返される。1つは，判然とした（言明的）なものであり，もう1つは暗黙の（手順的な）ものである。両者が果たして別個な心的現象かどうかはこの先の研究を待たなくてはならない。しかしながら，現時点でわれわれは，両者を別個なものとしてさらに考察してゆく必要があると確信している。言明的 declarative 知識は，判然としていて意識にあるか，なくても難なく意識化できる。それは，写象的 imagistic ないし言語的な形で，象徴的に表象されている。それは，解釈の内容部分であり，患者の心的内界に関する意識的な理解を変容する。歴史的に解釈は，他者とのやり取りを司る暗黙のルールというより，心的内界の力動と結びつけて考えられてきた。この強調は，現在，変わりつつある。

　他方，関係性をめぐる手順知識は，暗黙であり，局所的な（その時その場での）注目や意識的言語的体験の外側で作用する。この知識は，非象徴的に，われわれの言う"関係性をめぐる暗黙の知"の形で表象される。手順知識に関する文献のほとんどは，自分の身体と無生物の世界との相互作用（自転車に乗ることなど）についての知識をめぐるものである。それとは別な手順知識として，対人関係あるいは間主観的な関係に関する知識，つまり，いかに誰かと"共に在る"かがある（D. N. Stern, 1985, 1995）。たとえば，乳児は早くから，どんな情緒的アプローチを取れば，親が嬉しそうな顔をしたり顔を背けたりするのかを知るようになる。これは，愛着の文献に詳しく記述されている通りである（Lyons-Ruth, 1991）。後者のような手順知識をわれわれは，関係性をめぐる暗黙の知 implicit relational knowing と呼んでいる。そうした知は，情動，認知，行動・相互交流的側面を統合する。それは，Bollas の"考えることなく知られている（未思考の知）" unthought known や，Sandler の"過去の無意識" past unconscious（Sandler & Fonagy, 1997）と同じように，意識の外にも留まりうるが，同時にそれは，のちに象徴的に表象されるもののかなりの部分の基盤形成の一助ともなりうる。

　要約すれば，言明的知識は，言語的解釈を通して獲得ないしは習得され，"精神分析的な"，通常は転移的な関係のコンテクストにおける患者の心的内界に関する理解を変容する。それに対し関係性をめぐる暗黙の知は，"相互交流

的，間主観的プロセス"を介して起こり，われわれが"共有された暗黙の関係"と呼ぶコンテクストにおける，関係性の場を変容する。

"関係性をめぐる暗黙の知"の特性

　関係性をめぐる暗黙の知は，前言語的乳児の発達心理学において，欠かせない概念である。乳児観察も実験も，乳児は，関係性をめぐるかなりの量の知識を基に，養育者と交流していることを，強力に示唆している。乳児は，予期や期待を示し出し，読みが外れると，驚きや動揺をあらわにする（Sander, 1988; Trevarthen, 1979, Tronick, Als, Adamson, Wise, & Brazelton, 1978）。さらに，この暗黙の知は，対人関係的出来事の表象として，非象徴的な形で，生後1年目からすでに記銘・登録されている。それは，期待と読みに関してばかりでなく，相互交流パターンの一般化においても明らかである（Beebe & Lachmann, 1988; Lyons-Ruth, 1991; D. N. Stern, 1985）。いくつかの発達研究（Lyons-Ruth & Jacobvitz, 1999; Sander, 1962, 1988; D. N. Stern, 1985, 1995; Tronick & Cohn, 1989）は，乳児と養育環境との間での，適応に向けての一連の作業をめぐる，発達初期における継続的な交渉プロセスを強調している。このやり取りの連鎖を通して各個人の中に浮上してくるユニークな適応的戦略形態が，関係性をめぐる暗黙の知のその人なりの領域の萌芽となる。これまでにもいくつかの異なった用語や概念的バリエーションが提起されており，それぞれが，微妙に異なる関係性の現象を扱っている。そうした例として，Bowlbyの言う愛着の"内的作業モデル"（Bowlby, 1973），D. N. スターンの"原物語封筒" proto-narrative envelope と"共にあるスキーマ"（D. N. Stern, 1995），Sanderの"オーガナイゼーションのテーマ"（Sander, 1997），Trevarthenの"関係性のスクリプト"（Trevarthen, 1993）などがある。こうした戦略が表象される，そのされ方をどう記載するかをめぐっては，まだ，積極的な研究が続けられている。

　関係性をめぐる暗黙の知は，前言語的な乳児だけにユニークなものでは決してない。他者とのさまざまな在り方をめぐり多岐にわたる暗黙の知は，人生全般を通じて続くが，それには，われわれが転移の名で呼ぶ，治療者とのさまざまな在り方も含まれる。こうした知は，ほとんどの場合，象徴的には表象されておらず，また，必ずしも，防衛的に意識から締め出されているという意味での，力動的無意識でもない。転移解釈のかなりが，患者の関係性をめぐる知について分析家が患者から収集したデータを利用しているように見える。その典

型が，Winnicottとの初回面接の終わりの部分を引用しているGuntrip（1975）の報告である。"言うことは何もないのですが，でも，もし私が何か言わないと，私はここに居ないんじゃないかとあなたは思うかなと心配で。"そう，Winnicottは言ったのである（Guntrip, 1975）。

"関係性をめぐる暗黙の知"の変化はいかに体験されるか

ダイナミック・システム理論の特徴で，われわれの研究と関係してくるのは，自己組織化原理 self-organizing principle である。自己組織化原理を人の心という組織（オーガナイゼーション）に当てはめて言えば，心は，拮抗する力動がない限り，間主観的な環境におけるあらゆる変化や変遷を利用し，漸進的にますます首尾一貫した"関係性をめぐる暗黙の知"を創り上げてゆく傾向にある。治療の場合，たとえ間主観的関係性それ自体が治療的検索の対象とならなくとも，つまり，暗黙のままに留まったとしても，各人が，自分自身であるとはどういうことかを理解し，関係性をめぐる他者の体験はいかなるものかを理解することは，その一部として含まれる。解釈が，患者の意識的言明的な知識を整理し直す治療的イベントであるのとまさに同じようにして，われわれの言う"出会いのモーメント"は，患者にとっても治療者にとっても，関係性をめぐる暗黙の知を整理し直すイベントである。この意味で"モーメント"は，"関係性をめぐる暗黙の知"の領域における主観的変化の基本ユニットとして，非常に重要である。間主観的な環境に変化が起きるのは，"出会いのモーメント"がそれを結露させるからである。この変化が感知されると，新しく改変された環境が新しい実質的コンテクストとして機能し始め，そのコンテクストの中で，それ以降の心の活動が作動し，成形され，過去の出来事が再編成される。こうして，暗黙裡に知られていた関係性が改変されると，この新しく変わったコンテクストの中で形を成す心の活動や行動に変化が生じる。

コンテクストが新しくなると，システムの構成要素は新しい集合体を成すというのが，一般システム理論の教義である。同じ原理を神経科学の分野からFreeman（1995）が例示している。彼の記載によれば，ウサギの脳内で，互いに異なる匂いによって活性化される神経発火は，それぞれに異なる空間的パターンを創り出す。新しい匂いに遭遇すると，その匂いは，独自のパターンを生み出すだけでなく，それまでに確立されていたすべての匂いのパターンを改変してしまう。そこにあるのは，新しい匂いのコンテクストであり，予め存在す

る要素一つ一つは，変化を起こしている。

　"出会いのモーメント"という発想は，発達における適応プロセスの研究からの発展である（Nahum, 1994; Sander, 1962, 1983, 1987）。そうしたモーメントは，状態の変遷や有機的組織の再編においてカギを握ると考えられた。"時宜を得た解釈"という考え方も，この発想の一面を捉えようとしたものである。

　関係性をめぐる暗黙の知で起こるシフトに伴う最たる主観的特徴は，突如，質的な変化が起こったという感じがすることであろう。われわれの考察において"モーメント"がかくも重要なのは，まさにこの理由による。"モーメント"という概念は，関係性をめぐる暗黙の知が突然変化するという，分析家と患者両方にとっての主観的体験を上手に捉えている。これについては後から詳しく触れる。臨床的に見て，患者と分析者との間の間主観的環境に関して最も興味深いのは，相手の心にあるのは何かを，現時点における二人の関係の性質と状態との関連で，お互いに知ることである。そうした状態としては，活性化，情動，感情，覚醒，欲望，確信，動機，思考内容や，その組み合わせなどが含まれる。これらの状態は，相互的なコンテクストとして，一時的なことも，持続的なこともある。優勢な間主観的環境は共有される。共有されるだけでなく，さらに，お互いの間で承諾され，確認される。しかしながら，関係性をめぐり共有された知は，場合によって，暗黙のまま留まることもある。

変化プロセスに関する発達的観点

　人生を通じ，最も急速な変化を遂げるのは乳児期であることを思えば，治療的変化を，発達における変化プロセスとの関連で理解してみたくなるのは，ごく当然なことである。特に興味深いのは，新しい能力が最適な形で実現するには，神経学的成熟だけでは足りず，相互交流的な間主観的環境が必要であるという，広く受け入れられている見解である。この環境の下で，乳児と親が一緒に過ごす時間のほとんどは，何らかの目的なりゴールに向けて，自分自身の状態と相手の状態との活発な相互調整のために費やされる。相互交流モデルのさらに詳しい説明と，そのモデルの基になる概念については，Tronick（1989）とGianino & Tronick（1988）を参照されたい。以下に，このモデルの基になる中心的概念について述べる。

お互いの状態の調整が二人の活動の中心である

"状態" state とは，有機体が全体として，ある瞬間，半ば安定した体制 organization にあることを指す概念である。Tronick (1989) によれば，二人の間で行われる二者状態の調整は，知覚システムと情動の表示――母と乳児との間で徐々に理解され応答されるようになる情動の表示――を介した，情報のミクロなやり取りに基づいている。最初にまず調整される必要のある状態としては，空腹，睡眠，活動サイクル，覚醒，社交・社会的コンタクトなどがあり，ほとんど間を空けず，歓びや他の情動状態（のレベル），活性化ないしは興奮（のレベル），探索，愛着，そして意味の特定が，そしていずれは，心的，生理的，動機付け状態など，状態と呼ばれるもののほとんどすべてが，それに含まれるようになる。調整としては，増幅，下方調整，洗練，修復，足場作り，いつも通りの均衡状態への回帰，などが含まれる。養育者が乳児の状態をいかに上手に察知するか，つまり，何処まで細かに見分けをつけられるかが，それだけではもちろんないにしろ，乳児の体験がどんなものになるか，そして，どれだけまとまったものになるかを左右する。フィットしている感じ fittedness が共有された方向を与え，新生してくる属性の特性や質の決定を助ける。相互調整は，相互作用者間の対称性を意味しない。意味するのは，影響の両方向性だけである。各参加者は，自分史を相互交流に持ち込み，それにより，どんな適応手段がそれぞれにとって利用可能かが決まってくる。発達研究の最近の考え方によれば，乳児が内在化するのは相互調整のプロセスであり，対象それ自体でも，部分対象でもない（Beebe & Lachmann, 1988, 1994; D. N. Stern, 1985, 1995; Tronick & Weinberg, 1997）。絶え間なく続く調整は，連鎖的な体験の繰り返しを介して，期待や読みを生み，それが，関係性をめぐる暗黙の知の基礎となる（Lyons-Ruth, 1991; Nahum, 1994; Sander, 1962, 1983; D. N. Stern, 1985, 1995; Tronick 1989）。

調整はゴール指向的である

ゴールに向かって進む相互調整プロセスは，ほとんどの場合，単純でもなければ真っ直ぐでもなく，スムーズに行くことはまずない（Tronick, 1989）。大体それにわれわれは，頭では，そんなことを期待してはいないし，望みもしない。相互調整プロセスで必要なのは，むしろ，絶え間ない奮闘，交渉，ミスと修復，途上修正，足場作り，ある均衡範囲内に留まること，あるいは，そこに

戻ること，などである。それは，両パートナーの，根気強さ，そして，失敗に対する我慢強さを必要とする。（もちろん，この作業は非対称的なものであり，養育者が，ほとんどの状況で，作業の大部分を受け持つ。）この，大まかの方向としてはゴールへ向かって進みながら，そうしたゴールを同定し，合意し合ってゆく，時間の流れに沿った試行錯誤プロセスをわれわれは，"進んでゆく" moving alongと呼んで，ゴールに向かう歪狭で直線的な進路からは逸脱した感じと共に，プロセスの連綿と続く平凡さ（ありきたりな感じ）の感触をも表現している。時としてゴールは明瞭で，二人はきびきびと進んで行けるかもしれない。たとえば，空腹で授乳を必要とする場合がそうである。しかし，場合によってはゴールは不明瞭で，進んでゆくプロセスの途上で発見したり，探し出さなくてはならないこともある。たとえば，フリープレイや物を使った遊びの大部分がそうである。

相互調整は間主観的なゴールとも関わっている

進んでゆくプロセスは，同時に2つのゴールに向かっている。1番目は身体的・生理的なもので，両パートナー間で行動上フィットしている感じをもたらす行為によって達成される。たとえば，授乳のため赤ちゃんを抱き，姿勢を整えるという養育者の行為と，それに連動した赤ちゃんの吸って飲む行為，あるいは，顔を向かい合わせての遊びの最中の養育者による，顔の表情や声を介した高レベル刺激と，それに呼応した赤ちゃんの，高レベルな快感活性化や表情の表出性，などである。並列したゴールの2番目として，各々の行為を方向付けている動機，欲求，暗黙の目的と，そうしたプロセスに伴う気持ちとを，相互に認知する体験がある（Tronick, Als, & Adamson, 1979）。これが，間主観的ゴールである。間主観的ゴールには，相手の動機や欲求をお互いに感じ取ることに加え，その共有を，相手に合図し確認し合うことも含まれる。そこには，合意があることを請合う，何らかの行為があるはずである。情動調律がその例と言える（D. N. Stern, 1985）。

生理的なものと間主観的なものと，どちらのゴールが一次的かを決めることはできない。ある時は，どちらか一方が優先され，ある時は，行ったり来たりで，前景に立ったり背景に退いたりする。ただ，ここでのわれわれの関心の中心は，常に，間主観的なゴールの方である。

調整プロセスが"新生特性"を生み出す

"進んでゆく"間のほとんどの時間，何が起こるか，何時それが起こるかについて，大体の見当はついても，正確なところは分からない。この不確定性は，ダイナミック・システムの特徴であるばかりではなく，"進んでゆく"のかなりがアドリブであり，ローカルなゴールはもちろん，中期的ゴールでさえ移り変わることから来る。頻繁に繰り返される相互交流でさえ，全く同じように繰り返されることはほとんどない。相互交流のテーマは常に展開を続ける変奏曲であり，"フリープレイ"などの活動にはっきり見て取れるように，習慣化の回避を目的とした絶え間なきバリエーションの導入を，その活動の特性の一つとする（D. N. Stern, 1977）。それに，授乳やおむつ交換のような，もっと型にはまった活動でも，全く同じように繰り返されることはまずない。

こうした相互交流の即興的な特徴に導かれ，われわれは，新生特性を産み出すノンリニア・ダイナミック・システムに関する最近の理論的業績に，指針を見つけ出すことになった（Fivaz-Depeursinge & Corboz-Warnery, 1995; Maturana & Varela, 1980; Prigogine & Stengers, 1984; 発達初期に適用されたものとしては，Thelen & Smith, 1994）。それらの概念は，進んでゆくプロセスと，進んでゆくことの新生特性である特定の"出会いのモーメント"（下記参照）の特徴を巧みに捉え，最善のモデルを提供してくれるように見える。進んでゆく間に，二人の行為が相補的にフィットし合い，しかも，フィットしている感じをめぐって二人が間主観的に出会うという，二重のゴールが突如として実現されることがある。それが"出会いのモーメント"である。言うまでもなくそれは，長い期間かかって十分に準備されながらも，確定されたことがなかったものである。そうしたモーメントは，共同で構築されるものであり，それぞれから，何かユニークなものが供給される必要がある。出会いは，お互いの認知の特異性によって大きく左右されると，Sander（1991）は考えるが，それは，まさにこの意味においてである。

"出会いのモーメント"の例をあげると：親の行動上のインプットが眠りにつこうとする赤ちゃんの動きとフィットし，乳児の中における覚醒から睡眠へという移行の引き金となるモーメント；ひとしきりのフリープレイが二人の笑いの渦へと展開するモーメント；親が何度も教えたり支援したりしているうちに，あの吠えるものを指して使う言葉が"いぬ"だと，赤ちゃんが学習するモーメント。最後の2つの例の場合，それぞれのパートナーがお互いにフィット

した感じを認知しているという意味で，出会いは，間主観的でもある。それぞれは，相手のゴール指向的な動機の構造の本質的特徴を，きちんと捉えている。日常用語で言えば，それぞれは，"今ここで二人の間に起こっているのは何か"に関し，近似したバージョンをつかんでいるのである。

　われわれは，間主観的な出会いが，人がゴールとする状態 goal state の一つであると考える。それは，物との関わりにおける目的 aim の，メンタルなバージョンである。システム理論の用語では，そうした出会いは，有機体とコンテクスト，内側と外側との間の連結であり，各システムが独自に創れるものよりはさらに包括的な状態を生成する。この，より包括的な状態を Tronick は，意識の二者関係的拡張 dyadic expansion of consciousness と呼んだ。

出会いのモーメントは新しい間主観的な環境，そして，"関係性をめぐる暗黙の知"の変容した領域を創り出すことができる

　例をあげると一番分かりやすい。もしも遊びの最中に，母と乳児が予期しないまま，新しく，これまで以上に高い活性化レベルと歓びの強度を達成したとすれば，相互的につくり出されたポジティブな興奮をさらに高いレベルで持ちこたえる乳児の能力は，将来の相互交流に向けて，さらに拡張を遂げたことになる。ひとたびこの交流域の拡張が起こり，かなり高度な歓びの軌道で上手に一緒に相互交流したことがあるという認識が二人のパートナーの間で共有されれば，その後からの相互交流は，この変容を遂げた間主観的環境内で行われる。それは単に，各々が，それをしたことがあるとう単純な事実ではなく，二人は前にもそうした状況を共にしたことがあるという感触である。関係性をめぐる暗黙の知が変容したのである。

　もう一つの例として，幼児が父親と一緒に新しい遊び場を訪れる場面を頭に描いてみよう。その子は，滑り台へ駆けて行き，はしご段を上る。てっぺんに近づくにつれ，その高さと，新しく芽生え始めた技能の限界に，ちょっぴり不安になる。円滑に機能している二者システムの中で，彼は，父親の方に目をやり，自分の情動状態を調整するためのガイドを求める。すると父親は，温かな微笑みをたたえながらうなずき，おそらくは，その子の方へと近づいて行く。その子はてっぺんに着き，滑り始める。これまでとは違う達成感を獲得しつつ，楽しさいっぱいに。二人は，間主観的に，行為に連動した情動連鎖を共有したのである。そうしたモーメントは，その子が自信を持って世界と関われるよう

サポートする際に，また，生じるであろう。

間主観的な環境を変容する"出会いのモーメント"直後の成り行き

"出会いのモーメント"が相互調整の連鎖において起こると，何らかの均衡状態が生じ，その結果，相互交流者間の"分離"disjoin，そして，二者間の緊張緩和（デタント）の余地が生じる（Nahum, 1994）。Sander（1983）はこの分離を"オープン・スペース（間隙）"と呼んだ。そこにおいて乳児は，新しいコンテクストを共有する他者の存在を得て，たとえ短時間でも，独りで居ることができる（Winnicott, 1957）。そこには新しい第一歩を可能にする好機がある。平衡を取り戻すための調整の義務を解かれた，まさに間隙である。そこでは，通常の関係性をめぐる暗黙の知の束縛は緩められ，創造的であることが可能となる。ここに乳児は，新しい体験を再コンテクスト化する。

"オープン・スペース"の間，相互調整は一時的に見合わされる。そしてまた二者は進んでゆくプロセスを再開するが，"進んでゆく"がこれまでとは違う。その出発は，新しく確立された間主観的環境の領域から，そう，変容を遂げた"関係性をめぐる暗黙の知"からなのである。

治療的変化への適用

ここでわれわれは，"越えた何か"に関する記述的用語と概念的基礎知識を提供し，精神分析的治療における変化の媒体として，それがいかに作用するかを示す。キー概念である"出会いのモーメント"は，進んでゆくプロセスで新生してくる特性であり，それが間主観的な環境を改変し，いずれは関係性をめぐる暗黙の知の変容へとつながる。簡潔に言えば，"進んでゆく"は，数珠繋がりになった"現在のモーメント"からなる。それは，主観的なユニットであり，前に進んでゆく内に，わずかずつながら方向を転換する。時として現在のモーメントは，情動的に"ホット"で，治療プロセスへの予兆でいっぱいになる。こうしたモーメントを"今のモーメント"と呼ぶ。今のモーメントがうまくキャッチされた場合，つまり，各パートナーが，真摯で，独特で，パーソナルな反応で対応した場合，それは，"出会いのモーメント"となる。これは新生特性であり，それが，主観的コンテクストを変容する。次に述べるのは，このプロセスにおける各々の要素である。

準備プロセス："進んでゆく"と"現在のモーメント"

　治療プロセスにおける"進んでゆく"は，あらゆる点で，親‐乳児関係における進んでゆくプロセスと似ている。確かに形態は異なる。一つは主として言語的であり，もう一つは非言語的である。ただ，進んでゆくプロセスの根底にある機能はかなり共通している。"進んでゆく"は，治療ゴールの方向へと向かう動きであるが，そのゴールは，参与者によって，判然と規定されていることもあれば，暗黙裡の場合もある。それは，解釈，明確化など，精神分析的な治療における通常の要素すべてを包摂する。どの治療面接においても，二人は中期的ゴールに向かって動いている。それは，親‐乳児相互交流と同じである。そのセッションにおける中期的ゴールは，二人が一緒に取り上げるトピックスを規定する。たとえば，セッションへの遅刻，患者が前の日に言ったことはきちんと"耳に届いた"か，間もなく訪れる休暇，治療は空虚な感じに対処する役に立っているか，治療者は患者に好意を持っているか，などなど。参与者がお互いに合意する必要は無い。二人がしなくてはならないのは，相互交流的な流れに折り合いを付け，その流れを前進させることであり，そうすることで，二人の間で何が起こっているか，そして，ある特定のコンテクストで各々は何を感知し，信じ，語るか，そして，各々は，相手が何を感知し，信じ，語ろうと思っているかを把握することである。二人は，間主観的な環境を明確にする作業をしながら，進んでゆく。意識的に前景にあって動きを推進している出来事は，自由連想であり，明確化，質問，沈黙，解釈などである。親‐乳児環境の背景を構成するのがほぼ全面的に非言語的な行動であるのとは違い，通常，言語的な内容が，両パートナーの意識の前景を占める。ただ，背景における動きは，間主観的な共有と理解へと向かっている。言葉の内容に目が眩み，それとパラレルで生起している，暗黙の間主観的ゴールに向かう"進んでゆく"プロセスが見えなくならないよう，注意が必要である。

　非言語的な親‐乳児相互交流におけるゴールである身体的にフィットしている感じの達成に類似した形で，大人の治療における"進んでゆく"プロセスは，2つの並行したゴールからなると考えられる。1つは，意識的言語的な知識の再整理である。これに含まれるものとして，明確化し，取り組み，洗練し，解釈し，理解すべきテーマを発見することがある。2つ目のゴールは，関係性をめぐる暗黙の知を反映する形で，"共有された暗黙の関係"を規定している間主観的環境に関し，共通の定義と理解に至ることである。進んでゆくプロセス

をミクロに調整するのには，さらに小さいローカルなゴールがいくつも必要である。ローカルなゴールは，ほとんど絶え間なくコースの修正を行い，相互交流の流れの方向を，中期的ゴールに向かって方向付けし直し，修復し，テストし，探索し，確認する。

後から述べるように，間主観的環境は，われわれが"共有された暗黙の関係"と呼ぶものの一部である。間主観的環境をめぐる交渉とその限界設定は，患者の人生の判然とした（言葉による）検索や転移の吟味と並行して起こって来る。それは，大部分，意識されないままに行われるプロセスである。とは言え，それは，すべての治療的な動きに伴って進行している。"進んでゆく"は，交流者たちが今"共有された暗黙の関係"の何処に居るかをめぐり，より鮮明な感触へと二人を運んで行く。

"進んでゆく"はプロセスであり，主観的に，質も機能も異なるいくつものモーメントに分割されるが，その一つ一つをわれわれは"現在のモーメント"と呼ぶ。臨床家の間において現在のモーメントと言う考え方は，直感的に明白であり，われわれの討論の場でも，かけがえのないものとなった。現在のモーメントの持続時間は通常短い。主観的ユニットとして，"今ここで二人の間に何が起こっているのか"の感触をつかむのに必要なだけの時間だからである。したがって，それはコンマ何秒ないし何秒という単位である。それは，意図ないしは願望，そしてその行為化 enactment をめぐって構築され，ゴールに向かって進むにつれ，劇的な緊張推移曲線を描く（D. N. Stern, 1995 参照）。現在のモーメントは，対話的やり取りの一単位（ユニット）であり，その内容は比較的一貫しており，感情は均一で，ゴールに向かって同じ方向性を保つ。そうした要素のちょっとした変化が，新しい，その次の現在のモーメントの始まりを告げる。たとえば"このところ3回，面接に遅れて来ていますが，気がついていましたか？　あなたにしては，珍しいですね"と治療者が言い，"はい，気がついていました"と患者が答え，"それについて，何か思うところはありますか？"と分析家が追加する。このやり取りが現在のモーメントを構成する。次いで，"思うに，このところ，先生に対して怒りがあるんです。"沈黙。"そうなんです，このところ。"沈黙。これが2つ目の現在のモーメント。そして患者が口を開き，"先週，先生があることをおっしゃって，それですごく腹が立って……"これが，第3の現在のモーメントである。

現在のモーメントは，進んでゆくプロセスの歩みである。その一歩一歩には，

何らかの不連続性があり，進行と共に数珠繋ぎになる。とは言え，均一な形でゴールへと向かう訳ではない。その進行の仕方は，直線的であることはまずない。

要約すれば，ここでわれわれが述べているのは，境界のはっきりした主観的時間枠（数珠の一つ一つの珠）であり，その枠の中で，話題をミクロ調整し，間主観的環境を整えるため，動機が行動に移される。

乳児の活動のかなりきっちりした周期性（睡眠，活動，空腹，遊びなど）は，限りない繰り返しを通じ，現在のモーメントのレパートリーを広げてゆく。治療においても，現在のモーメントは，それぞれの治療関係にある二人が"進んでゆく"，そのゆき方のユニークさの基となっている習慣的な動きのテーマのバリエーションを繰り返す。現在のモーメントは，もちろん，治療テクニックの性質，相互交流者の性格，問題となっている病理などにより制約を受ける。

現在のモーメントは，ごくわずかなバリエーションで，頻繁に繰り返されるので，非常に馴染み深いもの，言ってみれば，あの人と一緒のモーメントはこんな感じだろうという規準となる。現在のモーメントは，"関係性をめぐる暗黙の知"の領域で，"他者と共にある在り方のスキーマ"として表象される（D. N. Stern, 1995）。それぞれのペアは，エラー，断絶，修復といったステップを備えた，一連のミクロな相互交流パターンを展開する（Lachmann, & Beebe, 1996; Tronick, 1989）。こうした連鎖の繰り返しは，患者の"考えることなく知られている"（未思考の知）（Bollas, 1987），あるいは Stolorow と Atwood の"前自省的無意識"（1992）についてわれわれに語ってくれる。それは，Bowlby の作業モデルやほとんどの内在化における基本単位 building blocks である。それは意識にはないが，心的内界において，抑圧されたものとは別個のものである。

まとめれば，現在のモーメントが数珠つなぎになって，進んでゆくプロセスとなる。実際，現在のモーメントというユニットも，"進んでゆく"その方向性も，共に，それぞれのペアに馴染み深く，また，その二人に特徴的な枠組みの中で起こって来る。

"今のモーメント"

われわれの概念化において"今のモーメント" now moment は，特別な"現在のモーメント"であり，主観的・情動的には"火がぽっと灯った感じ"で，

人を現在へとどっぷり引き入れる[原注2]。"今のモーメント"が，主観的にそう感じられるのは，習慣化している枠組み——治療者 - 患者関係におけるいつもと変わらない間主観的環境——が突然変容するか，変容しそうになるからである。"共有された暗黙の関係"の現況が，当たり前ではなくなるのである。この，型通りのやり方の破綻は，可能性としては，あらゆるモーメントで起こる。それは，必ずしも治療的枠組みを脅かすわけではない。しかし，そこで求められる応答は，既知の技法的な介入をもって対処するには，あまりに特異的であり，パーソナルである。

今のモーメントは，いつも通り一緒に居ていつも通り進んでゆくという，典型的な現在のモーメントとは異なる。それは，注意の集中を求め，当たり前になっている習慣的枠組みに留まるかどうかをめぐり，何がしかの選択を迫る。留まるのか，留まらないのか，もし留まらないなら，どうするのか？　それは，治療者に，何らかの"行為"——それが解釈であれ，習慣的枠組みとの比較での目新しい反応であれ，あるいは沈黙であれ——を強いる。その意味で，今のモーメントは，ギリシャ語のカイロス kairos という概念に似ている。カイロスは，うまくキャッチすればユニークなチャンスとなれる瞬間であるが，それをキャッチしようがしまいが，また，いかにキャッチしようが，運命のスイッチはオンになる。

臨床的にも，また，主観的にも，治療者と患者が「"今のモーメント"に踏み入った」，「これは普通の現在のモーメントとは違う」と分かるのは，その形，そのタイミングでのモーメントには馴染みがなく，予想外で，何とも落ち着かず，奇妙だからである。何が起こっているのか，どうしたら良いのか，およそ見当がつかないことも少なくない。そうしたモーメントは，未知の未来を秘め，行き詰まりとも，チャンスとも取れる。現在が，"（闘牛の）とどめの一突きの瞬間"同様，主観的に非常に濃い感じになる。こうした"今のモーメント"は，期待や不安を伴うことが多い。選択を迫られているにも拘らず，それまでの行動プランや説明の中に，すぐ応用できるものが全く見当たらないからである。いつも通りの技法を適用しても，とても十分とは言えない。分析者は，それが治療的変容につながるか脱線となるかは別として，一瞬のチャンスの到来を直感するし，患者は患者で，治療関係における分水嶺に達したと考えるかもしれ

原注2)　"今のモーメント"という用語は Walter Freeman（1994）から借用した。

ない。

　今のモーメントは，主観的に，三段階で展開するものとして記載できる。まずは"懐妊期"。切迫感に満ちている。次の"不可思議期"では，自分が，未知の，予期せぬ間主観的スペースに入り込んだという気づきがある。そして次の"決断期"では，今のモーメントがキャッチされるかどうかがかかっている。もしキャッチされ，すべてが順調に行けば"出会いのモーメント"となり，順調に行かなければ，損なわれた今のモーメントとなる。

　"今のモーメント"は，複雑性ダイナミック・システムの新生特性が展開するかもしれないという予告である。その発現の歴史を遡ることは難しいとしても，現在のモーメントは，静かに，そして，徐々に，主旋律へ変調する準備を整える音楽のモチーフの展開と同じで，つかの間の，影の薄い，摩訶不思議な姿を取りながら，準備を整えて行く。ただ，その出現が，どんな場合に，どんな形でという厳密なところは，未だ予想不能である。

　今のモーメントへの経路はたくさんある。たとえば患者は，セッション中にある出来事を気に留め，それを機に，間主観的環境に変化が生じたと即座に気づきながら，その変化を共有したり確認したりすることをセッション中はしないかもしれない。あるいは患者は，そのことをあまり気に留めることなく見過ごし，後から振り返って，それが，間主観的環境改変の可能性を知らせるシグナルとして重要であったことを発見するかもしれない。これらの出来事は，隠れた，あるいは，潜在的な形の今のモーメントであり，準備プロセスの一部である。多分それらは，ある日，相互の対話に参入する準備を整え，上に述べたような今のモーメントとなる。

　今のモーメントは，伝統的な治療的枠組みが壊される危険にさらされるか，壊されるか，あるいは，壊されるべき時に起こる。たとえば，

- 被分析者がやり取りを止め，"私のこと，愛していますか？"と聞いた場合。
- 患者が何かすごく可笑しいことを言って，二人でお腹を抱えて笑う場合のように，患者の働きかけで，何か（治療的に）日常的ではないことを治療者がした場合。
- 患者と治療者が，偶然，いつもとは違ったコンテクストで，たとえば劇場で並んでいる時に，予期せずに出会い，そこで，何か新しい相互交流的・

間主観的な動きが展開するか，そうはならなかった場合。
- 患者の実生活で，良いことか悪いことかは別にして，何か重大なことが起こり，社会通念として，それについて触れ，それなりに対応することが必要とされる場合。

ここで念頭においておかなくてはならないのは，われわれの扱っているのが複雑性ダイナミック・システム・プロセスであり，その準備段階においては，いくつもの要素の内の一つだけがゆっくりと徐々に変化しており，それがある閾値に達し，他の要素が機能しているコンテクストをも突如変えてしまいそうになるまでは，ほとんど気づかれないままであるかもしれないことである。概念的に言えば，今のモーメントは，相互交流の新生特性である"出会いのモーメント"への入り口である。

最も興味津々な今のモーメントは，分析者が型通りに対応するのは難しいことを患者がした場合，つまり，分析者に求められるのが，いつもとは異なる新しい反応であり，それに応ずれば，分析者の主観的状態（情動，ファンタジー，実体験など）の患者との共有という，パーソナルな署名入りのものになる場合である。もしそれが起これば，二人は真摯なauthentic"出会いのモーメント"に突入する。"出会いのモーメント"の最中，二人の間には新しい——"共有された暗黙の関係"に変容が起こったという意味で新しい——間主観的な触れ合いが創造される。

"出会いのモーメント"

現在のモーメントが治療的にキャッチされ，相互的に実現されたのが，"出会いのモーメント"である。親‐乳児関係の場合と同じように，"出会いのモーメント"は非常に特異的である：各パートナーは，"出会いのモーメント"の構築に際し，個としての自分自身にとって何かユニークで真摯なもの（治療理論・技法にユニークなものではなくて）を，積極的に提供している。（特に）治療者が，場合によっては患者が，今のモーメントを敢えて取り上げ，それを探索し，体験する時，それは，"出会いのモーメント"となる可能性が高い。"出会いのモーメント"が創り上げられる上で，欠かせない要素がいくつかある。まず，治療者は，パーソナルな署名入りの，何か明確に個人的な側面を使わずには済まされない。二人は，少なくもその瞬間，通常の治療上の役割から

すればとても隠れ身とは言えない、人間同士として出会っている。また、"出会いのモーメント"を構成する行為は、型通りの、習慣的、技法的なものではありえない。そのモーメントの非凡性に見合う、新奇なものでなくてはならない。もちろん、そのためには、それなりの共感や、情動的・認知的再評価に対して開かれていること、そして、シグナルに呼応しての情動調律などが前提となる。加えて、そこで起きているのが"共有された暗黙の関係"の領域での出来事、つまり、二人に特有な新しく創造された二者関係であることを思い起こし、確認できるような視点も、また、前提となる。

"出会いのモーメント"は、このプロセスにおいて、節目となる出来事である。その時点で、間主観的なコンテクストは変容し、そのつながりで、患者‐治療者関係に関する"関係性をめぐる暗黙の知"が変化するからである。治療的変化をめぐり"モーメント"が、そうした重大な役割を果たすという点に関しては、他の研究者たちの間でも合意がある。LachmannとBeebe（1996）は、それを強調し、Ehrenberg（1992）は、彼女の言うところの変容的治療作業は、まさに親密で主観的なモーメントの間に起こってくると記載している。

理解を助けるため、ここで例を挙げる。モリーは、既婚の30代女性。自己評価の低さを理由に分析を受け始めたが、その焦点は、彼女の身体であり、体重を減らせないことであり、また、彼女にとって最も大切な人々を失うことにまつわる極度の不安であった。彼女は次女であった。彼女の姉は、乳児期のポリオによる身体障害があったので、モリーの両親は、モリーの健康な身体を愛（いつく）しんだ。彼女が小さかった頃両親は、彼らの前でダンスをするように求め、彼女のダンスを、賞賛の眼差しで見つめた。

彼女はそのセッションを、"身体について"の話で始め、性的な興奮と分析者に対する一瞬の怒りをセッションへ来る途中に感じたことを連想した。"私のイメージとしてあるのは、先生が、どっかりと座り込んで……一段高いところから、私をじっと見ているんです。"セッションの後半で彼女は、両親が彼女のダンスを観ていたことを思い出し、"彼らだって見たがっていた"となると、両親にとってもそこには何か性的な興奮があったかもしれないといぶかった。その後、身体体験をめぐる長い話が続いた。身体検査、身体に何か悪いところがあるのではないかという恐怖、身体のいろいろな感覚などについてである。そして、長い沈黙の後、モリーが言った：“今、私、じっと見られている気がして。"（今のモーメントはここに始まる。）

分析者はいささかびっくりし，即座に対応ができなかった。彼女がまず考えたのは，沈黙を守るか，それとも何か言うかであった。もし黙っていたら，モリーは，見捨てられたと思うだろうか？"あなたは，じっと見られている気がしているんですね"と，モリーの言葉を繰り返すのは何となくぎこちなく，さらに距離をおく感じになる。治療者自身の意見をそのまま返すのも，リスクが高い感じがした。性的なニュアンスがあまりに強すぎたので，それを語ることは，行為に近くなり過ぎるように思われた。自分自身の居心地の悪さに気づき，その源が何かを理解しようとしているうちに，分析家の念頭に，優位性という関連テーマが浮かび，そこで気が付いたのは，自分が，モリーに対して"一段高い立場"を取るか，そうでなければ彼女に服従するよう誘われているかのように，感じていたことであった。この時点で分析家は思考の中で突然自由を感じ，ありのままに，自分の実際の体験をモリーに伝えることにした。

"何というか私の感じでは，あなたは私の目線をあなたの方に引きつけようとしているみたいな気がして"と治療者が言う。

"そうです"とモリーは，熱意を込めて，同意する。（この２つの文章が，"出会いのモーメント"を構成している。）

"それって，ない交ぜ，ですよね"と分析者。

"求めたからって悪いことは何もないし"とモリー。

"そうですね"と治療者は賛同。

"そもそも，二人いないと何事も始まらない"とモリー。

"その通りですよね，最初は"と分析家は答える。

"そのことなんです，考えていたのは……こうして今，考えてみることができるのはいいですね……それに，実際，何か哀れみの気持ちさえ感じることができる。"

"自分に対してですね？"と分析者が問う。

"そうです"とモリーが答える。

"そうなんですね"と分析者が応答する。

このヴィネットにおいて，間主観的な出会いが生じたのは，分析者が自分自身の中の苦闘を，患者を理解するのに用い，"何というか私の感じでは（つまり，含みとして，私という特定の個人にとって)，あなたは私の目線をあなたの方に引きつけようとしているみたいな気がして"と，明確にかつ正直に応答することで，今のモーメントをキャッチしたからである。この対応は，技法的

には的確ながら，その時点における一個人としての分析家の特異性は排除したさまざまな反応，たとえば，"両親とも，こんな風だったのですか？"，"あなたがイメージしたことを話してください"などとはかなり異なる。

"出会いのモーメント"との関連での解釈

今のモーメントは，そのまま直接，解釈に結びつくこともある。また，解釈が"出会いのモーメント"へ，"出会いのモーメント"が解釈へということもある。うまく行った伝統的解釈は，患者が，自分自身を，自分の人生を，そして自分の過去を，それまでとは違った目で見れるようにしてくれる。そうした気づきには例外なく情動が伴う。もし解釈が，分析者の情動的参与を伝えるような形で行われた場合，"出会いのモーメント"も起こるかもしれない。Sander（1997）は，そうして起こって来る事象を，互いに共鳴し調律し合った二つのシステム間の，特異性のマッチングであると考える。これは，親 - 乳児相互交流でみられる情動調律に似ている（D. N. Stern, 1985）。

分析者が絶妙なタイミングで，素晴らしい解釈をしたとする。それは患者に何らかの影響を与える。それは，沈黙かもしれないし，"あぁ！"かもしれないし，最も良く聞かれるのは，"そう，その通りなんです"といった言葉であろう。そこでもし分析者が情動的参与（たとえ"そう，そうでしたね"みたいに，ごく短くても，分析者自身の人生経験が滲み出た署名を込めた応答）を伝えなければ，患者は，分析者が，ただ単に技法を適用しているに過ぎないと想像するか，そう思い込むであろうし，そうなると，間主観的環境を変容するような貴重な新しい体験をすることができなくなってしまう。その結果，解釈は，ずっと効力が薄いものになる。

厳密なことを言えば，解釈は，今のモーメントを，さらなる"説明"や解説，あるいは，一般化により，閉め出しうる。治療者が厳密な意味での解釈を越えた何かをしない限り，つまり，分析者側の反応をはっきりさせ，関係における変化をめぐっての患者の体験に気づいていることを明確にするような何かをしない限り，新しい間主観的なコンテクストが創りだされることはない。教科書的な解釈は，正しく，あるいは上手に定式化されているのではあろうが，定着し根を下ろすことはまず無い。有能な精神分析家のほとんどはそれを知っており，"越えた何か"をし，それを解釈の一部であるとさえ考える。しかしそれは違う。それがまさに，われわれが取り組んでいる理論的問題なのである。解

釈と考えられるものの範囲があまりに広がり，境界が不明確になれば，理論的問題は複雑怪奇なまでに混乱する。

　ここで，明確な区別をつけておく必要がある。今のモーメントは，緊張を孕んだ転移的素材をめぐって生起し，伝統的な解釈をもって解消されうるし，また実際，大部分の場合そうである。この解釈が"(精神分析的に) 真正の"やり方で与えられるとしたら，それは"出会いのモーメント"とどう違うのか。違う理由は次のようである。転移をめぐる素材を扱った伝統的な解釈において治療者は，一個人としては，つまり，自分自身の心の中における自分としては，表に出ることはないし，関与することもない。共有された暗黙の関係が表に出て検討されることもない。むしろ，分析的な役割内で起こっている治療的理解と反応が，その活動を求められる。このコンテクストで"真正の"authentic が何を意味するか定義するのは難しい。"真正の"転移解釈中，それぞれの治療的役割を多かれ少なかれ剥ぎ取られた二人の"出会いのモーメント"は，存在すべきではない。もし存在するとすれば，治療者の行為は，患者の転移行為への反応として，逆転移の特徴を帯びていることになる。逆に，"出会いのモーメント"においては，転移 - 逆転移という側面は最小限であり，役割上の装飾を相対的に剥ぎ取られた交流者の人となりが関わり合う。転移 - 逆転移が相対的に見てどのくらい背景へと退いており，二人の，治療上荷なわされた役割を外れてのお互いの体験がどのくらい前景にあるかを評価することは，もちろん容易ではない。しかし，モーメントという概念に沿って考える限り，われわれは皆，そうしたモーメントが存在することを知っている。もちろん，そうした概念を受け入れたとしての話ではあるが。これについては後から触れる。

"オープン・スペース"

　発達過程におけるのと同じで，治療状況においても，"出会いのモーメント"は"オープン・スペース"（間隙）をその跡に残し，そのスペースにおける間主観的環境の変化が，新しい均衡を生み出す。それは言ってみれば，防衛プロセスの改変ないしは再編を伴った"分離"disjoin である。こうして，患者の"関係性をめぐる暗黙の知"が，習慣という拘束から自由になるにつれ，個人的創造性，つまり，その人なりのオープン・スペースの中に浮上してくる主体性 agency を発揮することが可能となる（Winnicott, 1957）。

今のモーメントのさまざまな結末

今のモーメントがキャッチされて"出会いのモーメント"になったり，解釈となったりしなかった場合に考えられる，その他の運命の数々は次のようである。

1. "見逃された今のモーメント"

見逃された今のモーメントは，失われたチャンスである。ギルはその場面を髣髴とさせるような例を挙げている。"私が受けたいくつかの分析の内の1つで……勇敢にも，次のように言ったことがある。'私は，分析に，先生がしたのよりもっとすごい貢献をするんじゃないかと思いますね。'それに対し分析家が'だとしても，ちっとも驚きではないですね'と答えた時は，ほとんどカウチから転げ落ちそうになった。ただ残念なことに，そのやり取りが，さらに分析されることは無かった。少なくも，その分析においては"(1994, pp. 105-106)。この文脈からするに，その先，このやり取りに関しては，全く会話が無かった。あるモーメントが見過ごされ，そこに立ち戻ることは無かったのである。

2. "失敗に終わった今のモーメント"

失敗に終わった今のモーメントの場合，可能性として，何か破壊的なことが治療に起こる。今のモーメントが認識されながら，間主観的にそれに向かい合うことが無いまま終われば，治療の流れは危機に陥るのである。もし失敗が修復されないまま放置された場合，考えられる2つの最も重篤な結末は，間主観的な領域の一部が治療から閉ざされ，あたかも"そこには立ち入れない"と言われたかのようになることであり，もっと重篤なのは，治療関係の根本的性質をめぐる基本的感触自体が非常に深刻な問題となり，（二人が治療を実際に止めるかどうかは別としても）もはや治療を続けられなくなる場合である。

若い男性デイヴィッドが，分析を開始した。数カ月を経たあるセッションで，彼は，幼児期に被災した，胸部ほぼ全体に渡る重度の熱傷について語り，それが，それ以後の発達にどんな影響を及ぼしたかを，あれこれ思いめぐらした。それが残した醜い瘢痕は，水着や半ズボンの時は容易に目に入るので，彼の自意識をかなり高めたし，また，彼の身体をめぐる課題の焦点ともなっていた。考えることも無しにデイヴィッドは，ズボンの下に手をやり，シャツを引き上

げながら言った。"これです。見て下さい。そうすれば良く分かります。"すると突然，彼が瘢痕を見えるようにする前に，治療者が割って入り，"止めて下さい！　その必要は無いです!!"と言った。分析家の反応に二人とも驚いて固まってしまった。

後からデイヴィッドと分析家は共に，その時起こったことが役に立つものではなかったことで合意した。デイヴィッドが感じ，また，分析家に語ったのは，分析家のその後の反応が，失敗をさらに悪化させたことであった。分析家は，あんな風に反応して悪かったと思っているとデイヴィッドに言う代わりに，自分の基準に見合うような形で事を運べなかった，とだけ言ったのである。

3. "修復された今のモーメント"

失敗に終わった今のモーメントは，そこに留まるか，そこへ立ち戻ることで，修復可能である。修復は，それ自体，ポジティブであり得る。用語の定義通り，失敗に終わった今のモーメントの修復は，二人を，一つあるいはそれ以上の新しい今のモーメントへと誘う。

4. "附箋付きの今のモーメント"

今のモーメントに名前のラベルを貼ることはできる。ただ，当の二人の状態には，実際，名前はないし，その実体はごく微妙で複雑なので，それに名前のラベルを貼るのはなかなかむずかしい。付けられる名前と言えば，通常，"あなたが……して，私が……した時"みたいな感じになる。名前のラベルで附箋付けすることは，ごくごく重要である。というのは，それが，今のモーメントを思い出し，それを使うことを促進するばかりでなく，この対人的創造における連帯性にさらに厚みを加えるからである。今のモーメントが初めて姿を見せた時に附箋付けをしておけば，その時は部分的にしか対応しなかったとしても，後からそれを見逃したり，失敗に終わらせるという危険を冒さなくてすむ。また，そうすることで，治療に必要とされる時間を稼ぐこともできる。

5. "持続する今のモーメント"

時として，今のモーメントが発現しながらも，すぐには解消／開示／共有されず，かといって，消滅もしない場合がある。そこに留まり，何セッションも，時には何週間も，何か気配を感じさせ続ける。その運命が決定されるまで，そ

れ以外のことは何も起こらない。こうした持続するモーメントは必ずしも失敗に終わってはいない。そうなってしまったままなのは，タイミングないしは準備の機が熟していないか，あるいは，必要とされる間主観的な出会いがあまりに複雑なため単独のやり取りでは収まりきらないなどの理由で，通常の解決に至れない状況にあるせいなのかもしれない。その意味では，これらも，必要とされる時間を稼いでいる。通常，持続する今のモーメントは，それを包含するような，さらに別な今のモーメントを介して解消される。それについては以下でさらに詳しく触れる。

治療における変化をもたらす作用部位としての"共有された暗黙の関係"

　ここで話を，章の最初のところであげた質問に戻したい。治療者と患者の関係のどの領域で，"出会いのモーメント"は起こり，暗黙の知識が改変されるのか？　われわれの考えによれば，それが起こるのは，"共有された暗黙の関係"においてである。

　分析において，転移／逆転移を主としない関係をどう捉えるかは，常に問題を孕んできた。分析家の多くは，転移・逆転移をめぐる感情・解釈が，分析的臨床状況におけるあらゆる関係性に浸透していると主張し，治療同盟やその関連概念といった中間的現象も，それに含めて考える。ただ，分析家によっては，関わりがもっと真摯である感触が，体験の背景として必要であり，それなくしては転移は，改変できないどころか，気づかれることさえないと主張する (Thomä & Kachele, 1987)。

　"共有された暗黙の関係"は，転移 - 逆転移関係や，課せられた精神分析的役割とは別個ながら，それらと並行して存在する関係についての，共有された暗黙の知識からなる。関係をめぐる各パートナーの暗黙の知識はそれぞれにユニークであるが，両者が重なる部分がわれわれの言う共有された暗黙の関係である。(この共有された暗黙の関係は決して対称的ではない。)

　"共有された暗黙の関係"の重要性の強調は，われわれにとって予期せぬ出来事であり，"出会いのモーメント"の特性に気づいた後に到達した結論である。"出会いのモーメント"が起こるとすれば，それは，何かパーソナルで，共有された，いつもとは違う，主観的に新奇な何かが，"技法"外あるい

は"技法"への追加として起こった場合に限られることから，われわれは，共有された暗黙の関係の領域全体を再検討する必要に迫られた。

　われわれの見解によれば，乳児研究は，情緒的コミュニケーションと間主観性とが，生誕直後から実質的に始まっている事実を浮き彫りにすることで，共有された暗黙の関係に関する考察を単純化してくれた（Lachmann & Beebe, 1996; Tronick, 1989）。乳児と養育者は共に，情動を表出し，他者の情動表出を理解できると考えられる。この最初のコミュニケーション・システムは，生涯を通じて作動し続け，"非言語的"という題目の下に，われわれの分野でますます関心を引いている。Stechler（1996）も述べているように，分析者が患者と同じ生活空間を共有することは職業的責務上許されないが，だからと言って，複雑な情緒的存在としての分析者を，患者に感じ取られないようにできる（あるいはすべき）であるとするのも，これまた心得違いである。患者は，休み無く機能する非常に複雑なシステムに基づいてそれを"感じ取る"。このシステムの働きが，二人の間のパーソナルな関わり合いからなる"共有された暗黙の関係"を構築するが，それは，間主観性と暗黙の知識の領域で累進的に構築され続ける。このパーソナルな関わりは徐々に構築され，それ自身の歴史を獲得する。そこで課題となるのは，転移‐逆転移のプリズムという，治療的により移ろいやすい歪曲を越えた，もっと永続的，根本的なものであり，それには，一人の人間としての治療者そして患者をめぐる，かなり正確な感触も含まれる。われわれが"真摯な"出会いという時，それは，相手に対する情動的反応において呼び起こされた，自己のパーソナルな側面をあらわにするコミュニケーションを意味する。当然それは，相手に，パーソナルな署名を明示し，二人の参与者に特異的な，新しい二者関係状態を作り上げる。

　われわれが"共有された暗黙の関係"と呼んでいるものは，患者と治療者との間のこうした安定した暗黙の知，お互いをめぐる相互的な感触と理解である。そうした知は，転移関係の盛衰を越えて持続し，マイクロアナリシスを介せば，ほとんどの場合，外から観察する第三者によってさえ感知できる。となれば，それは，"客観的"出来事でさえあり得る。

　"出会いのモーメント"と，暗黙の知識の改変におけるその役割について省察するうちに，この，共有された暗黙の関係に焦点を当て，検討せざるを得なくなった。そうなったのは，"出会いのモーメント"のいくつかの特徴ゆえである。

1. "出会いのモーメント"は，いつも通りの治療の進め方からは外れているという感触によって特徴付けられる。それは斬新な出来事であり，それまで通りの枠組みでは説明できないし，理解することもできない。"業務平常通り" business as usual の逆である。
2. もし分析家が，単なるテクニックだとしか患者には思えないような反応に訴えるとすれば，"出会いのモーメント"は保持できないし，達成もできない。分析家は，その患者との関係に特有であると体験され，治療者の経験と人となりが感じ取れる，自らの署名入りの何かで反応しなくてはならない。
3. "出会いのモーメント"は，転移の解釈をもっては実現できない。二人の関係の転移以外の部分も一緒に取り扱われなくてはならない。
4. "出会いのモーメント"は，"今ここで二人の間に何が起こっているか？"を扱っている。そこでの最大の強調は"今"にある。情動の即時性・直接性ゆえである。それは，自発的な反応を要求し，分析家と患者がお互いにとって，同じ瞬間を生きる contemporaneous 対象となることによって実現される。
5. "今ここで二人の間に何が起こっているか？"という関わり方での"出会いのモーメント"は，言語的に説明される必要があるわけではないが，事後的に，それができる場合もある。

こうした考察はすべて"出会いのモーメント"を，"プロフェッショナルな"関係を超越しながらも，それを排除することはない領域，そして，転移・逆転移のニュアンスから部分的に開放された領域へと押し進める。

この章の範囲は越えるが，"共有された暗黙の関係"のさらなる探索が必要である。

まとめと討論

伝統的に解釈は，転移関係の中において，また，それをめぐって作用する中核的な出来事であり，心的内界環境を改変することによって，転移関係を変容すると考えられてきた。それに対しわれわれは，"出会いのモーメント"が，"共有された暗黙の関係"において，また，それをめぐって作用する中核的な

出来事であると考える。そして，それが，心的内界のものでありながら対人的でもある，暗黙の知識を変容することによって，"共有された暗黙の関係"を変えると考える。この2つの相補的プロセスは共に，治療的変化をもたらす。しかし，その2つは，別々な体験の領域において，別々な変化メカニズムを介している。

臨床的探求と研究をさらに進めることを目的に，われわれは，"共有された暗黙の関係"を生み出すモーメントの現象学をめぐり，記述的用語を提供すべく試みた。

ここで念頭におきたいのは，関係性をめぐる暗黙の知識[訳注1]の変化と，解釈を介した意識的言語的知識の変化とを，治療状況における実際の相互交流プロセスにおいて弁別するのは時として難しいことである。"共有された暗黙の関係"と転移関係は，並行して進行し，絡み合い，入れ替わり立ち替わり前景を占める。しかしながら，関係性にとって，暗黙の知の処理 processing がよどみなく続くことは，欠かせない条件である。それに対し，解釈は，ある時点における出来事である。

"共有された暗黙の関係"の基盤は，情動的コミュニケーションの原始的なプロセスにあり，その源は，最早期の関係にまで遡る。それは，主として暗黙の知識からなり，この関係における変化が，長期的治療効果をあげると考えられる。分析の経過の中で，関係性をめぐる暗黙の知識が，徐々に，四苦八苦の末，意識的で判然とした知識へと書き換えられることがある。それがどれくらいあるかは分からない。ただ，それは，精神分析がこれまでずっと主張し続けて来た，無意識を意識にするというのとは同じではない。違いは，暗黙の知識が，抑圧により無意識にされたものではなく，また，抑圧が取り去られて意識に上るものでもないことである。抑圧された知識を意識化するプロセスと，暗黙の知を意識化するそれとではかなり違う。それぞれに異なる概念化が必要である。また，必要とされる臨床的手順も異なるとなると，技法的に重要な意味合いを持ってくる。

この章で提案したモデルは，乳児 - 養育者相互交流の観察とダイナミック・システム理論から派生したものであり，構造というよりはプロセスに中心がある。このモデルには，"出会いのモーメント"における"共にある在り方"の

訳注1）ここで知識 knowledge は，知（知ること）knowing と同義で用いられている。詳しくは訳者あとがき（p.237）参照。

改変を介し暗黙の関係に変化が起こるという，相互的プロセスが含まれる。その相互プロセスが，分析的共感作用によって過去の共感不全を修正することはないし，過去の欠損を埋め合わせもしない。むしろ，何か新しいことが関係の中で生まれ，それが，間主観的な環境を改変する。過去の体験が現在の文脈で再編されることにより，これまでとは違った心の風景において行動することになり，新しい行動や体験が，現在そして将来において結実する。

治療状況における相互調整に関し，われわれの見解は Lachmann と Beebe (1996) が記載したものに似ている。ただ，"今のモーメント" が "出会いのモーメント" となる可能性を秘めているという考え方は，彼らの "情動的に高まったモーメント" とは異なる。こうした特権的なモーメントへと至るプロセスとそれに続くプロセスに関し，われわれは，その流れの詳しい記述と，そのための用語を提供しようと試みたからである。

二者関係状態のシフトこそ根元的であるという，現代理論家たちの多くに賛成しながらも，われわれは，その発現を，相互交流する二人の "出会いのモーメント" に求める。われわれの立場は，Mitchell (1993) や Stolorow と Atwood (1992) のそれに似ている。間主観的環境のほとんどが関係性をめぐる暗黙の知に属することを念頭に，彼らの主張に追加すれば，二者関係状態の変遷は，治療の流れの中で，共有された暗黙の関係の中へと組み込まれて行く。かくして，変化プロセスは，共有された暗黙の関係において起こる。最後に，"出会いのモーメント" の最中に関係性をめぐる暗黙の知に変容が起こるという見方は，治療的変化を考える際，新しく有用な視点の可能性を開くと期待される。

第2章

関係性をめぐる暗黙の知：
精神療法的変化における中心的概念

パートI．関係性をめぐる暗黙の知：
発達と精神分析的治療におけるその役割[原注1]

　精神分析的治療において変化をもたらすには，解釈を"越えた何か" something more が必要であるという点に関しては，もう長いこと意見は一致している。抑圧された衝動やファンタジーを意識化するという意味での解釈だけでは十分ではないかもしれない，という訳である。であるとすれば，精神分析的な治療はいかにして変化をもたらすのか？　ボストン変化プロセス研究会（BCPSG）は，1995年の始めにグループを結成。変化を触媒する治療的出会いにおいて必要とされる，解釈を"越えた何か"をめぐる綿密な議論のための言語や基本概念をいかに展開したらいいか，検討を始めた。ここにあげる一連のシンポジウム論文は，発達研究，システム理論，臨床プロセスの詳細な観察を統合することで，それぞれの長所を生かそうとするわれわれの試みの第1報である。ここに提示する骨組みは，いわば叩き台 work in progress であり，さらなる推敲と修正を必要としていることは言うまでもない。ここにそれを提示するのは，科学的研究と臨床理論・観察の学際的な統合を達成するのに，今この分野で必要な，対話を刺激したいと願うからである。

　初期のディスカッションにおいてわれわれが注目した所見は，ほとんどの患者が，治療者との人間同士としての真摯な繋がりという"特別なモーメント"を思い出すことであった。治療者との関係が変容し，その結果，患者の自己感が変化したモーメントである。こうした間主観的な出会いのモーメントが，変

原注1）初出は Infant Mental Health Journal, 19 (3) pp. 282–289。版権は，Michigan Association for Infant Mental Health, 1998。許可の下に転載。

化プロセスにおける重大な部分を成しているとわれわれは考える。加えて、治療的変化におけるそうしたモーメントの役割は、最近の乳児研究と現代システム理論から引き出される概念との関連で理解するのが最善であると考えるようになった。

　精神分析理論の伝統的構成概念という枠組みの中で変化の問題と格闘している内に明らかになったのは、2種類の表象プロセスを別個に概念化する必要があることであった。表象の1つ目は意味（語義）に関するもので、これは、言語による象徴的表象に拠って立つ。2つ目は、われわれが手順表象と呼ぶものである。この区分の基本は、KihlstromとCantor（1983）やその他の認知心理学者によるものであるが、われわれの必要に合わせて手を加えている。手順表象は、いかに進めるか、どうやるかをめぐる、ルールに基づいた表象である。そうした手順は、たとえば、いかに自転車に乗るかに関する知識がそうであるように、象徴的に記銘されることはまずない。われわれにとってここで、自転車の乗り方以上に重要なのは、他者と一緒に何かをいかにやるかについて知っていることの領域である。こうした知識のほとんども、たとえば、どんな風に冗談を言うか、情緒をどう表現するか、子どもの時どうやって注意を向けてもらったか、などのように、手順知識である。他者と一緒に何かをいかにやるかに関する手順知識をわれわれは関係性をめぐる暗黙の知 implicit relational knowing という用語で呼ぶ。この用語を使うことで、われわれは、関係性をめぐる暗黙の知をそれ以外の手順知識から区別し、また、知（知っていること）knowing が、認知的であるだけでなく、同じくらい情動的であり、相互交流的でもあることを強調したい。この関係性をめぐる暗黙の知は、未だ知られていない何らかの形で、言葉が使えるようになるずっと以前から表象され始め、人生を通じ、暗黙裡に作用し続ける。関係性をめぐる暗黙の知は、その時その場で気づかれることなく、意識的な体験の外で、言語へと翻訳される恩恵に浴することなく作動するのが典型である。確かに言語が、この知（知っていること）を言い表すのに使われることもあるが、親密な相互交流を司る暗黙の知は、言語をベースにしたものではないし、普通は、意味論的な（どういう意味かという）形へは、翻訳されない。

　そうした非象徴的な形での表象システムの認識が、乳児研究の中心的貢献の一つである（Ainsworth, Blehar, Waters, & Wall, 1978; Beebe & Lachmann, 1994; Tronick, 1989）。われわれの考え方において、関係性をめぐる暗黙の知は、こ

れまで内在化された対象関係と呼ばれてきたものを包摂する。ただ，内在化された対象関係というこれまでの用語は，共同構築というよりは，外部から取り込むというニュアンスがあり，相互的に構築された調整パターンの表れというよりは，他の人物の取り入れというニュアンスが強い（Tronick, 1989）。この用語はまた，適応的というよりは病的な関係性に関する文献に沿っており，日常的な出会いにおいて絶えずアクセスされ更新されているより全般的な表象モデルであるというより，過去の関係と転移におけるその活性化を指して使われることの方が多い。

　したがってわれわれは，関係性をめぐる暗黙の知を，"内的対象関係"をより全般的な表象システム概念へと高める構成概念であると考える。この概念化において，関係性をめぐる暗黙の知は，正常な知（知っていること）と病的な知の両方を包摂し，情動，ファンタジー，行動，認知それぞれの次元を統合する。暗黙の手順表象は，良好な発達条件の下では，ますます分節されarticulated，統合され，フレキシブルで，複雑になる。関係性をめぐる暗黙の知は，日々の相互交流の中でアクセスされることで，絶えずアップデートされ，"（再-）認知される" re-cognized からである（Edelman（1987）の言う神経グループ選択レベルでの分節化 articulation と同じ）。

　治療の流れの中で，患者の関係性をめぐる暗黙の知の，ある小さな部分が，言葉化か転移解釈，あるいはその両方のテーマになることがある。たとえそうなったとしても，意識的に言葉化される部分は，患者（か治療者あるいはその両方）の中で暗黙裡に作用している関係の手順全体からすれば，ごくわずかな部分に過ぎない。そうした"知"が，象徴的に表象されていることはほとんど無いが，だからと言ってそれらが，必ずしも力動的に無意識である，つまり，防衛的に意識から排除されている，とも言えない。つまり，関係性をめぐる暗黙の知はその大部分，言語的意識の領域の外側，そして，力動的無意識の外側で作動する。われわれは"関係性をめぐる暗黙の知"という用語をここでの一連の論文において使うが，この用語はあくまで作業を進める上での用語であり，さらなる修正を必要とすると考える（さらに詳しい，より発達論的な議論はLyons-Ruth（1999）を参照）。

　関係性をめぐる暗黙の知に加え，さらにもう2つの構成概念が，解釈には基づかない治療的変化を論ずる上で必要であった。第2番目が"実際の関係"（これもまた研究途上の用語であり，叩き台と捉えて欲しい。Morgan et al.,

1998を参照）であり，第3の構成概念が，"出会いのモーメント" moment of meeting という考えである。

"実際の関係" real relationship をわれわれは，患者と治療者の"関係性をめぐる暗黙の知"の交差により構成される間主観的な場，と定義する。この場は，転移・逆転移の領域を越えて広がり，真摯でパーソナルな関わりや，それぞれにとっての現在の"共にある在り方"に関するそれなりに正確な感触も含んでいる。この間主観的な場を"実際の関係"と呼ぶことはまた，それを，関係の精神分析的部分，つまり，意味表象 semantic representations が言語的解釈を介して推敲される部分から，はっきり区別するのにも役立つ。

より伝統的な見解とは対照的に，われわれは，実際の関係も，間主観的な場を改変するプロセスを介して，直接，治療的変化の対象となると考える。伝統的な理論において解釈は，患者の理解を再編する，（言葉の）意味をめぐる出来事 semantic event であると考えられてきた。われわれは，"出会いのモーメント"が，二人の間の交流的やり取りであり，それは，間主観的な場を再編することにより患者の関係性をめぐる暗黙の知を再編する，と提案する。これは Tronick（1998）が，意識の二者関係的状態 dyadic state of consciousness と呼んだものである。

では，"出会いのモーメント"とは何か？　出会いのモーメントは，相補的にフィットした行為と間主観的認知という，二重のゴールが突然達成された時に起こる。出会いのモーメントは，共同で構築され，各パートナーから，何かユニークなものの供給を要求する。Sander（1995b）が指摘しているように，そうしたモーメントの本質的特長は，相手の主観的現実を，紛れなきものとして認知することである。各パートナーは，"何が今二人の間に起こっているか"をめぐり，近似のバージョンを掌握し確認し合う。

出会いのモーメントは，親‐乳児相互交流においてだけでなく，精神療法においても変化の触媒となる。乳児の発達プロセスにおいて，赤ちゃんの関係性をめぐる暗黙の知には，乳児と養育者との間の相互調整的な動きの繰り返しのパターン化も含まれている（Tronick, 1989）。こうした調整的な動きは，人生初期の一連の適応上のチャレンジをめぐっての交渉へと変遷してゆく。それは Sander（1962）やスターン（1985）などの理論家たちにより描き出された通りである。この，継続的で，相互構築的な調整が進む内に，乳児と養育者の間の相互交流の場は，より複雑でよりスムーズなものとなり，新しい形の相互交流

の発現の可能性をもたらす。たとえば"いないいないばー！"ゲームにおける各パートナーの繰り返しの動きのパターンの予測が一旦確立されれば，両パートナーにとって，既知の予測を外してみせるという形で"お遊びする"ステージが整う。新しい形の相互交流が二人の間で起こる可能性が浮上するのを相互に感じ合うことは，情動の高まりを生む。BeebeとLachmann（1994）は，"情動が高まったモーメント"の重要性に注意を促し，初期の発達と精神分析的治療における三大原理の一つと考えた。この概念をさらに推敲するのにわれわれは，情動の高まりを，相互交流の場における新しい可能性の発現と結びつけて考える。ポジティブなケースの場合，そうした新しい相互交流の可能性は，より複雑で，より首尾一貫した間主観的調整を生み出す。なぜなら，それらは，乳児の新しい発達上の能力を統合するか，あるいは，乳児の現在の能力と情動的可能性への，より豊かでより満足の行く適応を達成するからである。

　より包括的で，それゆえより一貫性を持つ相互調整システムへの移行は，親子間の出会いのモーメントによるところが大きい。こうして変化を起こした間主観的相互認知のモーメントは，二人のパートナー間で達成可能な調整の範囲が変化したことを確定する。それは，新しいイニシャティブが洗練されて行くプロセスの始まりを告げるものである。新しい形の共有体験は，今や，これまでは認識されてこなかった形の主体性をめぐって，さらに繊細なものになってゆく可能性がある。両パートナーの関係性をめぐる暗黙の知も必然的に変容する。新しい可能性は，行動に移されるのみでなく，将来の可能性として，表象される。Tronickら（1998）は，二者関係的に拡張された意識状態を論じる中で，間主観的な出会いのモーメントに備わった，より包括的で一貫性のある調整についてさらに詳しく述べている。

　こうした概念を発達の領域で例示するのに，若い母親と18カ月になる彼女の赤ちゃんとの短い観察記録をあげる。膨大な愛着の文献が示しているように，養育者との心安らぐふれ合いを求めて折り合いをつけようとする乳児のアプローチは，親との相互調整された一連の交渉を介して構築されるが，それは，生後2年間においてみられる"関係性をめぐる暗黙の知"の記録としても代表的なものである（概観として，Bretherton, 1988; Lyons-Ruth & Zeanah, 1993 参照）。親へのアプローチをめぐる乳児の戦略に関するAinsworth標準評価の一部として，母親と赤ちゃんが，馴染みのない実験用プレイルームで，2回の短い3分間分離という中等度のストレスの後，再会するのを観察した。最近の所見が追

認しているように，こうした短い分離の最中，たとえ明白な苦悩は見られなくても，乳児は生理的に刺激を受けた状態にある。しかしながら，そうしたストレスフルなモーメントにおいてさえ，母親・乳児間のスムーズな身体的・情動的対話は，視床-下垂体-副腎軸を介した長期的ストレス反応の始動を緩和しうる（Hertsgaard, Gunnar, Erickson, & Nachmias, 1995; Spangler, & Grossmann, 1993）。

　母親と，生後18カ月になる娘トレイシーは，それまで9カ月間，治療的家庭訪問を受けていた。母親の生活状況が安定するのを助け，彼女が乳児に対しより一貫して情緒的に応答できるように援助するのがその目的であった。この家庭訪問を継続中，トレイシーと母親は，お互いに満足の行く身体的・情緒的ふれ合いを何とか持とうと苦労していた。より満足の行くふれ合いの時を求めて駆け引きする相互的苦闘は，実験室での観察セッションでも明らかであった。しかし，次にあげる記述から分かる通り，このセッション中に微妙な変化が起こり，出会いのモーメントに至った。これは，われわれにとって，驚きであった。

　実験室のプレイ・ルームに到着するとトレイシーは数分間，部屋のおもちゃを探索し，その間母親は，女性の実験助手と話をしていた。母親が一回目にプレイルームを離れた時トレイシーは，明らかに動揺しているようには見えなかった。彼女はおもちゃで遊び続け，実験助手を無視した。しかしながら，助手が立ち上がり去ろうとすると，トレイシーは急に警戒し，入り口のドアを見る。母親が入って来るのを目にすると，彼女は即座に目を逸らし，そっぽを向く。母親が"ハイ！"と言ってトレイシーの前に立つ。いまだそっぽを向いたままトレイシーは"ママ！"と，嬉しそうな声で言い，それから母親の方に向かい，彼女のもとへ行くかのように，ためらいがちに歩を踏み出す。"なにをしているの？"と母親は言うが，トレイシーの方へ歩み寄りもしないし，ひざまずきもしない。トレイシーは，無表情なまま母親の足下をすり抜け，ドアを一生懸命押して部屋から出ようとする。母親はトレイシーの手を無理やりドアから離し，"こっちへいらっしゃい，ママが持ってるこれ，見てごらん"と言う。トレイシーは，腕を振り払い，母親から顔を背け，持っていたおもちゃを激しく床に叩き付ける。彼女は続けて，母親に背を向けドアを押し，遊ぼうという母親の誘いを無視する。ついに母親は，トレイシーの腕をつかんで引っぱり，トレイシーはされるがままに，母親が持っていたおもちゃの側へ引き寄せられる。

それでも彼女はおもちゃを無視し，その代わり，顔を背けたまま，はっきりした目的もなく母親の身体に近づいて行き，側を擦り抜け，母親に背を向けたまましばらく母親の側にしゃがみ込む。それから彼女は立ち上がり，ドアのところへ戻る。それから暫く，部屋の中を目的もなく歩き回った後に，母親に向かって座り，二人の間にあるおもちゃで遊ぶ。母親はそれを見ながら，温かく，上手に褒める。

　母親が居た時の回避的・葛藤的な行動とは対照的に，二度目に母親が居なくなった時，トレイシーの動揺は激しく，助手が部屋に来て関わろうとしても，あやすことができなかった。2回目に母親の姿をドアのところに目にすると，彼女は"ママ！"と，歓びの声を上げて叫び，母親の方に向かって走り出す。母親は，同様の歓びで応答する代わり，"あら，なにしていたの？"と言う。それに応じてトレイシーは，母親の方へ向かって走りながら，大声でぐずり始める。おそらくトレイシーの側のこの抗議を受けて，母親は腕を差し出し，トレイシーが近づくと膝をついて，"なにしているの？"と繰り返す。トレイシーは両腕を挙げる。母親は，はじめ，脇の下に手をやって抱くが，トレイシーが身体をすり寄せると，体全体に腕を回す。でも，ちょっと抱きしめただけで放し，身を引きながら彼女を見て"ママが居なくてさみしかった？"と訊く。トレイシーは，母親が身を引くと，はっとして，またぐずぐずし始め，母親の腕の中にまた戻ろうとする。母親は，もう一度ぎこちなく抱きしめながら，"わかった，わかった，わかった"と言う。そして，トレイシーを抱き上げ，おもちゃの方へ移動し，彼女と一緒にひざまずき，床の上のおもちゃに彼女の注意を向ける。トレイシーは，そのおもちゃを興味なさそうに数分見つめ，その間，母親の膝に固くなって座っている。それから彼女は，ぼんやりした目つきで遠くを見つめ，その内ぐずぐずし始めると，母親の膝から滑り下り，母親に向かって立つと，両腕を開いて伸ばす。母親は，自分自身の腕を開いて応じる。二人は，大分長いこと，腕を開いたまま凍り付いたかのように立ち止まり，黙ったまま向かい合っている。するとトレイシーが，ホッとした感じの笑いをもらし，母親の腕の中へなだれ込み，母親の肩に全身を預けてダラッとする。それに対し母親は，オープンで，とても嬉しそうな笑みをたたえ，娘を抱き寄せると，ゆらゆら揺すっては，またハグする。それから母親は，彼女をハグし，ゆらゆら揺りながら，"そうよね，そうよね"とつぶやく。そうすることによって，この出会いのモーメントを二人に特有なものとして認知し，確認

する。

　われわれの見るところ母と子は，より包括的で，もっとしっくりくるような，共にある在り方に向けて折り合いを付けており，出会いの最後の方で二人は，相補的にフィットし合った行為と特異的な間主観的認知という二重のゴール，つまり，出会いのモーメントと意識の二者関係的状態とを達成している。コルチゾール代謝と愛着行動に関する最近の研究所見によれば，上記の観察の最後にトレイシーと母親が達成した，より豊かな情緒的共有は，より包括的な適合性をもつ調整システムを構成しており，母と乳児との間のそうしたオープンで応答性の高いコミュニケーションにおいては，コルチゾールの分泌は減少しており，ストレスレベルも軽度である（Hertsgaard et al., 1995; Spangler & Grossman, 1993）。

　こうした出会いのモーメントは，各パートナーの関係性をめぐる暗黙の読みに変化を起こし，母子間における新しいイニシャティブがさらに繊細なものになってゆく兆しを告げる。そうした出会いのモーメントは，共有された体験の新しい形を練り上げて行く可能性や，二人の間のより相互的で応答性の高い新しい調整範囲の可能性を創り出す。

　要約すれば，こうした間主観的な出会いのモーメントは，乳児の養育者との関係性をめぐる暗黙の知において体験され，表象される。それらは，患者‐治療者相互交流においても体験され，患者の関係性をめぐる暗黙の知に，似たような変化を引き起こす。患者と治療者との間のこうした"出会いのモーメント"は，解釈のテーマになることもあれば，ならないこともある。とは言え，こうした出会いのモーメントは，より複雑でより一貫した共にある在り方を，さらに洗練されたものにして行く道を開き，それに伴い，関係の持ち方の選択肢が，各パートナーの関係性をめぐる暗黙の知において，いかに表象されるかも変化する。

パートII. 暗黙の知識[訳注1]をめぐる治療的変化プロセス：発達観察は大人の精神療法にとってどんな意味合いを持つか[原注2]

　精神療法において変化をもたらす機序に関する理解は，どう甘く見ても不完全である。変化のプロセスを究明している内に，われわれの研究グループは，人間の中で最も速いスピードで変化するのは，おそらく，発達途上の乳児であろうと考えた。もちろんそれは，絶えず遺伝子が介入し，変化を遂げるのに利用可能な新しい能力を産み出し続けてくれるからである。とは言っても，そうした変化を成形し，促進し，刺激する適切な環境がなければ，それらの能力は発達しないか，不適応的に展開する。それを念頭に，臨床を主とした研究者だけでなく，発達研究者もメンバーとするわれわれの研究グループは，発達初期における変化プロセスに目を向けながら，臨床における治療的変化プロセスを考察しようとしてきた。この着想は，これまでなされてきたような形で，後に発達してくるものの前駆体を見つけ出そうとするものではない。むしろ，何が変化しているのかとはほぼ無関係に，変化のプロセスそのものを子細に検討しようとするものである。

　精神力動的な治療のプロセスノートに耳を傾け，詳細に研究している間に最も印象的だったのは，次の四点であった。

1. 変化をもたらす作用・行為 mutative action のかなりの部分が，暗黙の（手順）知識と呼ばれる広い意味での知性の領域，特に，特定の関係性のコンテクストで，何をし，考え，感じるかについて暗黙裡に知っていることと関わっている。この知（知っていること）knowing は意識的ではないし，力動的に無意識でもない，つまり抑圧されていない。意識の外で，た

訳注1）ここで知識 knowledge は，知（知ること）knowing と同義で用いられている。詳しくは訳者あとがき（p. 237）参照。
原注2）初出は1998年。Infant Mental Health Journal, 19 (3) pp. 300–308。版権は Michigan Association for Mental Health, 1998。許可の下に転載。

だだ作動する。それをわれわれは，関係性をめぐる暗黙の知 implicit relational knowing と呼ぶ（第1章と本章パートI参照）。

2. 治療セッションのミクロな進行プロセスは，即興モードで起こってくるように見える。ゴールに到達するための小幅な歩みは予想し難いし，ゴール自体が必ずしもはっきりしないし，また，通告なしにシフトする。それは，乳児・母の相互交流で起こることに似ている（Tronick, 1998 参照）。

3. セッション中，変化の可能性を秘めた瞬間が，予想もつかない"モーメント"に生起する。そうした"モーメント"は，短い主観的な時間の単位であり，その間，将来にも関わる重大なことが起こっている。それをわれわれは"今のモーメント"now moment と呼ぶ。そうしたモーメントは，複雑でダイナミックなシステムの新生特性 emergent property と考えられる。その意味で，"今のモーメント"は，治療セッションのプロセスにおける非直線的な跳躍である。モーメントというこの緩い概念が，直感的に，臨床家にとって適切であり，グループ全体にとっても，また，乳児 - 母相互交流にとっても有用であると考えられた（Lyons-Ruth et al., 本書；Tronick et al., 1998）。

4. "今のモーメント"が，患者と治療者によって，"特定の出会いのモーメント"を達成するような形で扱われると，二人の間にこれまでとは違う新しい間主観的なコンテクストが創り上げられ，各パートナーの暗黙の知識は改変される。関係が変わったのである。このプロセスは解釈を要しないし，言語的に明確にされる必要もない。

パートIIの残りの部分で，この変化プロセスを記述し，用語を提唱し，われわれの思考のかなりを鼓舞してくれた発達的変化プロセスとの繋がりを探り，説明・記述概念のいくつかを手短に探索してみたい。それは，第1章からのさらなる展開である。

治療プロセスを記述するための概念と用語

ここで例として，患者 - 治療者関係がある特定の間主観的状態で始まる（典型的な）セッションを考える。これを初期状態（状態 #1）とする。ここで間主観的状態 intersubjective state とは，自分と他者とに関し，また，いつも二人

はどんな風に一緒に作業をし，共に在るかに関し共有されている，関係性をめぐる暗黙の知識を意味する。その大部分は，二人の関係の重要な部分をめぐる，非意識的表象である。

1. "進んでゆく"

この初期段階（#1）において，二人は一緒に作業を開始する。大方の場合，それがどのくらい続くかは別として，さしあたってのゴールはある。たとえば，患者と治療者は，患者の今の不安状態が，彼女の母親との早期における関係といかに関わるかを理解するというゴールに向かって営みを続けているとしよう。その場合二人は，ゴールに向かっての漸進的な動き，つまり，われわれが"進んでゆく" moving along と呼ぶ動きを始める。このゴール志向的な動きは，ほぼ直線的である。ただ，何処へ向かっているのか，感触としてあるか，大体分かってはいても，どうやったらそこに行き着けるか，つまり，次のステップ，そしてその次のステップがどうなるのかは，正確には分からない。そればかりではない。いつゴールに辿り着けるのか，どうやって辿り着いたらいいのかさえ，正確なところは分からない。加えて，ゴールは，それを追い求めている間に変化してしまうことさえある。二人は，即興モードにある。この進んでゆくプロセスの一歩一歩は，"現在のモーメント" present moment と呼ばれる。

たとえば，"ここ3回続けてセッションに遅刻していますが，気が付いていましたか？　あなたにしては，珍しいですね"と治療者が言い，"はい，気が付いていました"と患者が答える。そして，沈黙。このやり取りが，現在のモーメントを構成する。その間に，話題が定義しなおされ，方向付けの調整が行われている。

次いで，患者が言う。"先週，先生がおっしゃったことで，すごく気分を害したことがあって……。"そして，第3の現在のモーメントへと突入する。

こうした現在のモーメントが，"進んでゆく"プロセスの足取りである。現在のモーメントとモーメントの間には，わずかとはいえ何がしかの断続性があって，数珠つなぎになっており，不均一ながら，一貫性を持って進んでゆく。

簡潔に言えば，われわれが考えているのは，境界を持った主観的時間のパッケージで，その枠内で動機が行為化 enact されて，話される内容とゴールをミクロに調整し，間主観的な環境を調整する。現在のモーメントの持続時間は，通常，それほど長くない。なぜならそれは，主観的基本単位，つまり，"今，

ここで，二人の間に何が起こっているか"という感触を得るのに必要とされる時間の長さだからである。したがって，それは，コンマ数秒から数秒続く。現在のモーメントは，意図や願望，そして，その行為化 enactment をめぐり構成され，それがゴールに向かって進むにつれ，劇的な緊張変化曲線を描く（D. N. Stern, 1995 参照）。

この種の即興的で，自己発見的，自己修正的プロセスは，マッチとミスマッチ，断絶と修復など，Tronick が記述する母子相互交流プロセスの特徴を学んでいる内に徐々に理解が深まっていったものである（Tronick, 1989; Tronick, et al., 1998; Tronick & Weinberg, 1997）。これは，フリープレイのように，お互いに楽しむという以外，これといったゴールさえ無い状況で特に顕著である。それはテーマとそのバリエーションとでも呼べる設定であり，アドリブのバリエーションが次々と出て来て，テーマが果てるまで続き，そうする内に（普通は関連した）新しいテーマが見つかり，そのバリエーションが展開するが，その間には当然たくさんの失策行為もある。このプロセスは，ほぼ純粋な即興である（Beebe & Stern, 1977; Gianino & Tronick, 1988; D. N. Stern, 1985; D. N. Stern et al., 1977）。

かくもたくさんのことが即興モードで母子間に起こっているという認識が，断絶と修復の重要性，そして，そうしたプロセスに欠かせない中途修正の重要性を明らかにしてくれた（Lyons-Ruth et al., 本書; Tronick, 1989）。実際，即興的プロセスをいかに修復し，軌道修正するかを暗黙裡に知るようになることが，母-乳児（母子）相互交流に秘められた主たる目論見の一つである（Tronick & Cohen, 1989）。さらに，母-乳児相互交流における各種活動の繰り返しは，現在のモーメントのレパートリーを広げるという，"進んでゆく"と同じ特徴を備えている。こうした繰り返しのおかげで，ある特定の相手との生活上の各種モーメントは進んでゆく間にどんな風であると予期されるかをめぐり，とことん慣れ親しんだ基本形が出来上がる。こうして，現在のモーメントは，"他者と共にある在り方のスキーマ"として表象される（D. N. Stern, 1995）。このスキーマは，関係性をめぐる暗黙の知の領域にある。それらはまた，Bowlby の作業モデルやほとんどの内在化にとっての構築単位 building blocks となる。こうした暗黙の関係性スキーマが，乳幼児研究者によって非常に注目されてきたことは驚くにあたらない。彼らは，判然とした言語化以前に存在する，非言語的乳児の関係性をめぐる知識について考察しなくてはならなかったのである

（Lyons-Ruth, 1998; Tronick, 1998a 参照）。

　大人の精神療法における"進んでゆく"プロセスも，非常に似ている。繰り返し起こる相互交流の連鎖は，乳幼児期に関しわれわれが注目したテーマと酷似しており，それに注意を向けていると，治療者との関係における患者の暗黙の知が見えてくるし，その逆もまた真である。これが，"未思考の知" unthought known（Bollas, 1987），"自省されていない無意識" unreflected unconscious（Stolorow, Atwood, & Brandchaft, 1994），あるいは Sandler の"過去の無意識" past unconscious（Sandler, & Fonagy, 1997）などが意味するものと本質的に同じである。こうした暗黙の表象は，無意識ではあるが，必ずしも，何らかの形の抑圧 repression 下にあるわけではない。（精神力動的な用語で言えば，それらは，記述的に［局所論的に］無意識ではあっても，力動的に無意識ではない。）

　まとめれば，現在のモーメントは数珠状に繋がって，"進んでゆく"プロセス，Tronick の言う相互調整プロセス（マッチング，ミスマッチング，修復）を構成する。現在のモーメントにしても，その進んでゆき方にしても，共に，それぞれの二者関係にお馴染みの，特徴的な枠組みの中で起こってくる。

2. "今のモーメント"

　"進んでゆく"プロセスが展開するうちに，突然，質的に異なる，予期せぬモーメントが生起する。これが"ホットな"現在のモーメントである。それは，情緒的に高まった，（闘牛の）とどめの一突きみたいな，決定的瞬間 moment of truth である。それはまた，直近の将来，長期的な未来にとって大切かもしれないものを搭載している。それは，古典ギリシャ語でカイロス kairos と呼ばれるモーメントであり，人が，自分の運命を変えようとするなら，そのモーメントをキャッチする必要がある。もしキャッチしなければ，その人の運命は，キャッチしなかったということで，やはり変わってしまう。それはまた，二人の当事者を，全面的に現在へと引き入れる瞬間でもある。（われわれ，特に治療者は，ほとんどの時間，片足だけを現在において過ごしている。）諸般の理由から，われわれはこのモーメントを"今のモーメント" now moment と呼んできた。

　短い例を 2 つだけあげる。両ケースからよく分かるのは，それまで通りの習慣的な治療的枠組みに対し，明らかに疑義が向けられていることである。ある

精神分析的セッションの最中，カウチに横になっていた患者が，突然，"先生が今どんな顔をしているか見てみたいです。今すぐ起き上がって見てみます"と言ったとする。あるいは，対面での治療で，患者が，"先生の顔をじっと見ているのがもういや。気が散るんですよね。椅子を，先生の方から壁の方に向かって動かしますね，今すぐに。"（もっと詳しい例は B-Stern, et al., 1998 参照；Harrison et al., 1998；本章，パートⅢ）。

"今のモーメント"は，治療プロセスにおいて"進んでゆく"二人が創り上げる複雑なダイナミック・システムの新生特性 emergent property であると考えられる。この新生モーメントは，継続中の初期状態の安定性にとって，チャレンジないしは脅威となる。それは，システム（状態#1）に乱れがあることを告げ，その乱れが，新しい状態ないしは編成（状態#2）への移行の可能性を生み出す。複雑なダイナミック・システムがいかに再編成されるかについて，ますます理解が進んでいる（E. Fivaz, R. Fivaz, & Kaufmann, 1979, 1983; R. Fivaz, 1996; Maturana & Varela, 1987; Thlen & Smith, 1994）。

この類の新生特性が生起しうるのは，"進んでゆく"が，当事者たちが（暗黙裡に）よく理解している確立された技法に則り，ルールがしっかり守られたコンテクスト（システム）の枠内で起こった場合のみである。今のモーメントは，新生特性として，通常の型通りのやり取りの均衡を乱す。それが，新しい間主観的コンテクストを提供する。まさにその理由で，今のモーメントは，臨床的に，困難かつチャレンジングである。それは，二人がそれまで使ってきた通常の技法的な動きからの逸脱を求める（必ずしもそれは，治療の技法的"ルール"からの逸脱ではないが）。

今のモーメントが浮上すると，治療者も患者も，不意をつかれた感じがし，びっくりしてしまう。そのモーメントが，その姿で，その瞬間に現れるとは，たとえ，一般的に言ってそういうことがあるかもしれない，将来的にはそういうこともあろうと思ってはいても，とても予測できないからである。それはいわば非直線的なジャンプである。そうしたモーメントは，習慣的な流れの中から突出し，しかも，それに対処する準備などない瞬間に起こるので，治療者（と患者）は不安を体験する。もちろん，いつも通りの相互交流の仕方に急遽逆戻りし，確立された技法という装いのもとで機能することはできるが，そうでもしない限り，正確にはどうしたらいいか分からないからである。二人は，どうしたらいいか分からないことに宿る，あらゆる夢と惨事の可能性を抱えて，

不慣れな領域に在る。その時もし治療者が何をしたらいいか"分かっている"としたら、治療者は、今のモーメントを多分見逃しているか、そうでなければ急いで技法の陰に隠れてしまっている。大人の患者‐治療者関係において、新生特性は、複雑性ダイナミック・システム固有の作用から発現する。乳児においては、システム固有の相互調整作用だけでなく、生得的にプログラムされた発達上の変遷が、二者関係システムの中に新生特性を創り出す（Tronick, 1989, 1998a）。

3. "出会いのモーメント"

今のモーメントが、治療的に捉えられ、相互的に認知されると、"出会いのモーメント"となることがある。それが起こるためには、各パートナーが、個として何か真摯でユニークなものを、今のモーメントへの反応として寄与する必要がある。もしその反応が、テクニックの適用や、型通りの治療的な動きだったとしたら、そうはならない。期せずして生まれたその状況のユニークさにぴったりくるよう、その場で創作されたものでなくてはならないし、また、技法や理論を越えて治療者自身の感性や体験を反映したものであることを示す、治療者の署名が入っていなくてはならない。それが必要なのは、"今のモーメント"により、当初の間主観的コンテクストの均衡が崩されており、相互的に、何かが行為化される必要があるからである。この行為化が遂行され、相互に認知され、そして確認されて初めて、新しい間主観的状態が達成される。

行動や間主観的状態の似たような推移は、親‐乳児相互交流においてごく日常的に観察される。たとえば、ソーシャル・スマイルが出現し、持続的な見つめ合いと発声がそれに伴うと、親と赤ちゃんは、顔の表情と声のやり取りで、お互いをおもしろがらせる。二人は、"進んでいっている"のである。そのうち、何か予期しないことが起こる（たとえば、おかしな表情とか、考えてもみなかった声と表情のシンクロとか、あるいは、突然一緒に笑い始めるとか）。相互交流が、さらに高度で新しいレベルの活性化と歓喜へと跳躍したのである。それは、赤ちゃんがそれまでに達成したことがないようなものであるかもしれないし、間主観的コンテクストとしてこれまでは二人の間で共有したことがないものかもしれない。

間主観的環境におけるこの変化は、次のように説明できる。参与者たちは、初期の間主観的状態（#1）において"進んでゆく"。今のモーメントが浮上す

る。それは，間主観的な状態を，不安定な，移行ゾーンへと押しやる。もし"今のモーメント"が，二人の関係をめぐる暗黙の知識の再評価を要請するものとして受け入れられ，新しい間主観的コンテクストが，"出会いのモーメント"において稼働すれば enacted，それは，暗黙の間主観的コンテクストを新しい状態（#2），つまり，意識の二者関係的状態（Tronick, 1998a 参照）へと，勢いよく移行し，システムを再び安定させる。すると患者と治療者は，"進んでゆく"プロセスをまた始めるが，二人は，それまでとは違った間主観的状態にある。そこでの最終的な成果は，関係性をめぐる両メンバーの暗黙の知の変化である。

　出会いのモーメントという発想は，乳児研究にも負うところが大きい。Sander（1988, 1997）は，親が，乳児の状態の変化を促進し触媒しようと，殊のほか的確な行動を取る状況を記述するのに，その用語を使った。たとえばそれは母親が，うとうとした状態の赤ちゃんを睡眠状態へと送り届けるのに，いつものあの歌を歌ったり，いつも通りにあやす儀式を遂行することである。

4. "オープン・スペース"

　Sander（1988）の観察報告によれば，出会いのモーメントの直後，乳児 - 親相互交流プロセスにおいて"オープン・スペース"（間隙）が生じる。そこにおいて二人は，特定の出会いから解放され，他者を前にして，独りになれる。同様の休止が，大人の精神療法でも観察される。このオープン・スペースの間，二人は，自分たちが今おかれている変容を遂げた間主観的状態において，新しい均衡を見つけることで，出会いのモーメントが与えた影響をより深く理解し，自分のものにすることができると考えられる。

　オープン・スペースが終了すると，二人のパートナーは，再び進んでゆくプロセスに立ち戻る。しかし，今や二人は，新しい間主観的なコンテクストでそれをするのである（状態 #2）。二人の関係性をめぐる暗黙の知は拡張され──意識の二者関係的拡張があり──，二人の間の関係は変化している。

5. "今のモーメント"が辿るその他の命運

　今のモーメントがキャッチされず，出会いのモーメントにならなかった場合，他のいろいろな結末が待っている。

(a) 今のモーメントは単に見逃されるだけのことがある。これは、失われたチャンスであるが、通常は、再び現れる。
(b) 失敗に終わった今のモーメントも起こりうる。その場合、そのモーメントは、気づかれないまま見過ごされてしまう訳ではない。出会いのモーメントの確立の失敗がある。この失敗が修復されないまま放置された場合に起こる最も深刻な2つの結末は、"その点に触れてはいけない"と言われたかのごとく、間主観的な領域の一部が治療から閉ざされてしまうか、あるいは、さらに悪いことに、治療関係の根本的性質をめぐる基本的な感触が深刻な問題となり、それまでの形での治療は、もう続けられなくなる場合である（実際に治療がストップするかどうかは別にして）。

親‐乳児関係において"今のモーメント"は、頻繁に見逃されるか、失敗に終わる。ただ、親‐乳児の場合、事態はそれほど深刻ではない。発達的な後押しを得て、そうしたモーメントは再度現れるからである。唯一の問題は、この新しい特性が、いかに関係性の中に組み込まれるかである。これに対し、患者‐治療者状況の場合、こうしたモーメントをとらえる機会はずっと少ない。一度失敗すると、患者はそれを、通常、苦痛なものとして体験し、その結果、もう一度そうした機会を作る危険を冒すのを避けるからである。ただ、修復の機会が全然巡って来ないわけではない。
(c) 失敗に終わった今のモーメントは、再び取り上げられることで、修復されることもある。そのためには、新しい"出会いのモーメント"、相互調整から浮上する二者関係的拡張が必要である。
(d) 今のモーメントのあるものは、何回かのセッションにわたって持続し、緊張を帯びたまま留まる。ただ、その緊急性は盛衰する。同様にして、今のモーメントのあるものは、その時点ではともかく、後からまた戻るべき重要な出来事として、付箋を付けておくこともできる。そうすることで、治療プロセスは、時間を稼ぐことができる。
(e) 最後に、解釈は、判然とした知識の領域で作用することで、すべてではないにしろ、一部の、今のモーメントを解消する。その点、タイミングも含め、良い解釈のほとんどが、フィナーレみたいな形で、解釈の情緒的影響に関わる特異的な出会いのモーメントを含んでいることは教訓的である。解釈が、関係性をめぐる暗黙の知の領域で作用することがあるとすれば、それは、解釈が、無味乾燥なテクニックの単なる適用に留まらず、判然と

した関係と暗黙の関係の両方で改変を起こすような変容的な mutative 出来事になった場合である。

まとめれば，解釈は，患者の判然とした知識の心的内界の風景を改変する作用である。出会いのモーメントは，患者の関係性をめぐる暗黙の知の間主観的な風景を改変する作用である。この2つのメカニズムは，単独で，あるいは一緒に作用する（Lyons-Ruth, 1998 参照）。

要　約

われわれは，精神療法における変化を探求するのに，発達プロセスの視点と，ダイナミック・システムにおける変化の概念を用いた。基本データは，精神療法家からの治療セッションの詳細な報告である。最大の発見は，"お話療法" talking therapy においてすら，治療的変化のかなりの部分が，意識的でない手順知識の領域，特に，ある特定の関係性のコンテクストにおかれると，どう感じ，考え，行動するかという，暗黙の知識の領域（関係性をめぐる暗黙の知）で起こるという気づきであった。この領域において治療的変化をもたらす作用は，特定の出会いのモーメントであり，それは，二者関係システムの新生特性として，それを新しい間主観性の状態（Tronick らの言う意識の二者関係状態）へと押し進め，その結果，関係を変化させることになる。

パートIII. 症例提示：進んでゆくこと
……そして，変化は徐々にか突然にか？[原注3]

はじめに

　今日，ここに提示するのは，分析的治療を今も継続中の女性患者のヴィネットである。彼女をジーンと呼ぶことにする。提示は，私（JP Nahum）の逐語録を基に行う。ここに述べる素材は，われわれが重ねてきた共同作業の特徴が良く分かる，かなり典型的なやり取りで，その作業を通じて，ジーンの全般的な適応は，徐々に，しかし累積的に，ドラマチックな改善を示していた。たとえば，われわれが一緒に作業を始めた頃，彼女は，彼女の経歴には似つかわしくない，研究助手的な仕事をしており，車の運転は，あまりに怖くてできなかった。今，彼女は，その分野で良く知られ，評判の高い研究者であり，仕事で世界中を旅し，彼女の著作や教育は影響力を持っている。彼女は車を持ち，自分で運転している。

症例提示

　ジーンは現在40代半ばの女性。彼女が私のもとを訪れたのは，当時の夫ポールが他の都市で教授職を引き受けた時，自殺を本気で考えたからである。彼女は彼と一緒に引っ越すことはできないと考え，一年後，二人は離婚した。結婚したその日から，ジーンは，"自分にとってこの結婚は良いことかどうか分からない"と，ずっと一人で考え続けて来た。
　この聡明で，魅力的で，芸術性に富み，今ではとあるシンクタンクの優秀な研究員であるこの女性の特徴の記述として最も的確なのは，彼女が自由と自発性を体験できるのは他者との関わりがないコンテクストにおいてのみである，

[原注3] 初出は1998年．Infant Mental Health Journal, 19 (3) pp. 315–319。版権はMichigan Association for Mental Health, 1998。許可の下に転載。

と表現することであろう。他者と共にある彼女の体験をわれわれの言葉で言い換えるとすれば，多分，"自分が行動主体であるという感覚に対する甚大なる侵害"となろう。彼女の私との関係は，重要な，部分的例外であった。

　途中から分析の形を取ることになった彼女との長い治療経過において，直接話し合うことがほとんどなかったテーマであるセックスの問題をめぐり，いかに考察が進んだかについて示そうと思う。私がこの部分を選んだのは，ジーンが，理解されていない感じから理解されている気持ちになり，それが，コンテクストを変化させ，以前のモーメントにおける私との体験がどんなであったかを，言葉化できるようになっていったからである。加えて，以前は話せなかったことを話せるようになるというシフトも起こった。ここで含みとしてあるのは，変化は，必ずしも，それが起こった時点での気づきを伴うわけではないことである。われわれのモデルは実際，与える印象よりは，ずっと漸進主義的gradualistである。

　言うまでもなく，セックスと分析という2つの言葉は，多くの人々の心の中で，込み入った繋がりを持っている。ところがジーンは，もし私が，彼女の考えていることを性的な思考や願望を表すものとして解釈するならば，私は，彼女の繊細で複雑な内的世界の良き理解者とはとても言えないと，繰り返し表明した。およそ10年前，結婚の解消と前後した短い関係以外，彼女は性的に禁欲的であった。禁欲主義者とさえ呼べるかもしれない。結婚期間中，彼女はポールとの稀にしかないセックスを苦痛と感じていた。それがとても不快であることを彼女は深く恥じていた。

　それと同時に彼女は，セックスは女性が楽しめるものではないと確信し続けた。彼女にとって，それは，男たちが目を背けようとしている公然の秘密であった。また彼女は，治療の中で，性的なファンタジー，欲望，あるいは性的なことをめぐる恐れについて，語ったことはなかった。彼女は他の人を性的なレベルでは考えないようであったが，そんな風だとは思われたくないと思いながら暮らしていた。彼女はまた，女性の性を使って何でも売ろうとする文化をしばしば毒づいた。

　これから述べる事の次第は，ある金曜日，珍しくジーンが夢を語った後に始まる。セックスが現れるのは，彼女の夢の中においてだけであり，それは決まって奇怪で暴力的な要素を伴い，いつも解離されているように，私には思えた。実生活同様，セックスしているのは決して彼女ではない。その前の数日間，私

が何とか彼女に伝えたのは，彼女が野暮ったいと呼ぶ服装は，侮辱されたり，けなされたりすることから彼女を守ってはくれないし，"自分はセクシーだと思いながらも本当はそうではない人"と見られてしまうことにもなりかねないが，少なくも，他の人の欲望を誘わないようにはしてくれている，ということであった。

　その金曜日，私は次のように言った。"気がついていましたか，どれだけ頻回にセックスがあなたの夢の中に出て来るか？""いいえ"と彼女はクスクス笑い，"そんなに頻繁とは思えません"と反対意見を述べ，明らかに嬉しそうであった。私が何を意味したか，もう少し説明することを求めるので，そうすると，彼女はちょっと真面目な表情になって続けた。"そのことになると，それって，ブラック・ボックスというか，私にとって何か疑わしいもの，不確かなもの，恐ろしいもので。"

　月曜日。セザンヌの展覧会について話が出たので，その初期の作品に見て取れる暴力的で爆発的な性的イメージがジーンを魅惑した，この画家との彼女の同一化について私が指摘すると，彼女は次のように続けた。"私の性生活は完全に切り離されていて，生活の中に無い，って先生に言われてからずっと，ほんとそうだ，これはとても悲しい，損失だと思ってきました。でも，もっとずっとひどい場合だって考えられます。先生がそれを理解できるかどうかは別ですが。場合によって，先生の理解が私の理解とはずいぶんと違うことがある。私の性生活が，もっとうまく生活に溶け込んでいれば，もっとうまく結婚生活を送れたのかもしれない。でも，そうしたら，赤ちゃんを作れっていうプレッシャーに抵抗できなかったかもしれない。""何かさせられる感じがするってことがテーマですね"と私。彼女は勢いよく賛同し，次いで，"世間に媚びて"セックスしたいと思うようになったとしても，都合よくセックス・パートナーが見つかるかどうか疑わしいと述べた。"そうなったら，ほんとの自分かどうか分からなくなりますね"と私が言うと，"まさに！"と彼女は答え，続けた。"もし，セックスするのが好きになったとしたら，それが自分なのか，外から叩き込まれたメッセージなのか，私には分かる自信がありません。でも，多分，セックスや赤ちゃんに関し，外から来たメッセージはどれかをフィルターにかけて選り分けるなんてことはできないのでしょうね。そして，それが自分の一部になる。"それから数分続いた沈黙を破り，彼女は，よくするように，私は何を考えているかを尋ねた。この時点で私は，それに答えるという選択をし，

次のように言った。"影響を受けてしまうというあなたの恐怖は，私と接する際，すごく心を騒がせるだろうなと，つい考えてしまいます。"するとジーンは，"影響の話をすれば，先生は私を，理解しないことで傷つけられる。でもそれは，私が先生から何か吸収するのとは違います。先生からあれこれ力をいただきながら，ずっと思って来たのは，私が責任を持って，フィルターにかけて，先生に必要な提示をし，先生はどういうつもりなのかを理解して……でも，それはまだ課題で。""それって避けられないですよね"と私。"そうですね"とジーンが答える。"私が怖いのは，もうコントロールが利かない，何処へ向かうのかもう舵を取れない，というところまで行ってしまうことです。"余談ながら，一つ言えるのは，彼女にとって，他者と共に在ることは，理解されている限り，侵害とはならないことである。さらに，私が"それって避けられないですよね"と言った時のメタコミュニケーションは，流れをコントロールしようとする彼女の恐怖に駆られたニードは了解しています，というものであった。

火曜日，ジーンは仕事の話から始め，彼女が，男性の同僚ドンに，簡単に着服流用可能な仕事を託したことを，次のように語った。"まあ，ほんとにすごいんです。レイプされた感じと言うか，性的な暴力というか，ポールとの時みたいに。彼に仕事を快くオファーしたのは私です。ためらいはあったんですが，それに負けてしまうのは良くないし，変に見えるようなことはすべきではないですから。私は惜しげなく承諾しただけでなく，ドンに，アイディアさえあげた。侵害された感じになって，取り乱して，そしたら，昨日の最後のところに戻りついて……。"彼女は続ける。"先生の考え方次第で，赤ちゃんを持たない限り幸せにはなれないと，私に思わせることもできる。でも先生はそんな風には考えないのは分かっています。先生は，私よりずっと開けている。50年代のフロイディアンじゃないですものね。"私を恐れる理由の一つからやっと解放されたかと思うとすぐに，彼女は次の迷いを構築する。"でも先生は60年代に成人しているから，統合されたセクシャリティが誰にとっても正しいことだという，60年代の妄想があるかもしれないですね。それだから，金曜日の日に，セックスの話を私がしないって先生が言った時，不審に思ったんです。私，しますから。"私が言う。"それについて言えば，ドンとの間で何があったかについて話した時，あなたは，あなたのセクシャリティについて話していたのですよね。""はい"と彼女は続ける。"先生は，何と言うか，こだわりが強過ぎ

るんじゃないんですか。私は先生と，セックスの話をいつもしています。"私が言う。"(あなたみたいに) とかくフロンディアンは，すぐ，何でもセックスだと考える！" 彼女は笑い，言い返す。"先生は60年代のヒッピーだから，セクシャリティというのは性器セックスだと思っていますよね。でも，私が，ドンとの間にあったことを話した時，私はセックスの話をしているんだということを先生は否定しない。だとしたら，何に文句があるのですか？" 私が答える。"だとすれば，あなたと私はセックスに勤しんでいることになる。でも，60年代の歓喜に満ちた相互実現セックスではなくて，一方が他方に強要するセックス，私があなたに強要し，あなたは応じざるを得ない。"

　水曜日。ジーンは次のように始めた。"昨日以来，気分は悪くありません。むしろ，金曜日のディスカッションをさらに進めた気がして，エネルギーを得た感じです。金曜日は，私のセクシャリティは解離されているということになって，あれあれっていう感じでした。でも，先生が求めることを私ができないからといって，先生は私を責めるべきではない，そう感じていた。ところが昨日は，先生は，私が言ったことにすごくオープンだった。私はセックスの話をしないと言ったことだとか，セックスは性器セックスだけじゃないこととか。始めは弁解がましかったのに，私は，いつの間にか自分の視点を提起するまでになった。それにもう一つ，昨日気がついたのですが，金曜日に先生が，私はセックスの話をしない人だと言った時，なにか性的な策略みたいな気がして，つまり，もっとはっきり言えば，先生が私に脱いで欲しい，私の裸を見たいと思っている感じがして，背筋がぞくっとしたんです。それを言った先生の合理付けは，'セックスをすべきです。それがあなたのためです。子どもじみた気持ちは乗り越えて。あなたのことは私の方が分かっていますから' ということになるんでしょうね。" 私は応答し，"金曜日にどう感じたかを昨日気がつけたのは，すごく重要ですよね，私もそう思います。金曜日を乗り越えられたのはいいですね。搾取され，辱められ，コントロールされることが，どれだけあなたの自己感とセクシュアリティ (性愛) に浸透しているかがもっとはっきり分かりますね。" ジーンは答えて，"私のセクシュアリティ (性愛) がどちらかに偏っているとは思いません。何かされる恐怖が私の人生のあらゆる側面に浸透していると先生はおっしゃっていましたが，それは私が統合という言葉で意味したことで，その統合のされ方がまさに問題なんです。"

討　論

　ご推察通り，症例提示に際し私は，豊かな連想素材のかなりを濃縮し，削除しなければならなかった。私が例示したかったのは，ジーンがそれまで話すことができなかったこと，つまりセックスについて，話せるようになった変遷を，時間の流れの中で示すことである。理解してもらえていない感じから理解してもらえている感じへという，一連の動きの繰り返しは，コンテクストを改変し，私との体験が，その時点では気がついていなかったにしろ，後から振り返ってどんなものであったかを言葉化するのを可能にした。彼女が言った"昨日は，先生は，私が言ったことに対してすごくオープンだった。私はセックスの話をしないと言ったことだとか……"は，私の行為が，（私がどう出るかをめぐる）彼女の読みに対する挑戦となったことを告げていた。これは，何かが起こらないこと（この場合は，何か悪いことが起こらないこと）から，世界について学習すること，つまり，デルタ学習になっていると考えられる。彼女の警戒心は減少した。彼女は，他者に対する無力な反応者であるという立場，それも場合によっては，服従させられさえする可能性，彼女の言葉で言えば"消滅させられる"可能性さえある立場から，やり取りにおける行動主体agentへと移行している。相互交流において彼女がイニシャティブを動員できるようになると，それにつれて，"弁解ばかりしていたのが，自分の見方を提起するまでになり"，自分は行動主体であるという彼女の実感は，以前なら思いもよらないような形で変容し強化され，彼女は自分の欲望を自分のものとして主張できるようになりつつあった。

　この例示で，出会いのモーメントは起きたのか？という質問が出るかもしれない。私の答えは，"はい，でも"yes butである。と言うのは，出会ったことは確かでも，どのモーメントで？という疑問が残るからである。節目となったモーメントは：(a) 金曜日，私が訊いた"気がついていましたか？"，(b) 月曜日，"それって避けられないですよね"という私の言葉，(c) 火曜日の"それについて言えば，ドンとの間で何があったかについて話した時……""はい"，そして，冗談のやり取り（"(あなたみたいに) とかくフロイディアンは……""先生は60年代のヒッピー"），(d) 水曜日，"私を責めるべきではない，そう感じていた。ところが……先生は，私が言ったことにすごくオープンだった……始めは弁解がましかったのに，私は，いつの間にか自分の視点を提起する

までになった"。ジーンに変化が起こったのはこの時点であるが，それを彼女が私に語ったのはその次の日（水曜日）で，そこで初めてわれわれはつながり，"それが性的な策略だという感じがしたことに気がついた"と彼女が述べるに至っている。

　これから先のこのグループでの研究を通じて，徐々の変化 vs. 突然の変化，量的な変化 vs. 質的変化といった違いを，もしあるなら，より上手に区分できるようになりたいし，また，それらの相互関係をもっと理解したいと願っている。

第3章への導入

　この章では，認知 recognition プロセスという概念を，その歴史，その展開も含め，L. Sander の業績を基に詳しく検討する。この章を書いたのは，パートナーの一方の意図と方向性を，他方が理解する際，認知プロセスがいかに中心的で重要な役割を果たすかを浮き彫りにするためである。それは，二つの主観性が，方向性を共有しながらフィットし合ってゆく上で非常に重大なプロセスであり，その重要性に関しては，以下の章で，さらに詳しく述べる。

　第1章で説明した通り，われわれは，変化プロセスの決定的な部分が，特別なモーメントとの関連で起こって来ることを強く実感した。そうしたモーメントにおいては，相互の意図の認知があり，相手に対する出方をお互いがどれだけフィットしていると感じるかに関し，特異性がある。こうした点はすべて，出会いのモーメントという概念の含意としてはあったが，十分に説明はなされていなかった。変化プロセスという観点から見た場合，出会いのモーメントの影響は，間主観的な場を拡大したり，その複雑性と一貫性を高めるに留まらず，二人のパートナーの間のプロセスに，生き生きとした感じを醸し出す。

　われわれのメンバーの一人 L. Sander は，複雑性，特異性，オーガナイゼーション（組織化，まとまり），一貫性といった原理を例証しているシステムである，生物学的システムの研究から，深く影響を受けている。彼の独創的な貢献の一つは，そうした原理を，人の間主観的相互交流に応用したことである。この章で，われわれは，発達的変化と治療的変化に関連したプロセスを理解するためだけでなく，人の相互交流を理解するのにも，認知プロセスという概念がいかに重要であるかを，発達と治療両方の症例を挙げながら，さらに詳しく述べる。

第3章

"私が分かったとあなたが分かったと私が分かる……"：Sander の認知プロセスと精神療法場面における関係的な動き[原注1]

　30年以上にわたり Sander は，二者関係システム理論の第一人者の一人であった。実際 Sander は，コーディネートされた二者関係システムの発現をめぐるそれまでの理解の問題点を深く理解していた，数少ない理論家の一人でもある。このパイオニア的役割を得て Sander は，同じような課題に取り組む思索家たちが他にほとんどいない時代に，その課題を扱うための言語を創り出し，それを説明する原理や構成概念を案出しようとした。当時，人の生活の相互調整は，どの社会的組織レベル（たとえば家族的，文化的）におけるものであれ，ほぼ一律に所与とみなされ，互いに調整された機能の詳細のみが記述されることになった。ところが，Sander は，精神分析医，そして，乳幼児観察者という両方の視点から，面識の無い二人が複雑な共同作業に携わるにあたり，いかにお互いの心を知るようになるのか，その説明に問題があることに気づいたのである。
　精神分析的著作における適応という概念の強調は，Hartmann（1939/1958）や Erikson（1950）などによってなされ，Piaget（1952, 1971）もそれを共有しているが，そうした適応の強調が，Sander をして，まず，乳児と養育環境の間の適合性（フィットしている感じ）fittedness をめぐる生物学的基盤へと導いた。彼の学問的貢献の概観において Nahum が詳しく述べているように（Nahum, 2000），二者関係システムにおける適応プロセスの本質的要素を捉えることのできる，最も有望で複雑なモデルとして Sander は，生物学者 Paul Weiss（1947）と Ludwig von Bertalanffy（1952）により洗練されたシステム理論に目を向け

[原注1] 初出は2000年，Infant Mental Health Journal, 21（1–2）pp.85–98。版権は，Michigan Association for Infant Mental Health, 2000。許可の下に転載。

た。Weiss（1947）は，認知 recognition プロセスという用語を，発達途上にある生物学的システムの構成要素が自己組織化する際の，非常に特異的な仕方を説明するのに使う。しかしながら，Sander による認知プロセスの最初の強調は，Eleanor Pavestedt の親‐乳児縦断的研究に精神科医として参加し，さまざまな母‐乳児二者関係を観察したことに端を発する。そこでの観察が，自分の活動の方向を組み立てる際の乳児の自発性やイニシャティブに関し，また，他者が欲する行為に携わるようプレッシャーをかけられた時，それに道を譲って，自発性やイニシャティブを放棄せざるを得ない乳児の弱い立場をめぐり，鋭い感受性を Sander の中に育てた。その結果，彼の焦点は，母‐乳児システムの力動的緊張の中での折り合いの付け方の特性と，そのプロセスにおいてポジティブな認知のモーメントが果たす役割に向けられることになった。認知プロセスに関する論文の中で Sander 自身が述べているように，認知プロセスは"われわれ自身の内部における気づき体験に関する，相手による気づきの特異性"である（1991, p. 9）。

　発達途上にある子どもの体験において認知プロセスが重要な役割を果たすとするこの視点は，彼の生涯を通じ，彼の考え方の中心を占めた。Sander の場合，知られる体験を通して自分自身を"知る"ようになる作業が，自己組織化の中核にある。この，知られるようになるプロセスが，個の統合感や安寧感の達成において果たす役割の重大さを考えれば，自己組織化的イニシャティブの微妙な源を他者にさらすことは，"自己組織化の核心における死活問題として常に存在する"（Sander, 私信, March 2, 1996）。こうして，発達における認知プロセスの役割の考察が，彼の学問的流れを一生涯にわたり方向付けた。

　しかし，書かれた論文を見る限り Sander は，人が実際，認知されたと分かるのはいかにしてかについて，詳細には語ってはいない。加えて，われわれが自分自身の中で気づいているものに他の人が気づくのを認知することに関する記述は，何よりもまず，自省プロセスを思い起こさせる。そのプロセスを通して知る側は，"私は知っていると彼女が知っていることを私は知っている……"といった視点を採ることができる。そのように洗練された自省的な視点の選択が乳児期初期において叶うはずもないが，まさにそれが，Sander の言う，認知プロセスの中心的組織化機能の起点である。この課題，すなわち，認知プロセスは，暗黙の，非自省的レベルでいかに機能するかを説明することが，この章の主題である。

Sander の場合，この用語の源が生物学にあることから明らかなように，ただ単に機能し発達を導くためにお互いにフィットし合うプロセスは，自省能力を必要としない。それにもかかわらず，彼の著作は，そうした認知プロセスが，生物学的レベルを越えて心理的レベルではいかに作用するのかについて，詳細には述べていないし，また，この構成概念が，精神療法プロセスにどんな風に適用できるのかも語っていない。この章でわれわれは，初期発達における認知プロセスの役割に関する Sander の考え方の概観を提示し，その上で，そうした認知プロセスが，精神療法の設定でいかに作用すると考えられるかを，Sander 理論の大枠の中で詳述する。

認知プロセスという概念を用いることによって，精神療法の設定で起こって来る二者関係的な動きのミクロのプロセスを，いかに特定できるようになるかは，あとから提示する臨床例が例示してくれる。この章の最後の項では，Sander が，発達プロセスに関する彼の考え方の基礎として Weiss と Von Bertalanffy の一般システムモデルをいかに利用したか，そして，彼のシステム的観点が，ノンリニア・ダイナミック・システムでの変化プロセスをめぐる最近の考え方といかに収斂するかについて，さらに詳しく述べる。

特異性，認知プロセス，"フィットし合うこと"

論文"認知プロセス：人間の発達初期における特異性と組織化"において Sander は，初期発達における認知プロセスの重要な役割について彼の考え方を詳しく述べ，次のように加えている。"ここで扱えるのは……認知の体験の始めの部分だけである。……その後の発達プロセスで中心となる認知の体験や，精神療法的体験における治癒プロセスの体験の複雑さの全貌は，また別に取り上げられる必要がある"(1991, p. 2)。彼は彼の論考を，システム論的観点の復習から始める："人間は，生けるシステムとして，生態学的組織体の組織上の凝集性（つまり環境的コンテクスト）を，生物学的組織体，そして，心理的組織体と結合する"(p. 3)。組織体の凝集性 coherence という概念が，Sander の考え方の中心にあり，心理的組織体の凝集性の増進こそ，発達上何よりも重要なゴールであると，彼は考える。Sander にとって，凝集性の増強とは，組織体の包摂性の増強であり，より多くの部分が，より複雑で適合的な形で，包括的全体性へと統合されることである。彼の見方によれば，認知プロセスが，こ

の凝集性へと向かう動きの中心にある。彼の言葉で言えば，"この生得的デザインの一部として心理的組織体はそれ自身の凝集性，それ自身の総体性を探求し，その探求は，認知プロセスとでも呼べるものによって伝達される"（p. 4）。組織体が相互に関係し合うレベルが多重的であることの強調を経て Sander が辿り着いたのは，個の心理的組織体レベルで（別個なものとして）オーガナイズするだけでなく，二者関係レベルでも（共に在るものとして）オーガナイズする必要性から来る，潜在性の緊張であった。Sander の著作において，認知プロセスは，こうしたレベルを橋渡しする方策である。

　Sander は，この認知プロセスを，有機体と，それを支える環境であるコンテクストとの間で生じる，継続的で自己 - 始動的なやり取りの中心に据える。こうした絶え間ないやり取りを通じ，"有機体は，それ自身を修正するか，コンテクストを修正し，コンテクストとの永続的な協調を達成する。生物学者の言う適応状態である"（1991, p. 5）。いかに有機体が，この"コンテクストとの永続的な協調"，あるいは，システム組織体のこの凝集性を，徐々に達成するのかの説明を，Sander は，生物学者 Paul Weiss の概念に求める。Weiss は，有機体 - 環境システムという組織を構成している"持続的協調"が，特異性ないしは認知の特異性という，生物学的装置に基づいていると考える。Sander が引用（1991）している Weiss（1970）の言葉で言えば，"生きた世界では，そうした（特別な確定因的）特性が，（特異性の一致がその基本原理としてある）コミュニケーション，認知，有縁的関係，選択性の手段として，つまり，類似の特性を介して相互に調律し合う，2 つのシステム間の共鳴とでも言うべきものとして，普遍的に使われている"（p. 8）。

　次いで Sander は，そうした認知の特異性が，気づきや自己認識の組織化にも当てはまると主張し，この構成概念を，心理的組織体のレベルにまで高めている。彼は言う。"それは，われわれ自身の中における気づき体験に関する，相手による気づきの特異性である。この特異性を私は認知プロセスと呼んでおり，それは，'出会いのモーメント' において体験されるものであると考える。その時，フィットしている感じ fittedness が伝わり，それが，内的体験と外的なコンテクストとをつなげる。そうしたフィットしている感じを体験することが，個全体としてのレベルにおける心理的組織体の凝集性を有効なもの，あるいは確かなものにする"（1991, p. 9）。Sander の言葉で言えば，"実際もし，'パーソン'（人）と呼ばれる心理的組織体の，あの複雑さの発達の中心に，'認知

プロセス'を据えることに妥当性があるとすれば，それは，認知プロセスが，最も単純なレベルから高等なものまで，すべての生けるシステムの組織化プロセスを特徴付けている，同一の根本原理の履行を表しているからである。ということは，精神分析・精神療法プロセスを，この同じ原理の枠組みの中で検討する価値があるかもしれない。そうすれば，治療プロセスにおいて，実際，心理的システムの基本的再編成をもたらすモーメントを，より焦点を絞った形で検討できる"(p. 23)。

親と乳児のやり取りにおける認知プロセス

1965年の未発表論文でSanderは，生後1年半から3年目にかけての発達的変化において，認知プロセスが果たす役割をめぐり，初めて彼の見解を述べている。幅広い範囲にわたる発達研究により実証されているように，乳児は，生後18カ月になると，新しいレベルの自己認識にたどり着く。初めて自己を象徴的に表象できるようになるのである。この時点で乳児は，自分を指す"わたし"という言葉を初めて使えるようになり，また，鏡に映ったイメージが，自己の表象であることに気づく。

Sanderは，自己表象の発現と，親子間における"認知の相互交流"とを理論的に結びつける。彼の指摘によれば，親とヨチヨチ歩きの幼児との間の相互交流は，幼児の意図をめぐる親の側の推測に基づいていることが多い。ただ，幼児の行動のゴールをめぐる親の側の推察のズレの許容範囲には，それなりの幅がある。彼の解説によれば，子どもが自分自身の意図だと思っているものを，養育者が正確に認知することは，"相互協調を促進し，それが，認知の質の高さを達成し，より鋭敏でより正確な内的知覚を促進する。ここでもまた，'自己-認知'が育成される"(1965, p. 11)。それに続くSanderの言い方で言えば，子どもが内的体験を自分自身のものとして感じるのを育成することになる。こうした"認知の質の高さを達成しうる相互的協調"は，その後，"子どもの送り出す合図に呼応した，母親の側の交信的やり取りの特異的マッチング"(p. 12)という表現で記述されている。彼はSpitz (1957)の収斂的視点を引用し，自己-認識はすべて，自分は自分であるという意識と，それに対する他者の反応をめぐる意識との併合である，としている。

Sander (1965)は，また，生後1年半から3年目が，自分自身の体験を"所

有する"ようになる"至適内的意識の段階"であるとも述べている。彼の指摘によれば，18カ月から48カ月の間に幼児は，欲求，意図，計画といった内的世界を多かれ少なかれ直接的に表現する段階から，直接的に表現することが葛藤的になる時期を経て，48カ月に向かうが，その頃までに内的世界は基本的に隠蔽されうるようになる。そうした観察を基に彼は，生後1年半から3年目を，自分自身の内的知覚を他者が認知してくれた体験を，外部からも認められた的確な自己-表象の一部として取り入れる，段階特異的な期間であるとした。

　論文の残りの部分でSanderは，3人の就学前の女児のプレイ・セッションを記載し，その中で，内的体験の自発的表出が，3年目の終わりまでに，いかにファンタジー・プレイや遊び相手の大人との相互的やり取りへと統合されたか，あるいはされなかったかを強調している。彼が強調するのは，親とのハイレベルな相互的コミュニケーションを日々の生活で持てているようなコンテクストにおかれた子どもは，36カ月を迎える頃には，内的世界のテーマの詳細を面接者に表現できることである。それだけではない。その子は，面接者により内的世界を認知され，受け入れてもらえたと体験し，自分自身の体験の所有者であるという感覚を，さらに確かなものにする。

　しかしながらその後の研究でSander（1997）は，一緒に活動した時の息の合い具合（協調の特異性）を介して表出されるような認知プロセスは，18カ月目の幼児で初めて現れるレベルの自己認識は必要としないことを明らかにした。それとの関連で，彼は，生後8日目の赤ちゃんとその父親の映像を例として記述している。このフィルムは，ボストン大学の人格発達縦断的研究の一部として撮影されたものである（Sander, 1984）。初めてフィルムを目にする時，明らかに起こっているのは，赤ちゃんが母親の腕の中でぐずぐずし始め，父親に手渡され，眠りに落ちることである。

　しかしながら，そのフィルムを一コマ一コマ見てゆくと，赤ちゃんと父親の間の協調の特異性が明らかになる。それをSanderは，次のように記載している：父親が，瞬間，赤ちゃんの顔にチラッと目をやるのが見て取れる。不思議なことに，同じ（複数の）コマの中で，乳児は，父親の顔を見上げている。次いで，父親の左腕からだらりと垂れ下がっていた乳児の左腕が，上に動き始める。奇しくも，同じコマで，脇に垂れていた父親の右腕が上に動き始める。ひとコマ毎に，赤ちゃんの手と父親の手が，上に向かって同時に動く。そして，ついには，赤ちゃんのお腹の上で出会う。赤ちゃんの左手は父親の右手の小指

をつかむ。その瞬間，乳児の目が閉じ，乳児は眠りに落ちる。その間，父親は話を続けている。自分の腕の中で起きた，時間，場所，動きの特異性による，小さな奇跡には全く気が付かない様子で（1997, p. 155）。

彼の指摘によれば，親子間で特異的にフィットし合った活動が徐々に洗練され，その形態がますます複雑になってゆくのが，発達の本質的プロセスであり，Sander の用語で言えば，それは，二者関係システム[原注2]において新しいレベルの組織体（オーガナイゼーション）が発現する仕方である。

精神療法的出会いにおける認知プロセスと関係性をめぐる暗黙の知

第 1 章においてわれわれは，精神分析的設定において，解釈とは異なるプロセスを介していかに変化が起こるかのモデルを提唱し，その上で，治療的変化に寄与する一連のプロセスを記述した。そうしたプロセスは，解釈レベルにおいてではなく，行為化 enactive レベルで，つまり，患者と治療者との間の関係的な行為・行動 act のレベルで作用する。そうした"行為・行動"は，しばしば高度なニュアンスが込められた，"発話行為"（Searles）であり，よく言われる"行動化" acting out のような行為・行動を指すのではない。そうした，言語的に伝達される行為においては，話の内容それ自体の諸要素だけでなく，タイミング，言葉の選択，韻律，直前の発話からの内容の変化などから伝わるニュアンスが，参与者双方の行為の選択を構成する。そうした行為・行動選択の連続的な流れが，それぞれの参与者の中心的な意図と情動状態が他者によって暗黙裡にいかに理解されているかを，順繰りに，多重的で，微妙な形で伝達する。こうした行為・行動のチョイスが，この関係において，どんな形あるいはレベルで一緒に居られるか，一緒に何かできるかという可能性をめぐる，パートナー同士にとっての情報となる。この，口をついて出た行為のメタ・コミュニケーションの流れが，双方の関係性をめぐる暗黙の知を伝達ないしは具現する。

それに関連した論文で，Lyons-Ruth（1999）は，関係性をめぐる暗黙の知に

[原注2] 1975 年の"乳児と養育環境：漸進的に複雑化するシステムにおける適応的行動の検索と概念化"と題する論文の中で Sander は，生後 3 年間くらいの間に発現してくる，新しく，ますます包括的になってゆく，二者関係的組織体（オーガナイゼーション）のさまざまなレベルを概説し，それらは，母子間で折り合いを付けられる必要のある，一連の，適応上の課題であるとした。

ついてさらに詳しくふれ，かなりの認知，発達，臨床分野の文献がその類の概念に収斂しつつあるにもかかわらず，その構成概念が，アカデミックな研究論文や精神分析の文献においては，未だ十分には認識されていないし，十分に定義されもしないままになっているとしている。関係性をめぐる暗黙の知は，連続的に作動し，ほぼ全面的に意識外で起こり，発達的に見れば，象徴機能が使えるようになる以前から活発であるという意味で，無意識である。関係性をめぐる暗黙の知は，伝統的精神分析の概念である転移，つまり，無意識的葛藤から派生する転移とは違う。なぜならそれは，無意識ではあるが，必ずしも力動的に抑圧されているわけではないからである。関係性をめぐる暗黙の知は，二者関係的な葛藤そして心的内界葛藤を引き起こすような，対人関係上受け入れがたい要素を含んでおり，さらにそれに抑圧やその他の防衛機制が働けば，力動的にも無意識になりうる（ただ，防衛の関係発達論的説明については，Lyons-Ruth, 1999, 参照）。

　患者‐治療者間の対話の流れに具体的に現れる"知識"knowledge である，関係性をめぐる暗黙の知 knowing という構成概念に加え，第１章においてわれわれは，もう一つ欠かせない構成概念として"出会いのモーメント"をあげた。これは，Sander の言う，認知プロセスを包摂するモーメントである。Lyons-Ruth ら（1998a）が記しているように，"患者の関係性をめぐる暗黙の知と治療者のそれは互いに交錯し，それぞれにとっての，他者と共にある在り方をめぐるかなり正確な感触を含んだ，間主観的な場を創りあげる……。この間主観的な場は，患者‐治療者の出会いが繰り返される中で，より複雑になり，だんだんに言葉化されるようになる。その結果，より一貫し，より適応的な形の相互交流に向けて，新しい可能性が発現する。われわれが出会いのモーメントと呼ぶやり取りの最中，もし両パートナーが，相補的にフィットし合った行為，そして，新しい形での間主観的な共同認知という，二重のゴールを達成すれば，新しい二者関係の可能性が結実する。そうした出会いのモーメントは，各パートナーが相手と関わる際の読みを変化させ，新しい形の主体性と共有された体験の，表出と書き換えを可能にする"（p.1）。

　すでに述べたように，Sander は，そうした，フィットし合った行為と間主観的認知のモーメントにおいて，いかに"気づき"が生じるかについては詳しく論じていない。同様に，第１章でわれわれは，患者と治療者が，両者の間で，貴重にして新しい共にある在り方の折り合いが付いたと，相互に認知し確認で

きるためには，何らかのレベルの自省的意識が必要であるかもしれないと述べた。そうした高度に省察的な相互の気づきは，大人の精神分析的治療における変化の重要なモーメントを確かなものにすることがある。ただ，そうしたモーメントはどちらかというと稀で，全く起こらない可能性もあり，もし起これば，患者 - 治療者関係に，思いがけない，一大再編成をもたらす傾向にある。したがって，すでに述べたように，それは，精神分析的サイコセラピーの臨床の日常性を特徴付けるものとは言い難い。

しかしながら，Sander が明らかにしているように，認知プロセスという概念は，生物学的プロセスの研究から派生したものであり，自省的意識レベルの認知は必ずしも必要としない。この構成概念を最早期の親 - 乳児相互交流のプロセスに適用する際，Sander は，認知プロセスを，自省的意識 self-reflective awareness の領域から分けて考える。"私が知っているとあなたが知っていると私は知っている……"という言葉に表された自己省察的能力のレベルは，判然とした自覚あるいは意識的気づきのレベルであり，それが起こるのは，生後1年半から3年目をさえも特徴付ける原初的自己意識のレベルを，ずっと越えてからのことである。

では，"認知プロセス"を，乳児研究にも，精神分析的治療におけるごく日常的な変化のモーメントにも，両方に適用できるものとして，いかに理解したらいいのか？ それについて Sander が言おうとしているのは，二者関係という組織をシステムとして考えた場合，認知プロセスは，発達上それまでに達成された気づきのレベルの範囲内でなら，どのレベルにおいてでも作用しうることであろう。どんな関係的な動きであれ，それが，非常に抽象的な思考プロセスの産物である可能性は当然ある。しかし，関係的なやり取りの大部分は，それぞれの関係的な動きに評価的力価 evaluative valence と方向性を与える情動的手がかりという媒体に濃密に依存している。こうした関係的な動きは，瞬時的な合図とそれに対する反応として，暗黙のレベルで遂行される。その展開は，同時的に言語へと変換し意識的に自省するには，あまりに迅速過ぎる。したがって，関係的な動きが二人に共通な目的とどのくらいフィットしているかは，おそらく，直接的に"感知され"，"理解される"のがごく普通で，その瞬間，自省的に分かっているということは稀である。

お互いにフィットし合っている感じと，システムの凝集性の増進とを結びつけたのは，Sander のもう一つの重要な貢献である。Sander によれば，パート

ナーとして人は，共通のゴールに向かう活動において，より一貫した共調性を達成した時，それを察知する能力を生得的に備えている。この共調性，つまり"フィットし合うこと"には，ポジティブな情動的増進の体験が伴い，それを彼は"活性化（生き生きとさせること）"vitalizationと呼んだ。

　この説明で行くと，認知プロセスは，振り返られることのない関係的な動きのレベルで，したがって，内省の対象となることはまずないレベルで最も起こりやすい。かくして認知は，共通の（しかしほとんどは暗黙裡の）ゴールを目指す二人のパートナーの行動がますますフィットし合ってきているという，直接的理解として体験される。この"フィットし合うこと"が，二人の間で確実に繰り返せるようなものであれば，二者関係システム全体としての凝集性あるいはまとまりの増強となる。

　では，この概念化は，二人の新しいパートナーの間における二者関係システムの新生プロセスをいかに解明するのか？　Sanderの見解によれば，認知プロセスの概念は，Weiss（1947）の生物学的理論化におけるのと同様，臨床的ないしは発達的出会いに方向的要素を与える。それこそまさに，われわれが，台本なしの関係的やり取りを，手探りでやってゆくやり方なのである。

　乳児の関係的な動きのオーガナイゼーション（まとまり）と，親の関係的動きのそれとの間の普段の遭遇プロセス，あるいは，患者のそれと治療者のそれとの間の日常的な遭遇プロセスは，二つの異なるオーガナイゼーションの間に緊張の場を創り出す。この緊張の解消には創造的で即興的なプロセスが必要である。そうしたプロセスを通して，双方は，協働的活動をする上でフィットし得る接点を求めて，探索を試みる。この即興的な場においては，あらゆるやり取りが，他者をめぐる体験を改変し，他者の関係的な動きのレパートリーに関する暗黙の気づきをさらに繊細なものにする。こうした関係的な動きは，可能性としては，たとえばチェスのようなルールに縛られたゲームのように有限ではなく，お互いに相互交流しあう複雑な生態システムの創造的で自己‐組織的な特性ゆえに，変化に富んでいる。

　二人のパートナーは，一緒に居ようといった，何かおおまかなゴールは持つかもしれないが，そこへ至る道筋や，途中で次々ともち上がるもっとローカルなゴールは，その時々の出会いから，二者関係的に構築される。お互いに対する振る舞いがますますフィットしているという感じは，その先の動きの選択――それを繰り返すか，時たまにするか，もうしないか――のガイドとなる。相

手の動きが（こちらの動きと）"フィットしている"という感じをめぐる，患者あるいは治療者による認知は，もう一方の側の呼応した動きを介して伝達されることがほとんどであり，そうした動きは，治療的ゴールに向かう対話を深めるような形で，それまでの動きの上に構築される。二者関係の凝集性と調和の高まりは，システムとしてのゴール達成に向かう内に，協調した行動を取る自分の能力に対する相手の反応の共調性（フィットしている感じ）がますます増強しているという認知を介して，理解され，認知される。相手の次の動きが，その直前のこちらのイニシャティブを受けてのものかそうでないかを理解することで，各人は，現時点での相手との共調性を感じ取る。両パートナーは，自分の行為・行動と相手の関係上の可能性とがどのくらいフィットしているかを感じ取り，そうすることで，共通ゴールに向けて，より複雑な二者合同での活動を達成する。

　こうしたプロセスを臨床での出会いにおいて例示する短い例として，最近出会った，自己破壊的アクティング・アウトが見られた思春期の患者をあげる。数カ月にわたりわれわれは，彼女の側の試すような態度や怒りなど，波乱に満ちた初期段階を経て，同盟を結ぼうと格闘していた。疎外感が殊のほか強かったあるセッションで，彼女を治療したことがある人全員に対する失望をリストアップし，私のコメントすべてを拒絶した後，彼女は，私を不可解そうな顔つきで見つめ，そして，口をつぐんだ。私は，今何を考えているのかと彼女に尋ね，それがさらに彼女を沈黙へと押しやった。彼女は言う："他の人が何を考えているかなんて分からないでしょう。人間ですからね。多分，しなくてはいけない用事とか，そんなことを考えているんじゃないですか。クリーニング屋さんへ行くとか行かないとか。"このコメントを私は，その一部，家族の中で自分は誰の目にも留まっていないし，治療においては私とも同じという，彼女の気持ちを指したものとして聞いた。それまでにも何度かわれわれは，彼女が何者かは，彼女にとって重要な人々によって気づかれないままに来たという，彼女の人生全体に浸透した感触について話し合っていた。この時点で，その感触を，私との関係でまた取り上げるのは，無味乾燥で抽象的な感じがした。彼女はむしろ私に挑戦を挑み，私が何者で，その瞬間私が何を考えているか語るよう，仕向けているように見えた。彼女の気持ちの強烈さに私が対処できるのかどうか，また，自分は認知されたと彼女が感じられるような形で，本気で私が彼女とこの作業をしようと思っているのかどうか探りを入れているように思

われたのである。

　私は攻撃されているとも感じ，また，"見ようとしない他者"の一人としての私と格闘を続ける彼女の果てしなき強烈さに疲れ果ててもいた。と同時に，この感じの中に，内的に攻撃され枯渇しているという，彼女自身の感覚も読み取ることができた。そうした含意をめぐりしばらく考えた後，私は次のように言った。"あなたの話を聞きながら，私が考えていたこと，お話ししましょうか？"彼女はうなづき，私が続ける。"私が考えていたのは，あなたは，あなた自身にとって，何と手ごわい敵だろうとうことです。あなたは，すごく思慮深いし，きちんとしているし，洞察に富んでいる（これらはすべてこの優秀な学生の，見てすぐ分かる特徴である）。でも，今の時点で，そうした長所はすべて，自分を攻撃するために使われていて，あなたの人生のためにはなっていませんね。"すると彼女はしんみりと，次のような話を始めた。彼女の内的な体験は，虐待する夫から離れられない虐待された妻のようなものである。その"夫"は，彼女の自己破壊的な行動に具現されている。しかも，恐ろしいことに，彼女を愛せるのは，彼だけである。

　ここに述べたのは言葉のやり取りであり，私の反応は，解釈的側面とでも呼べるものを含んでいるが，二人の間に何があったかに関する私の理解は，解釈をめぐる理論とよりは，特異的にフィットしている感じや認知プロセスに関する理論と共通するところの方が多い。彼女は，一番彼女らしい"共にある在り方"を面接室に持ち込んでいる。その一部として，"見てもくれない他者"に対する怒りの反抗があるが，その反抗は，彼女の人生における重要な他者たちには向けられず，彼女自身に向けられていた。私は精一杯，即興で，彼女の間接的な直面化に対し，直接的に反応しようとした。私は，暗黙裡に，彼女の私に対するいくつかのレベルでのコミュニケーションを見分け，それらに反応しようとしていたが，それと共に，憤りに対する彼女の防衛を圧倒したり，彼女の不安定な自己評価を浸食したりしないように心がけた。治療プロセスの初期においては，多くの，と言うよりほとんどの，そうした治療的即興は"はずれ"で，感じ取れるような間主観的合流や，Sanderの用語で言う"フィットし合うこと"は，ほとんど起こらなかった。しかしながら，この時は，内的な世界を共有してもいいという彼女の意思の深まりが，われわれ両者にとって感じ取れたのである（ただ，このやり取りについて判然と語られたのは，何セッションもたってからのことである）。

そのモーメントにおける私の体験の中で，二人の間に起こった認知プロセスは，手順ないしは行為化レベルにあった。それを関係的な動きのレベルで敢えて物語として書けば，次のようになろう：彼女は攻撃的であり，直接的に攻撃して来た。次いで彼女は口を閉ざし，直接攻撃を抑制する。私は彼女の沈黙について尋ねることで，もっと直接的に怒りを出した関わりを誘う。彼女は出たとこ勝負で沈黙を破り，治療者は本当に話を聞いているのかと，間接的に私に直面化する。その暗黙の直面化に対し，私は，より直接的な対応を試みる。彼女の間接的な直面化に対する私の直接的な反応に勢いを得て，彼女は，彼女を苦しめる人々（私を含む）をより直接的に直面化する。これは暗黙裡に起こる。つまり，攻撃性を抑制する彼女の傾向が会話の判然とした内容の一部であろうとなかろうと，それは，彼女の対話の構造に必然的に備わっているからである。次いで彼女は，もっと直接的であれという暗黙の誘いを受けて，彼女をためらわせている内的な力について私ともっと協働的に振り返ることができるようになる。こうしてわたしたちはそれぞれに，新しい可能性へと一歩一歩を即興し，それをお互いが観察し，新しく可能となったレパートリーの拡張をそれぞれに感じ取った。

Sanderの概念的枠組みで言えば，われわれは，特異的にフィットした一連の反応を構築したことになる。それが，協働的な治療的活動の新しい可能性を開き，われわれ双方に感じ取れるような形で，治療関係に生き生きとした感じをもたらした。それは，言語的なやり取りを介して起こったが，やり取りそれ自体の本質的な構造は，簡単に言葉への置き換えはできないと言う意味で，言語化されていないどころか，自省的に気づかれてさえいない。しかしながら，手順上フィットしている感じは，相手の次の関係的な動きとそれがどうフィットするかを感知することで，われわれ双方によって理解されていた。

エネルギーを注入された相互交流の流れは，新しい二者関係的まとまりへと結実するが，その流れを予め特定することはできない。その流れは，むしろ，その関係性におけるそれまでのすべての動きとの関連で，それが起こってくるタイミングに絶妙に依存している。同じ治療者の反応でも，それが，それ以前あるいはそれ以後の治療関係で起こったとしたら，全然効果がないか，場合によっては，逆効果の場合もある。関係性の全体的状態との関係が異なるからである。認知プロセスは，関係性の全体的ゲシュタルトとの数多くのレベルにおけるフィットを必要とする。とは言え，数セッションの作業の細かい構造にお

いてだけでなく，数カ月から何年にもわたる治療で観察される，より包括的な関係性の変化においても，お互いの反応がフィットしている感じを認知し，その上に関係を組み立てるというモーメントは，新しい，より複雑なレベルで調整された活動へと変化を起こす梃子となる。治療的あるいは発達的に，どこに行き着きたいのか，それなりのイメージは持ってはいても，そこに辿り着くための経路は常に不確定で，その時その場での出会いから創り出される。上記の例で言えば，患者と私はお互いに，数カ月にわたる一連のミクロな出会いを体験したが，その間，二人の間で，怒り，疑問，直面化のシグナルが行き交い，その延長で，改めてより豊かにフィットし合うことが始まった。

　こうしたミクロな出会いは，たくさんの非言語的な要素を備えたユニット（構築単位）でもあり，そこから，他者と共にあるわれわれの在り方が発達的に構築される。発達と共に，こうした出会いに，ますます言語が取り入れられるようになるが，出会いの構造それ自体は，言葉では表象されないままのこともある。それはただ行為化 enacted され，その行為化された形で，暗黙裡に掌握される。ポジティブな発達条件の下で親子は，"何が一緒にできるか"の間主観的レパートリーの推敲を続け，いずれは，発達上のチャレンジや人生におけるチャレンジをたくさん受けながらも，応答的コミュニケーションを維持し，生理学的覚醒を適応的な範囲内で制御して，スムーズに機能するようなレパートリーへと辿り着く（Lyons-Ruth, 1999 参照；Lyons-Ruth & Jacobvitz, 1999）。

　特異的な（その二人ならではの）認知と特異的に（その二人の間で）調整された行為とが生起する，こうしたモーメントは，二者的協働が目指す状態を表している。二者関係システムのゴール達成状態である，そうしたモーメントは，心的オーガナイザーとして，つまり，二人は共同作業の達成へと向かう途上にありますという，お互いへのフィードバックとして機能する。精神分析的治療における大局的なゴールは，患者の個としての適応を促進することである。となると，この文脈での共同作業とは，患者の適応能力の柔軟性，範囲，効率の増進に向かって分析者と被分析者が協働することであり，それに加えて，不適応的な行動や不快な気分状態の体験を減少させることである。

　Ed Tronick ら（1998）は，BCPSG との共同作業において，二つの心の協働，ないしは"意識の二者関係的拡張"に伴って必然的に起こる，包括性，範囲，適応可能性の増進についてさらに詳しく検討した。ある人の心が，もう一人の人の心が直面している適応上のチャレンジを解決しようと，作業に取りかか

る。二つの頭(おつむ)の方が一つより良い,特に,二つ目が,一つ目とは別な経験をしていたりトレーニングを受けていれば,殊のほかそうである。ここでわれわれは,意識の二者関係的拡張について,さらに拡大し,意識は,ただ拡張されるだけではないことを指摘したい。二つの心が対峙すると,何か新しくユニークなもの,つまり,間主観的な場が創造される。間主観的な場においてのみ人は,探索し,共に遊び,影響し,ついには他の心と協働で複雑な活動へと第一歩を踏み出すことができる。泳ぎを学習するには水場が必要なように,他の心といかに何かするかを学習するには,共同の心理的な場が必要である。共に在る状態 joint state が望ましいのは,それ自体が目的だからではない。共に在る状態を達成する能力が,治療において,もっと一般的には発達過程において,二人で一緒に何かを成し遂げることを可能にするからである。間主観的な場を求め,そこで二人の協調した活動を展開したいという要求は,間主観的二者関係状態を達成するにあたり,強力な起動力となる。

ダイナミックな生物学的システムにおける認知プロセス

認知プロセスが臨床の出会いでいかに起こるかの考察に加え,生物学的コンテクストにおける認知プロセスに関する,さらに広義のシステムアプローチをめぐり,Sander の考えの概観を述べておく必要がある。Sander は,生物学における二大ミステリーに関し,Paul Weiss を引用する:(a) いかにして有機体は組織体全体としての安定性を保持するのか?;(b) いかなる生物学的原理が絆の形成を司り,構造の形成と保持を果たすのか? Weiss によれば,システムの一部が他の一部を識別する方法として,特異的な確定因的特性が用いられ,それにより,二つのシステムの間,ないしはシステムの部分と部分の間で,特異性のマッチングや共鳴が達成される。たとえば:音の特定の性質が,耳の特異的な特質とマッチする;神経端末の特異的な性質が,その神経支配を受ける組織の特異的な属性とマッチするか,それによって認知される;光の特異的な性質が,視覚システムの特異的な感知器とマッチするか,それによって認知される。

Weiss の著作を援用することで,Sander は,乳児と養育者は,それぞれを別個に取り上げてみたところで決して見られない,新しい調整システムを形成することを強調する。Sander の著作を Thelen and Smith (1994) や他の研究者たちによるダイナミック・システム理論の最近の研究と統合して言えるのは,新

しい複雑な二者相互交流システムにエネルギーが注がれると，システムは，内発的な新生特性を生み出すことである。ダイナミック・システム理論の用語で新生特性 emergent property とは，先験的に特定されておらず，有機体と環境との間の相互交流において，あるいは，二者関係の場合だと二人の間において発現する，さまざまな組織体（オーガナイゼーション）を指す。たとえば，Thelen and Smith の発達の例で言えば，"歩行センター"や"歩行アイコン"などというものは，脳内（あるいは遺伝子）には存在しない。歩行は，それぞれの乳児により，環境との相互交流の中で，新たに発見されるか構築される。乳児の身体の特性，たとえば，体重，脚の長さ，身体協調などと，環境の特性，たとえば重力や地表の特性などとの間に"フィット"が発見されれば，そのフィット（適合性）が活用され，直立歩行に移行し，さらに複雑な形で地球を歩き回れるようになる。新生特性を伴う単一の複雑性ダイナミック・システムとして，個と環境の繋がりを捉えた他の例として Sander は，チョウバエ sandfly を水浸しにする潮の満ち干のリズムへの，チョウバエの生物学的リズムの同調 entrainment や，乳児の内的睡眠サイクルの，24時間昼夜サイクルへの同調などを挙げている。

　しかしながら，心理的二者システムは，生物学的システムとは共有されないそれなりの特性を持っている。心理的二者関係システムのユニークな特性は，生物学的システムとの類似を論じたり，個と無生物的環境との間の相互作用に基づいた例をあげたりすることで，曖昧になってしまう可能性がある。心理的二者関係システムレベルで，関係的なまとまり（オーガナイゼーション）を創り上げ保持する認知プロセスは，複雑な心理的状態の間主観的な調整を必要とし，単に言語的・身体的行為そのものの調整だけでは済まされない。上記の臨床例で明らかなように，こうした認知プロセスは，広範な相互交渉，認知の失敗，そして，それを修正する努力を必要とする（Lyons-Ruth, 1999 参照；Tronick, 1989）。この心理的認知プロセスは，内的体験を，そしてのちには体験の自省的な気づきを，他者の心の体験とつなげ，二者関係システムレベルでの複雑な調整・協調を可能にする。

　Sander の提唱によれば，心理的構造レベルでは，心理的なまとまり（オーガナイゼーション）が新生し，環境との絶え間ないやり取りのプロセスを介して保持されるが，それに伴い，主体性やイニシャティブの行使を通して生成され保持されている心的構造は，凝集性を高める。Sander の発達モデルにおいて，

主体性ないしはイニシャティブは，その始めから，有機体と環境（あるいは自己と他者）の相互調整の成就に向けられており，それが，内的心理的構造の凝集性，そして，他者の心との適応的調整の連続性の両方を生成し，保持する。

　乳児期が短かったり，生誕直後からかなりの自己調整を行える他の有機体とは違い，人の乳児は，初期の主体的活動 agency のかなりの部分を，養育者の行動に影響を与えることで，間接的に行使する。したがって，乳児のコミュニケーションを養育者が察知する際，その素材となる認知プロセスの特異性は，乳児が心理的オーガナイゼーションの凝集性を何処まで達成できるかをめぐり，特に重要である。Sander の見解によれば，変化と発達に関する，このノンリニア・ダイナミック・システム的な見方が，発達における認知プロセスという考え方の背景にある。

神経発達と行動発達における選択淘汰モデル

　現在のダイナミック・システムモデルは，選択淘汰的な原理も強調する。たとえば，発達神経科学において Edelman（1987）は，"神経ダーウィニズム（進化論）"あるいはニューロン・グループ選択のプロセスを記述した。彼のダイナミック・システムモデルにおいて，既存のニューロン・グループのあるものは，環境にさらされると，適応的な適合性の範囲内で，強化され，洗練される。それ以外は，利用可能な環境からのインプットに"マッチ"しないか"認知"されないで，剪定（せんてい）されてゆく。

　Edelman の理論の重要な点は，特定個人の脳のあらゆる部分で展開する神経接続が，ユニークで，特異的で，重複的であるという性質と，非常に確実性が高く種に典型的な適応的行動能力が，かくも特異的なニューロン・グループ分岐から結果するという，パラドックスを解消したことである。Edelman は，カエルの視覚システムを例に挙げる。基底を成す特異的神経結合は，それぞれの個を特徴付けながら，しかも，種に典型的で非常に確実な視覚能力を達成する。Edelman は生物学的価値という概念を導入し，構造の特異性から来る機能の均一性を説明する。たとえば，暗さから明るさを区別するといった，神経システムのゴール（あるいは価値）がいったん設定されると，システムは，神経システムの要求に対しより特異的にフィットするインプットを他から識別する。しかしながら，シナプス結合には，選択され強化されれば同じ結末を達成しうる，

無数の重複したセットが存在する。

　行動レベルでも，同様の原理が当てはまる。Thelen & Smith（1994）が記述した歩行の例に見られるように，数多くの重複した運動行動と，行動上の調節が，乳児によって探索される。そして，環境の要請にマッチするものが，繰り返され，強化され，さらに洗練されてゆく。

　Edelman の理論と近年の行動学研究とが一致して提唱するところによれば，特異的な経路はたくさんあるものの，それらは，平均的に期待される環境におかれた個においては，機能的に等価である。もし，与えられた環境が，そのシステムによって"価値あり"とされるか，認知されている特徴的な刺激を広く供給することがなければ，そこに生まれる神経構造あるいは行動構造は，異常な発達をするか全く発達さえしない。たとえば，Martin, Spicer, Lewis, Gluck, and Cork（1991）らが示したように，生後9カ月間社会的に隔離されて育てられたサルは，隔離されなかったサルとの比較で，基底神経節の神経ドーパミン系に構造的な異常が20年後の剖検所見として見られた。

　二者関係システムもまたノンリニア，特異的，予測不能であり，相互交流は，本質的に即興的で創造的である。これまでは"反復強迫"という概念が，情緒的に主要な他者と共にある在り方の保守的な部分を捉え，そうしたパターンとして繰り返される識別可能な輪郭を浮き彫りにして来た。しかしながら，さらに詳しく検討してみると，ミクロの構造は，決して過去の厳密な繰り返しではない。むしろ，新しいバージョンの一つ一つは，テーマの変奏であり，それまでのあらゆる"反復"や変奏によって彩色されている。変奏される毎に，何かが変わるのが常である。それは，"習得のための反復"といった考え方にも見て取れる。習得のための反復という概念においては，新しい解決へと繋がる，新しい"反復"ないしは変奏を見つけ出す可能性が判然と示されている。かくして，何かが変わるのが常である。誰であれ，自分の体験を全面的に"削除"することはできないし，以前の体験のオーガナイゼーションへと全く元通りに戻ることはできない。

　では，2つのそうした，方向性を持ちながらユニークで，かつ十分に予測はできない心理的システムは，いかにフィットし合い，持続的で調和した発達的な関係を形成するのか？というのがずっと，Sander にとっての最大の関心事であった。彼の生物学に基づいた構成概念は，精神分析理論にとっての新しい発達論的基礎を築くための足場を提供してくれる。

第4章への導入

　この章は，治療的相互交流における時々刻々のレベルを扱う。われわれはそれをローカルレベル local level と呼ぶ。これについては第1章でも触れたが，十分細かい点までは論じなかった。ローカルレベルを記述しようとする時，本質的なところで問題となるのは，その構造がどんなものか，つまり，その基本ユニットは何で，それ全体に跨がるユニットは何か，である。これは，何かを記述しようとすればまず最初に課題となる作業である。

　われわれがここで描き出そうとしている素材は，二人の人が一緒に居て，多少なりとも共有されたゴールに向かって作業をするという，相互交流的コンテクストに特有なものである。ここで思い起こして欲しいのは，われわれが，母-乳児相互交流研究や，重要な意味を秘めていそうな精神療法セッションで起こってくる，特別なモーメントという考え方から影響を受けている点である。それを念頭に，相互交流プロセスを記述する際の基本ユニットを関係的な動き relational move と呼ぶ。関係的な動きは意図性のユニットであり，その意図は，意識的でも非-意識的でもありうる。それは，コミュニケーションとして相手に向けられた"ジェスチャー"であり，相手によって感知される可能性があるものすべてを含み，それを発信する側の何らかの意図を表出している。したがって，行動のいかなる微細な断面でも，そこから意図を推測することができるようなら，関係的な動きに含まれる。それは，言語化でもあれば，非言語的コミュニケーションでも，行動でも沈黙でもありうる。以上の明確化がどうしても必要であるのは，われわれの記述システムが非言語的なものばかりを対象とし，それだけに限局されているという，よく聞かれる誤解を避けるためである。言語化は，判然とした意味だけでなく，関係性をめぐる暗黙の意味も持つ。この2つは同じではない。

　関係的な動きは短く，コンマ何秒からせいぜい数秒で，それ以上長いことは無い。その持続時間は，われわれが，母-乳児相互交流を通して慣れ親しんだものである。その長さは，一言，ひとフレーズ，一つのアクション，姿勢の変

化，ちょっと空いた間など，ちょうど，呼吸の1サイクルに匹敵する。それはおおよそ1-10秒であるが，必ずしもそうでなくて構わない。認知神経科学は，この時間的切片がそれ自体，特異性と機能を持つと考える。その時間枠内に受け取られた多重的な感覚をまとめ上げ，一つの塊，全体，ゲシュタルトへと統合するのである。そうした"まとめ上げ"chunkingプロセスなくしては，世界は，圧倒せんばかりの刺激による襲撃の場と化してしまう。

　関係的な動きについて考えてゆくと，意図性が決定的な役割を果たしていることがさらに明確になる。つまるところ，関係的な動きは対人関係的な機能を持つ。お互いへと向けられる意図が，プロセスを前進させる2台の機関車であると言っても，決して過言ではない。

　明らかに，関係的な動きは，次から次へとどんどん流れてゆく。こうした連鎖が，進んでゆくmoving alongプロセスを形成する。このプロセスは直線的なものではない。それらは，ゆるく連結した連鎖であり，意図をめぐり，微妙な，場合によっては重大な誤解を生む余地をかなり大きく残している。そのため，脱線して修復が必要になったり，方向修正が必要な試行に終わることもある。

　この"進んでゆく"プロセスにおいて，何か特別な関係的な動きが生じることがある。それは，たった今何か重要なことが起こった感じがするという意味で特別であり，また，良いにつけ悪いにつけ，それに続く関係的な動きの流れを変えてしまいうるようなものでもある。そうしたモーメントないしは関係的な動きには，運命的な感触が伴い，それが，将来における関係的な動きの可能性を左右する。モーメントという概念でもとらえたのは，それが，強い情緒的インパクトを伴うからである。モーメントという概念には，その最中(さなか)に起こる情動や緊張の変遷を記述しやすくするという利点がある。われわれの言う現在のモーメントとは，主観的観点から見た関係的な動き以外のなにものでもないことを，念頭においておく必要がある。われわれが，今のモーメントそして出会いのモーメントと言う時，われわれは同時にそれにまつわる関係的な動きのことを言っているのである。

　ここでもまた，われわれのモデルにおいてどこが作動している部分なのかを同定するには，ローカルレベルに留まる必要がある。関係的な動き，現在のモーメント，進んでゆくことの連鎖はすべて，ローカルレベルの領域にある。

第4章

暗黙のものを解明する：分析状況における
変化のマイクロプロセスとローカルレベル[原注1]

　精神分析的治療における相互交流プロセスに対する最近の関心と，重要な治癒的側面はそのプロセスにあるとする認識にもかかわらず，分析状況における相互交流プロセスに関する研究は，まだ途についたばかりである。発達研究での経験からわれわれは，母‐乳児相互交流のマイクロアナリシスによる研究と似たような形で，治療における相互交流を研究できるのではないかと考えて来た（Beebe et al., 2000; Sander, 1980; D. N. Stern, 1977; Trevarthen, 1979; Tronick, 1989）。こうした研究は，時々刻々の活動に焦点を合わせる。われわれは，そのレベルでの分析が，非常に重要であると考えるようになった。それを ロ ー カ ル レ ベ ル と呼ぶことにする。それは，まとまりを持ち，高度に構造化されていて，複雑な領域であるが，現代の諸理論は未だ，それを系統的に扱ってはいない。この章でわれわれは，ローカルレベルについて記述し，そこにおける治療プロセスについて語るための構築概念と用語を提供する。

　この章の焦点は，治療プロセスにおけるローカルレベルについての意識を高め，その記述をさらに広げることではあるが，ローカルレベルと，それよりさらに一回り大きなコンテクストとの間の関係をめぐる理解の重要性を，読者には迂回してしまって欲しくない。また，読み進めば明らかなように，現時点での理解には，ギャップもあれば，問題点も，疑問点もある。それらは，研究を進めるうちに明らかになってきたものである。この先の研究で取り上げて行きたいくつかの疑問をあげれば：語り narrative ないしは言明レベルを行為化ないしは手順レベルといかにつなげるか？　一連の関係的な動きと，そうした動きが目指しているゴールとの間の関係をいかに概念化するか？　ローカルレ

原注1）初出は International Journal of Psychoanalysis, 83, 1051–1062。Blackwell の許可の下に転載。

ベルと，転移および力動的過去との関係はどうなっているのか？ ローカルレベルと"潜在的コンテント"との間の関係はどうか？

われわれはこれまでの発表論文で，治療的な変化は，分析家と患者との間の相互交流的，間主観的プロセスに由来すると主張してきた（D. N. Stern et al., 1998; Tronick et al., 1998）。さらに，そうしたプロセスは，関係性に関する手順知識（いかに共に在るか）に変化をもたらすことで作用すると主張し（Sander, 1997; D. N. Stern, 1983），それを，関係性をめぐる暗黙の知 implicit relational knowing と呼んだ。われわれは，そうした変化が治療作用の重要な次元であると考え，それを，解釈を越えた何か something more than interpretation と呼ぶ。われわれはまた，関係的手順の変化が，出会いのモーメント moment of meeting とわれわれが呼ぶものによっていかに引き起こされるかについても，見解を述べた。出会いのモーメントは，両者のイニシャティブがフィットし合うことで，二人の間主観的状態が変化する時に起こると考えられる。その"フィットしている感じ"fittedness が，"共有された方向性を与え，その関係性に新生してくる属性の性質や質を決定する一助となる"（BCPSG, 1998a, p. 907）と考えられる。言い方を換えれば，出会いのモーメントは，そのやり方で一緒にうまくやってゆけるという，パートナー同士へのフィードバックとして働き，共に在るさまざまな在り方を，さらに洗練するよう促進する。フィットしている感じという概念については，以下でさらに詳しく定義し，論議する。

こうした考え方に至る協働的研究は，われわれのグループ内の臨床家たちに，次のような質問をすることで始まった：変化が起こった，起こるかもしれない，あるいは，起こりそうだ，というモーメントを同定できるか？ この総括的質問に導かれて，われわれはまず，継続中のプロセスをモーメントの数珠繋がりとして捉えるようになり，それを，"進んでゆく"moving along という用語で表すことにした。われわれの最初の質問は，われわれの思考に，緊張度の高いモーメントに強調をおく方向へとバイアスをかけることになった。このバイヤスが問題である。われわれも含め，臨床家の間では周知の通り，治療的変化は，出会いのモーメントにおいてだけでなく，臨床プロセスにおけるもっと穏やかなモーメントにおいても起こる。そうしたより穏やかなモーメントにおいても，相互交流が，新しい形の知や共にある在り方へと至ることがあるのは明らかである。われわれが至った結論は，フィットしている感じが問題となるのは，緊張が高まった瞬間だけではないことであった。こうしてわれわれは，より穏や

かなモーメントにおいて変化はいかにして起こるかをめぐり，より万全な説明を展開する必要性を感じるようになった。それが，この章の主題である。

進んでゆく：ローカルレベルにおける臨床プロセス

　分析素材を論じる通常のやり方は，記憶を基に，あるいはセッション中に取った記録の助けを得て，分析者が再構築するナラティブ（語り）の形を取る。しかしながら，ビデオ録画を見れば一目瞭然であるが，そうした語りは，複雑で多層性の相互交流プロセスのミクロな出来事の多くを捉えきれていない。この詳細なプロセスが，われわれの言うローカルレベルを成す。ローカルレベルというコンマ何秒の世界は，抽象的意味のレベルではなく，微細で具体的な出来事のレベルである。この章でわれわれは，そうした非言語的で暗黙のプロセスが存在し，それが，検証可能な，複雑なパターンへとまとまって行くことを示す。加えて，われわれの考えによれば，このローカルレベル・プロセスは，治療的変化における重要な領域である。なぜなら，そこは，関係的な手順に変化が起こって来る部分だからである。さらに踏み込んで言えば，ローカルレベルでの出来事は，"次の"解釈のタイミングや構成という点で重要である。それは相互交流の基盤をなしているので，それを研究しようとすれば，相互交流それ自体に焦点を合わせる必要がある。

　では，いかに相互交流を研究したら良いのか？　というより，そもそも相互交流とは何か？　オックスフォード英語辞典（1971）にある"お互い同士に対する行為ないしは影響"という定義は，そうした行為や影響がいかにして起こるかを明らかにしていない。発達研究およびダイナミック・システム理論のモデルと洞察が特に生きてくるのは，ここにおいてである。発達研究における観察法，つまり，ビデオ録画した乳児と母親の相互交流を繰り返し見る方法は，コンマ何秒というミクロのプロセスにおける詳細の豊かさを描き出してくれる。相互交流の子細，身体言語，ジェスチャーと顔の表情の各種要素，発声リズム，音調要素，タイミングなどすべてが，観察・記録可能である。大人の分析の患者の場合，こうしたメタ・コミュニケーションあるいは，メタ・コンテンツ・レベルは，言語的媒体を介して，つまり，言葉の選択，タイミング，会話の韻律（強勢と抑揚の型）のニュアンスを介して伝達される。

　似たような形で，臨床プロセスを，マイクロアナリシスというレンズ下で覗

いてみるのは、もしかしたら役に立つかもしれない。このコンマ何秒という世界は、おそらく、大人の治療における変化を理解する上でも非常に重要である。乳児観察研究の場合、関係性の息吹が観察されるのは、このコンマ何秒の世界においてである。大人の治療の場合、確かに治療的媒体は言語であるが、観察される相互交流と、そこで新生して来るパターンは大部分暗黙裡にあり、起こっていることのほとんどは、自省的意識には上って来ない（Pally & Olds, 1998）。

相互交流は必然であり、生物学的基盤を持つ

生ける有機体として、われわれは、周りの環境と相互交流し／やり取りする運命にある。それが、生命を維持し、自己調整し、自分を拡張して行くやり方である（Boston Change Process Study Group [BCPSG], 1998b）。このやり取りのプロセスは、生物学的基盤を持つものであり、動物行動学的に観察・考察できる（Tinbergen, in Shiller, 1957）。二匹の動物を同じ空間に入れると、身体的距離を調整する複雑なプロセスが起こり、相手に近づく、あるいは相手から遠ざかる動きを示す。同様にして、姿勢や動きも変化し、どんな関わり合い方をするか、その特性が樹立される。それが相互交流の"動力学"である。人間の場合、このプロセスは大部分メンタライズされている。つまり、その相互交流にふさわしい輪郭、境界、時間的構造などの、探求、調整、確立が起こるのは、間主観的なスペースにおいてであって、身体的・物理的スペースにおいてではない。ただ、起こっているのは間違いない。そうしたメンタライゼーションは、一般文化的拘束の下にあり、分析状況の場合には、さらに、それ特有の拘束がある。そうしたプロセスとしては、相手との関係で、近づいたり遠ざかったりしようとすること、何か起こっていることを回避しようとすること、何かが起こるようにしようとすること、覚醒レベルを上げたり下げたりすること、情動状態をシフトすること、などがある。これらは、"メンタライズされた動力学"とでも言えよう。われわれが、相手と"息が合っている"という感じになったり、あるいは、相手は別の世界に居るような感じになるのは、まさにこの行ったり来たりを基にしている。誰かを好きだったり嫌いだったり、誰かに好かれたかったりどうでもよかったり、より近くなるのを希求したり引きこもりたくなったり、何かが起こって欲しかったりそれ以上活性化レベルが高まって欲しくなかったりする時、われわれはそれが分かっている。こうした折り合いは、

言葉のやり取りを介したとしても，相互交流の暗黙の領域でつけられる。例をあげれば，"セッションに来ること" showing up（「正体を暴露する」意もあり）をめぐり問題を抱えていることを十分承知しているある患者が，次のように言ってあるセッションを始めた。"今日はいつもとは違い，先生のところへ来ることは来ましたが，目（見解）の背後に隠れてもいます。"

　交流する二人は，間主観的なゴールを持つ。一緒に居るか，そうしないか，一緒に居るとしても今ではないか，ここでではないか，一緒に何かするか，それともしないか，一緒にするとして今ではないか，ここではないかなどなど。こうした意図は必ず行為化 enactment という形を取る。そうした行為化において，二人のイニシャティブは，フィットし合うこともあればフィットし合わないこともある。二人の当事者の意図は，継続的なプロセスにおいて時々刻々構築される。それは，自分自身と相手の意図や状態のゲシュタルトを更新し続けることによりなされる。上の例でいけば，患者の開口一番のコメントは，探索的な動きであり，その日彼は，彼の気持ちが分析者との関係でどこに在るかを評価している。分析者の反応は，うまくフィットし合った相互交流へとどうやって向かうかをめぐり，さらなる拘束となるかもしれない。連続的に作動し続けるフィードバックメカニズムが存在し，それが，二人はゴールへと近づいているのかいないのか，また，そうしたゴールへ向かって進む方向で，二人の相互交流的イニシャティブはうまくフィットし合っているかどうかを，各交流者に知らせるに違いない。ここでもまた，そうした情報は通常，暗黙であり，意識に上ることもあるが，必ずしも意識に上るとは限らない。各交流者は，こちらの意図を相手に伝え，相手の意図を推測するという作業を同時的に行う。各自は，自分自身の意図と相手のそれとが最もしっくり来るように折り合いを付けるべく，間主観的探求に携わる。

　ここで述べているような動物行動心理は，相互交流のローカルレベルであり，二人の人が相互交流している時はいつも作動していると考えられる。それ以外のものはすべて，ローカルレベルによりコンテクスト化される。ユニットとしての自己の統合性，そして，そこへ向かう自己組織化には，継続的な行為／反応／相互交流が欠かせない。これがローカルレベルである。

相互交流は自発的，創造的であり，共構築されたものである

　相互交流は，古い要素と新しい要素の複雑な集合体である。それは全面的に

新奇なものではあり得ない。もしそうなら，両者はお互いを認知できないし，フィットし合ったり，一緒に何かしようにも，その出発点を見出せない。またそれは，完璧に予測できるものでもない。もしそれが紋切り型だったり人為的だったりすれば，満足がゆかないし，本物の感じがしないし，障碍でもありそうに感じられる。台本が無いので，自発的にならざるを得ない。

　ローカルレベルのこうしたいくつかの側面を例示するのに，ビデオ録画した児童分析の初回面接を例にあげたい（Harrison, 2001）。5歳になるローラは，人形のお家の中に置くものを探し求めて分析室のおもちゃ箱をかき回す前に，まず，人形のお家を検分している。彼女の母親が後ろに居る。ローラは彼女を一心にモニターしながら，同時に，分析家と目を合わせたり，言葉を交わしたりするのを避けているように見える。分析家はローラの左後ろに，少し離れて居る。セッションが始まって3分。ローラが初めて母親の方から分析家の方を向く。この時点でやり取りが始まったと言える。括弧の中は，やり取りをめぐる一口コメントである。

やり取り I

1. L（ローラ）：これでいい。これでだれも部屋に入れないわ（先生には私にアプローチして欲しくない。ただ，その言葉は，情動や韻律と矛盾している。情動と韻律は，うーん，その内に……と言っている。）
2. A（分析家）：そう，いいね。何かお手伝いしようか？　何か……やることを言ってくれれば……人形のお家で。（分析家の差し当たってのゴールは，ローラと繋がりを付け，この子の遊びに徐々に入ってゆくことである。この子と何らかの関わりを築こうとする，このローカルレベルのゴールは，ローラが変化するのを助けるという究極のゴールの枠内にある。）
3. L：うーんと，分かんない，まだ。（退きながら，それでも繋がりの糸は残しながら。）
4. A：じゃあ，待ってるから，何かあったら言ってね。（先送り。イニシャティブを共有することに対するローラの戸惑いの受け入れ。）
5. L：この部屋はベッドだけにするの！（イニシャティブ。）
6. A：ベッドだけ。（受け入れ／確認，何とか加わろうとしながら。）
7. L：これじゃうまく行かない。あの部屋はベッドだけで，この部屋もベッ

ドだけで。(後ずさりしている。)
8. A: そうね……2つのお部屋……ベッドだけ。(再び, ローラがイニシャティブを取ることの受け入れと確認。)
9. L: そう, ほんとは……そっちはベッドルームじゃなくて, こっちがベッドルーム。(後ろ向きになったり／前向きになったり, 正反対を行為化することの繰り返し；今回は方向性が浮上している。)
10. A: 分かった。(彼女と一緒に留まる。)
11. L: これでピッタリする。(決まった方向で前向き。この方向は今や, 二人の間の一体感へと向かう動きを表していると思われる……"ピッタリする")。
12. L: 入り口はここだけね。ピョンて飛ばないと入(はい)れないのね……そして, ジャンプしてベッドに上がるの……こうやって。(快適な間主観的距離を保持するため, アクセスが厳重にコントロールされている。しかしながら, "誰も入(はい)れない"から"入り口は一つ"へと変遷している。)

　この短いやり取りにおいて分析家は, この子に何とか合流しようとしている。この子は, あまりに急速にウォームアップしてしまうことには戸惑いがあり (#3), 彼女に合流しようとする分析家の働きかけ一つ一つに反応して, 後退する。それに対し分析家は, ローラはまだこの時点ではイニシャティブを共有できないのだろうと推測し, 流れに任せる。ローラは彼女独自のプロセス (イニシャティブを取り, その後, 分析家のそれぞれの動きに沿って, 複雑で部分的な退却をする) に携わるが, そうすることで実際に二人は, 一緒に何かをしている。ローラと分析家はお互いの間で, 間主観的なスペースの折り合いをつけており, それぞれは, その次の動きを, 相手が何をしているかに対する反応として選択している。

やり取りⅡ (それから26秒後)

26. L: [ハミング] 山ほどブランケットがあるの！(そう。)
27. A: オッケー……忘れないでね, 何をしたらいいか, 言ってね, 待ってるよ。(まだ参加できないのかな？)
28. L: [笑い] えーと。ブランケットを見つけるのはいつも大変(彼女はお

もちゃ箱の中を探しているが，探しているものが見つからないように見える。はぐらかし／躊躇，そして，直接的相互交流の回避。）

29. A： どんなキッズ？（分析家はローラの発音を聞き間違い，"blankets"ではなく"blank kids"とローラが言ったと思い，理解できないままに，明確化とより直接的なコミュニケーションを求めている。）

30. L： Blankets !!（さらなるコンタクトはあるが繋がらない。）

31. A： あぁ，ブランケットね。（あなたが主役だから，でも，まあ，ここは一応通じたし。）

32. L： まくらを見つけるのも大変。（ローラは，探しているものが見つからないというテーマを繰り返す。探し物を見つけられない彼女は，他の何かに目を向けることで適応するが，それを探しても見つからないと，コースをまた変えなくてはならない。彼女は関わりを持つことを未だに保留にしてはいるが，わずかとは言え，接触が追加されている。）

33. A： そうね，ブランケットもまくらも……その……どこへいっちゃったのかしらね。（分析者は，内容や方向性を追加することなしに，何とかつながりを保とうと模索している。これはプレースホルダであり，この子が何か他へと注意を移したことからしても，うまく行ったように見える。）

34. L： うん，そう……これはテーブル……わたしたちが必要なのは二つだけ。二つあるの知ってるの。（そう。初めての"わたしたち"という言葉。）

35. A： 探そうか？（今参加しても良いかな？　何かお手伝いすることで，あなたのプレイルームに入れてもらえるかな？）

36. L： うん……あ，見つけた！（いいよ，入れてあげる，手伝って。待って！　自分でできた。お手伝いは要らない。この"要らない"という部分は，実は，あまり重要性は高くない。というのは，その時点まですべてが入れてもらう・入れてあげるへと高まりを見せており，入れてもらうための試みとして分析者が3回お手伝いを申し出，2回は，距離をとろうとするローラによって拒絶されるが，最後はローラも一緒にすることを受け入れているからである。）

37. A： すごいすごい。（成功を公認します／わたしを仲間にいれてくれる気になり始めたようですね。それ，良いですね。）

ここでもまた，お互いに呼応して応答し合いながら，相互交流を共に組み立ててゆく，二人の間での行ったり来たりが見られる。このレベルにおいては，時々刻々，何が起こるか分からない（ローラがもしブランケットを見つけていたらどうなったか？　あるいは，もし分析家が"blank kids"とではなく，"blankets"（#29）と，正確に聞き取っていたらどうなったか？）。また，向かっている方向のおおよその見当はついていても，それでも両者には，即興が求められる。次に患者が何を言うかは分からないし，それに対し分析家がどう反応するかもわからない。相互交流は常に新生し，展開しており，大部分がアドリブである。ゴールは相互交流が進むにつれ，展開するし変化もする（たとえば，ブランケットからテーブルへの移行と，その間の，間主観的な場における，"分析家を締め出しておく"からローラがわずかでもガードを下げる方向への変遷）。したがって，少なくもローカルレベルにおいてプロセスは，予測不能で，不確実である。二人が交流する時，二人の行動は，その瞬間，その脈絡において，共構築される形で組み立てられ，過去は，背景として持ち込まれる。各自は，絶え間ない即興的プロセスを通じて相手に影響を与え，また，反応するが，そこには両者それぞれによる継続的な力動的調整がある。では，何を基に二人はその調整をするのか？　その基となりうる唯一のものは，持てる適応戦略であり，関係性をめぐる暗黙の知としてそれは，発話行為やお互いの相互交流といった行為の中に息づいている。相互交流から推測される意図性が，必然的に意味を生成する。何が起こってくるのかは，ことの展開に沿って，交流者たちによって組み立てられてゆくが，それは必然的に，創造的で，自発的で，共創造されたプロセスである。即興的なのである。

　大人の患者の精神分析的治療の症例も，ローカルレベルの視点から検討できる。たとえば，患者が沈黙に陥った時，何が起こるかを考えてみよう。沈黙が続くのは，患者と分析家が沈黙ということで"意見が一致している"間だけである。では，沈黙を構成するものとは何か？　相手からの要求？　強制？　懐柔？　それとも，緊張した，平穏な，あるいはプレイフルな小休止？　沈黙に対する二人の解釈は同じなのか違うのか？　各自は，それぞれにユニークな自分史に基づき，何が起こっていて，それがどんな感じがするかをめぐり，継続的かつ進展的に，自分なりの評価を構築する。たとえば，沈黙が2分間続き，そこで分析家が何か言うことにしたとしよう。するとそこから新しい展開がある。もし分析家が15秒の沈黙の後に何か言おうと決めたとしたら，その後の

展開は当然違ってくる。選ばれなかった選択肢は山ほどある。こうして相互交流プロセスは，常に創造の途上にあり，相手との継続的なミクロの調整に伴い意図は変遷するという意味で，予測不能である。相互交流がどこに行こうとしているかが分かるのは，そこに着いてからである。

相互交流はスロッピーなプロセスである

　人はそれぞれに，独立したイニシャティブの中心である。したがって，いかなる二人も，その相互交流において，完璧に足並みを揃えたままであり続けることはできないし，またそれが，必ずしも望ましいわけでもない。相互交流にシナリオは無いので，足並みのそろわない相互交流は必ず起こる。すれ違いが起こるのである。遠くへ行ったかと思うと，戻り，休止し，そして，何かを続けたいあるいは変えたい意を伝え合う。相互交流プロセスには，"ノイズ"やスロッピーネスの源はたくさんあり，それが，相互交流の複雑さの一部をなしている。ローラのブランケットからまくらへのシフト（#26-32），そして，分析家の聞き違いを思い出して欲しい。避けがたいズレや非能率，あるいは，スロッピーネスは，それぞれの"こころ"を構成する多層的なメンタルシステムによって，相手の心を知ることの本質的な難しさによって，そしてまた，各人が多少とも違った動機付けと人それぞれに特有な解釈を持つことなどによって，助長される。しかしながら，こうした必然的な相互交流的行き違いは，また，折り合いを付け直し，これまでとは違った形でつながりを持ち，方向を変える可能性を開くことにもなる。この観点からすれば，スロッピーネスは生成的でもある。各パートナーが相手と関わろうとあれやこれやしているうちに，相互交流の新しい可能性が発現する。相互調整モデルに則して考えれば，ここでの決定的要因は，交流の再調整がいかになされるかである（Gianino & Tronick, 1988）。

　次にあげる臨床素材（明確化のため圧縮してある）は，この調整プロセスの誤調整 misalignment と再調整 realignment を例示してくれる（Nahum, 1998）。

　患者ジーンは，同僚のキャスが独断的で頑迷であるが，でも"私が彼女をなだめすかして，穏便に済ませている"と言う。

A（分析家）：何を穏便に済ませているんですか？
P（患者）：彼女を軽蔑していることです。彼女はほんとうにバカ。いつも変

なことばかり言うんです。
A：何が変なんですか？
P：それに，彼女の心無いコメントに傷つけられるんです。
A：何が傷つける感じなんですか？
P：……何か，先生とのつながりが切れてしまった感じ。言いたいことがすごくたくさんあるのに，……質問攻めにあって。
A：あぁ⁉
P：キャスがいて，私の神経を逆撫でして，今は，先生が私の神経を逆撫でして。世界全体が私の神経を逆撫でするんですかね。
A：相手の向かっている方向が自分自身のものと揃っていないと，神経を逆撫でされるんですかね。
P：でしょうかね，突然弾みを失った感じになりますから。私の動揺のもとになっていることを全部先生にお話しようと思っていたのに。でも，突然，何でそんなことをしなくてはいけないの，という気分になって。

　このやり取りの最初の部分で，分析者と患者はお互いの意図を見逃している。その誤調整が表面化するのは，患者がいらいらして，それを指摘した時である。しかしながら，彼女が誤調整へ目を向けたおかげで，両者は，より良い調整を見つけるプロセスに携わることになる。両者は揃って，言葉で，誤調整に付箋を貼る作業に携わる。ここで念頭に置いておきたいのは，時と場合によっては，このプロセスが暗黙のレベルで起こり，その自動的調節が意識には上らないことである。たとえば考えられるのは，イライラしたトーンが患者の声に忍び込み，分析者が，何か変だと感じて，過剰なまでに積極的に質問することから引き下がる場合である。

関係的な動きと"フィットしている感じ"の増強プロセス

　自己組織的なシステムは，凝集性をさらに高める方向へ向かう傾向にあるとわれわれは考える（Sander, 1980）。治療状況において，凝集性の増強へと向かう動きは，静かに，一歩一歩，暗黙裡に起こってくる，漸進的なものであると考えられる。凝集性をさらに高めるような動きは，二人の関係がさらにフィットしてきた感じとして体験されるので，一緒に居ることがさらに安寧感を高め

る。このプロセスを論じるには，関係的な動き relational move とわれわれが呼ぶところの，より小さな相互交流ユニットを考察する必要がある。治療的な関わりにおいて何が起こるかをローカルレベルで考えるにあたりわれわれは，関係的な動きという用語を選んだ。間主観的な意図として仕分け可能な言語的・非言語的行為の最小単位を区分するためである。そこでわれわれが遭遇した中心的な課題は，行為は観察可能であるが，それにまつわる意図と意味とは推測されなくてはならないことであった。Freeman（1995）と共に，ここでわれわれが主張したいのは，行為の仕分けを介して意図を推測するこのプロセスこそ，脳がいかに働くか，そして，われわれが相手をいかに理解するかの中心にあることである。他者の意図についての推測が生の素材であり，そこから人の関係的な動きが構築され，対人関係的な行為が導かれる。

　意図の仕分けは，相互交流する二人なら誰でもが直面する重要な課題である。観察された行為と，推測される意図との関係はゆるい。行為を，意図ないしは意味によって仕分けようとすれば，どうしても，相互交流的やり取りの反復と重複が必要となる。それらを介して，他の"読み"の可能性を評価したり，除外できるからである。この推測と評価のプロセスは，暗黙のレベルで絶え間なく行われている。相手の活動の意図とゴール指向性を推測するプロセスの，連綿と続く不明確さは，相互交流プロセスがどうしてもスロッピーになってしまうことの一因となる。また，行為から意図を推測する際の，このスロッピーネスは，そこに生じる相互交流プロセスそれ自体におけるスロッピーネスの源のひとつである。スロッピーネスは人の主観性の本質的特性である。各パートナーは，自分で行為し，相手の行為の意図を推測するだけでなく，相手の行為や意図が形作られる際に，それに影響を与える。徐々に折り合いをつけながら，各自の意図は相手によって認知されるようになる。まさにこの理由で，関係的な動きはプロセスの一部なのであり，特定の型ないしは時間枠の行為として，あらかじめ想定することはできない。

　意図の調整がさらに進むと，新しい，それまでは見られなかった一緒の活動が見られるようになる。各々は，探索的な動きを基に，常時，"私たちって，一緒かな？"，"二人はこれでいいのかな？" と，判断している。フィットしている感じは，自分自身のイニシャティブに対する相手の相補的な行為が，どのくらいフィットしているかという気づきを介し，連続的に感知されているというのがわれわれの見方である。その認知は判然としたものである必要はない。

意識レベルでの気づきは必要としない。フィットしている感じは，それが達成されると，生き生きした感じ，あるいは安寧感の高まりにつながる。二者関係システム全体としての凝集性の高まりが感じられるからである。かくして，関係的な動きがお互いにフィットしている感じは，親-乳児相互交流におけるのと同じように，分析家-患者相互交流における変化の触媒となる。関係的な動きがフィットしている感じは，より自発的で，凝集性があり，協働的な形の相互交流の発現であり，進んでゆくプロセスにおける変化を誘う。お互いにフィットする度に，それがどんなわずかでも，二人の居場所はそれまでとはわずかながら変化する。ローラと分析家が，"誰も部屋には入れない"から"入り口は一つだけ"へと移動したことを思い出して欲しい。これは，わずかではあるが前とは違うところである。暗黙の，ローカルレベルの観点からすれば，二人一緒の作業は，新しいコンテクストへと移行しており，そこからまた進もうとしている。二人がつくった共同注視的間主観的スペースが，システムを，より複雑な凝集性へと動かしたのである。そこで創られたものは両者に属し，各々の関係性をめぐる暗黙の知の一部となる。

ダイナミック・システム理論から見た"フィットしている感じ"と変化

　発達研究と共に，ダイナミック・システム理論は，変化プロセスをめぐり，一連の重要な原理を提供してきた（Stolorow, 1997; Thelen & Smith, 1994）。新生特性とアトラクター状態という概念が，精神力動的治療における変化プロセスを考える際，特に関連がある。新生特性 emergent properties とは，有機体における変化で，予め有機体に組み込まれ特定されてしまっているものではなく，有機体-コンテクスト関係の一部として展開してくるものである。アトラクター状態 attractor states とは，何らかの安定したパターンで，システムが"好んで"——絶対そうでなくてはならないわけではないのに——そこに在ろうとする"その状態"である。初期の論文（BCPSG 1998a, 1998b）でわれわれは，関係性をめぐる暗黙の知を，新生特性であると書いた。関係性をめぐる暗黙の知が一連の拘束となってアトラクター状態を構成し，個の内的・外的関係の場は，その状態で存在する傾向にある。そうした"知"が，その人にとって，関係的に，また，内的に，何が可能かを左右するからである。

分析プロセスは必然的に，情動的，認知的，行為化レベルで同時的に作動しており，古い，よりネガティブな色彩の強い手順や意味を脱活性化し，同時に，より統合されていて，柔軟で，一貫した，共にある在り方を構築する（Lyons-Ruth, 1999）。システムをいつもとは違うあり方へと動かすには安定性の打破が必要となる。しかし，逆説的なことに，安全性がその必要条件となる（Stechler, 1999）。

変化を触媒する相互交流的要素

　ここまでで既に明らかなようにわれわれは，相互交流で，そして，ローカルレベルで何が起こるかに，かなりの強調をおく。ある意味でわれわれは，精神分析のそもそもの始まりまで，つまり，フロイト（1895/1950）が行為に優先権を与えたところまで戻ったのである。また，構造モデルを導入した後のフロイトは，治療は発達的なものに違いないし，患者と分析家との間には何かが起こるはずであると言明することで，暗黙裡にまたこの立場に戻ったのである（Greenberg, 1996）。われわれの観点から言えば，フィットしている感じが，新しいコンテクストとして作用し，共有された体験がさらに新しい形へと洗練されてゆくのを可能にする。それはまた，間主観的な場を変容し，各パートナーの関係性をめぐる暗黙の知を変換する。そうした変換と共に，新しいイニシャティブの洗練（変化）が可能となる。こうして，治療的な関わりにおいて，相互交流的な流れに各種バリエーションの導入が可能となるばかりか，それが継続し，さらに新しい出会いやそれを仕損じる可能性が派生する。出会いがあったり，イニシャティブがフィットし合うことがあると，その時点で各々は，相手の意図状態をめぐり何か本質的なものを摑むので，包括性はさらに一回り高まる（BCPSG, 1998a 参照）。こうして関係性をめぐる暗黙の知は変化し，相互交流の流れの方向も変わる。出会いの仕損じがあると，包括性が制限されたり妨げられたりする可能性がある。以前，われわれの概念化が情緒的緊張の強いモーメントだけに絞られていた時には強調しなかったが，フィットしている感じ，あるいは，相補的行為の認知は，まさに，中核的な臨床概念である。それらは，システムがより強い凝集性へと向かう傾向を実にうまくとらえている。どのくらいフィットしているかは，進んでゆくプロセスにおいて継続的に評価される。またそれは，重要性に差こそあれ，幅広い数々の課題と関係してくる。フィットしている感じの達成は，関係性をめぐる暗黙の知に徐々なる変化を起

こす．その変化が，"良くなってきている"と体験される．

要約と結論

　すべての行動は動機付けを持つというのが，精神分析理論の礎石の一つでありながら，これまでそれが，ローカルレベルの暗黙の知の領域における間主観的調整レベルで考察されたことは無かった．このレベルは，転移・逆転移や無意識といった概念への重要な追加であると考えられる．われわれの発達的観点から見れば，まさにこのレベルにおいて，情緒的手順ないしは関係性をめぐる暗黙の知が，人生全体を通じ，確立されそしてまた再構成されるという結論になる．とすれば，治療作用のこのレベルを理解する試みこそ，最も注意深い吟味を必要としている．関係性をめぐる暗黙の知は，相手とどう関わってゆくかをめぐる情動的"価値判断"と深くかかわっている．したがってそれは，注意を向けるべき焦点を絞り，推測プロセスと行為と両方のガイドとなる．それを通じ，過去が搬入され，関わりは調整され，意味が生成される．

　次の4点をもって結論とする．

　第1に，治療的な変化は，それほど緊張が高くないモーメントにおいて，そして，時によっては，緊張が非常に高まった"今"のモーメントや出会いのモーメントにおいて起こる．第2に，治療的な変化は，関係性をめぐる暗黙の知の変化を伴う．その変化が起こるのは，ローカルレベルにおける，各パートナーの関係的な動きの継続的な流れにおいてである．第3に，関係性をめぐる暗黙の知の変化は，共にある在り方の一貫性の高まりによって成し遂げられる．そして，最後に，より一貫した，共にある在り方は，二人のパートナーそれぞれのイニシャティブが，特異的にフィットしている感じを認知し合うプロセスを介して起こる．

第5章への導入

　第4章でわれわれは，治療的相互交流の暗黙レベルを記述する言葉の創出に着手した。それらの言葉は，相互に交流する二人の間で実際に起こること，あるいは起こっていることをうまく捉えているように見える。また，焦点としてますます鮮明になってきたローカルレベルを，母－乳児相互交流を検証するのと同じようなやり方で検討する内に，いくつかの特徴がことさら顕著となった。こうした考え方の到来に関しては，前章ですでに触れたが，ここではそれについて，さらに詳しく展開する。

　ローカルレベルを詳しく見て行くうちに気づいたのは，時々刻々レベルのやり取りが，いかにスロッピーネス，曖昧さ，不確定性，理解不能性で満ちているかであった。最初われわれは，それに困惑した。しかし，変化プロセスにおいて決定的に重要な何かにわれわれは気づき始めたのではないか――そう，思い至るのに，それほど時間はかからなかった。さらにわれわれが実感したのが，共創造性の本質的特性は，いかなるやり取りにおいても，その方向性にあることであった。このレベルでの分析は，より伝統的なマクロなレベルでの精神力動的記載に取って代わるものであるというより，それをさらに増強するものであると考えられる。伝統的レベルでの治療プロセスの記載と，時々刻々レベルでの記載との関係は，臓器の，解剖学的記載と細胞生物学的記載との関係に似ている。

　この章でわれわれは，ダイナミック・システム理論を用いる理由についてもさらに詳しく解説し，ローカルレベルでの分析において，その理論がいかに適切かを記述する。また，発達と治療的やり取りのデータのかなり（たとえば，自己組織化特性，非直線的変移，予測不能性など）が，ダイナミック・システム理論で説明がつくことも明らかにする。

　第4章の基になった論文を書き上げた後，われわれの中でますます明確になってきたことがある。それは，この章でさらに詳しく取り上げるように，これまで，個々人の意図や方向（性）と考えられていたものが，実は，大いに二者

関係的であるという理解である。前章においてわれわれは，治療に携わる二人のパートナーは本来的に個人であり，それぞれ別個な，個中心の意図的方向性を持ち，それらが，治療的相互交流の中で調整され，フィットし合う必要があると考えていた。第5章，そして，それ以降の章でわれわれは，さらに一歩進め，よりチャレンジングな視点を取る。その観点から見た場合，社会・社交的意図をもった状態の多くは，絶え間なく続く社会・社交的コミュニケーション・プロセスから共創造されるので，それを，相互交流に関わる別個な二人の内，どちらか一方の特性であるとするのは正確ではない。意図状態を個人中心で考える現在主流の考え方とは裏腹に，社会・社交的指向性を持つ意図の多くは，個の特性としてではなく，むしろ，共有された方向性，あるいは，二者関係の特性として発現すると考えられる。その関連でわれわれは，ダイナミック・システム・モデルを，治療的変化に関するより幅広い範囲に対してだけでなく，ミクロのプロセスにも適用した。二者関係において共有される時々刻々の方向が浮上してくるのは，このプロセスを通してである。

　まだ十分に考察されていないとはいえ，この気づきが示唆するのは，心的決定論の性質と限界を再考することの必要性である。所与のモーメントにおける無作為性と共創造的プロセスは，いかにして個に変化が起こるのかをめぐり，われわれの大前提の改変を迫るからである。おそらく，個体的 monadic 心的決定論という精神分析的概念と，治療的変化の可能性をめぐる精神分析的な考え方の間には，本質的な矛盾がずっとあった。その矛盾を，ここに述べる新しい概念は解消する。

　本章の前半部分の元になっている論文が活字になった際，その論文に対する三つの批判と，その批判に対するわれわれの返答も併載された。この章の後半は，その返答部分の載録である。その反応の中でわれわれは，意味の所在はどこか，何が深遠で何が表面的か，言語の役割とは何かといった，いくつか見過ごすことができない点を扱っている。これらの点は，すべて，第6章で，さらに詳しく検討する。

第5章

「解釈を"越えた何か"」再考：精神分析的出会いにおけるスロッピーネスと共創造性[原注1]

　精神分析的プロセスにダイナミック・システム理論を応用することにより，われわれは，精神分析的治療における相互交流は本質的にスロッピーなプロセスである，と考えるようになった（Boston Change Process Study Group [BCPSG], 2002）。このスロッピーネスは，二つの心の間に起こる共創造的プロセスには付き物の，不確定性に由来する。ここでいうスロッピーネスとは，患者と分析家との間における意味のやり取りが，不確定で，まとまりが無く，大まかであることを指す。この章は，この，不確定性という考え方について詳述し，それが精神分析的プロセスにとってどんな意味合いを持つかについて詳しく検討する。さらにまた，時々刻々の治療プロセスのスロッピーネスというここでの理解と，記録から起こした分析セッションで観察される特色との照合も試みる。

　われわれがここで試みようとしているのは，精神分析的プロセスを，われわれがローカルと呼んで来たレベルで記述することである（BCPSG, 2002）。ローカルレベルは，患者と治療者との間の秒単位のやり取りで，それは，何らかの発言，沈黙，ジェスチャー，体位や話題のシフトなど，言語的／非言語的な出来事が構成する関係的な動き relational moves（BCPSG, 2002）から成る。ローカルレベルにおける関係的な動きの各々は，治療関係のその場の特徴を創り出し，変容し，微調整しようとする意図を露にするものであると考えられる。やり取りはすべて，ローカルレベルを持つ。

原注1）初出は Journal of the American Psychoanalytic Association, 53 (3): 693–729。著作権 2009, American Psychoanalytic Association。SAGE Publications, Inc. の許可の下に転載。加えて，The Boston Change Process Study Group（2005）コメントへの返答，Journal of the American Psychoanalytic Association, 53 (3): 761–769。著作権 2009, American Psychoanalytic Association。SAGE Publications, Inc. の許可の下に転載。

こうしたアプローチは，治療プロセスで起こっていながら，これまで十分には認識されては来なかったものに焦点を合わせることを可能にする。最近では多くの研究者が，精神分析的プロセスの相互交流的次元を探索している（Benjamin, 1995a; Hoffman, 1998; Mitchell, 1997; Ogden, 1997）。しかしながら，関係性の研究者たちのほとんどは，もっと広範な精神力動的意味を扱っており，時々刻々レベルへと，系統的に焦点を合わせてはいない（例外は Beebe & Lachmann, 2002）。ローカルレベルで考察するプロセスは，今の時点では，精神分析的プロセスを理解するための収斂レンズとして捉えることもできる。それは，これまでとは別なレベルでの分析であり，もっとマクロなレベルにある，伝統的な精神力動的記述に取って代わるものではない。

　新しい概念的ないしは記述的アプローチは，そのアプローチに特有な考え方をうまく捉えた新しい用語を必要とすることが多い。精神分析的治療の時々刻々の次元に関するわれわれの考えを展開して行くにつれ，既存の精神分析的語彙のほとんどが，力動的無意識，そして，心の三層構造理論との，強力な概念的繋がりを持つことが明らかになった。さまざまな無意識的プロセスに関するわれわれの微妙に異なる視点を示すのに，既存の語彙を用いると，明確化になるどころか，さらなる混乱を招くことが多かった。さらに討論を進めようとすれば新しい用語の導入は避けられないと考えたのはそのためである。

　ここに述べるわれわれの所見が，数多くの重要な精神分析的課題をめぐり，いろいろな意味合いを持つことは確かであろう。そうした課題としては，たとえば，力動的無意識の広がりと範囲，ローカルレベルで観察される非精密性とそれに対する技法的対処法の関係，われわれの言う共創造された自発的素材と心的内界における過去からの力動的素材との関係，などがある。ただ，そうした課題との関連で，われわれの所見がどんな意味合いを持つかは，この章の目的を越えるものである。この先，論文の焦点となるのは，ローカルレベルでのアプローチであり，その記述である。

　スロッピーネス sloppiness という用語のネガティブな意味合いにもかかわらず，われわれは，スロッピーネスが，遍在性で，不可避で，あらゆる二者相互交流の時々刻々のレベルから切り離せないものであると考える。そしてわれわれは，このスロッピーネスを，問題を孕んだものと捉えるのではなく，治療的変化に向けて新しい可能性を生み出すのにきわめて重要なものであると考える。意味のやり取りにおけるスロッピーネスは，一方で，かなりの不確実性を相互

交流に持ち込む。その不確実性は，通常，エラーであるとか不運なことと捉えられる。しかし，逆説的なことに，スロッピーネスは，分析家と患者との間の相互交流プロセスの凝集性を増進するような，新しい可能性も導入する。スロッピーネスは，可能性として，創造的なのである。何らかの形でのスロッピーネスの特徴を包含したダイナミック・システム・モデルは，科学のたくさんの分野で，目を見張るような新しい洞察に貢献した（Edelman, 1992; Freeman, 1995; Prigogine, 1997; Thelen & Smith, 1994）が，こうしたモデルを精神療法における関係性プロセスに適用したらどうなるかを考えた理論家はほとんどいなかった（例外は Beebe & Lachmann, 2002, Stolorow, 1997）。発達研究が精神分析的治療にとって持つ意味を探求しようと，われわれは，分析をめぐる，二者的視点，関係的視点，間主観的視点の諸側面を取り上げ，それらを，治療プロセスに関する，発達論を基にしたダイナミック・システム的観点へと統合した。ダイナミック・システム・モデルは，相互依存的可変要素が多い複雑システムを扱うのに特に優れている。そうしたシステムは，自己組織化特性を持ち，組織に断続的で非直線的な変化をもたらし，しかもそこでの変化は，大部分予測不能である。こうした変化が，その時点までは存在しなかった特性の，予想外の新生を招く。

　このダイナミック・システムという枠組みにはいくつかの特徴がある。第1に，治療のダイナミックなエンジンは，分析者と患者という二者が一緒になった，自己組織化特性にある。第2に，分析家と患者は，個人的なものにだけでなく，相手により成形されるインプットにも寄与する。こうした複数の可変要素は時としてぶつかり合うが，一致することも，相補的なこともある。第3に，二人のパートナーの相互交流から浮かび上がる軌道は予測不能であり，幾多の可変要素の相互交流から弾け出る新生特性を包含している。第4に，新生して来る軌道は，両パートナーが持ち込む関係性の歴史も含め，関係性の初期状態に敏感であり，また，それにより拘束される。そうした枠組みは，システム内で作動する組織化と拘束の両方に対して，強力な役割を果たす。

　ダイナミック・システム的な枠組みに加え，発達研究は，非意識的で，暗黙の，手順の形を取った記憶の重要性を示し出して来た。最近われわれは，関係的な領域におけるそうした暗黙の形の表象の重要性に注意を促し，それを"関係性をめぐる暗黙の知" implicit relational knowing と呼ぶことにした。関係性をめぐる暗黙の知とは，個々人がお互いと関わり合う，そのやり方の表象であ

り，それは，局所的な注意（その時その場での意識）の外側に，そしてまた，意識的・言語的体験の外側にある（第1章および Lyons-Ruth, 1999）。

　われわれは，力動的無意識という概念を却下するわけではない。むしろわれわれは，無意識という現象を，その広がり，その範囲という観点から考える。これまで力動的無意識——言語的・象徴的ラベルを持ち，無意識である唯一の理由が抑圧である力動的無意識——が，精神分析において唯一"精神力動的"とみなされるものであり，すべての情動的に重要な表象の在処であると考えられてきた。しかしながら，非意識的な暗黙の知識もあり，それは，言語的・象徴的ラベルを持たず，無意識に留まるのに抑圧を必要としない（第1章参照）。暗黙のレベルは，ゴール指向的な対人関係的行為を，それに伴う強力な情動価 affective valences や葛藤的要素と共に表象しているので，このレベルもまた，精神力動的意味合いが豊かである。必ずしも力動的無意識の一部ではないにもかかわらず，である（Lyons-Ruth, 1999）。ただ，暗黙の非意識と抑圧された無意識のそれぞれが，精神力動的な意味にどれくらい寄与しているのかを詮索することは，この章の範囲を越えている。ここでのわれわれの課題は，暗黙のレベルの存在へと注意を向けることである。

　過去から現在へと持ち込まれるものを，関係性をめぐる暗黙の知という観点から捉え直してみることには，それなりの利点がある。それは，現下の発達論的・神経科学的知識と齟齬のない，過去と現在との関係の記述を供給する（Lyons-Ruth, 1999; Schore, 1994; Westen & Gabbard, 2002a）。認知神経科学は，記憶には二種類あり，それぞれに機能が異なることを繰り返し示して来た。いわゆる暗黙の implicit 記憶と判然とした explicit 記憶，あるいは，手順 procedural 記憶と意味 semantic 記憶である。発達研究はこれまで，象徴的で判然とした形の記憶が機能する以前から，もっと言えば，相互交流の構造の象徴的描写がまとまった形を成すずっと前から，前言語的乳児が持っている，他者との相互交流パターンを表象し予期する能力を記述してきた。

　これまでの精神分析理論は，非言語的な形の表象を，乳児の前言語的機能と同等視する傾向にあったが，最近の神経科学は，暗黙の形の表象が，乳児の機能だけでなく，複雑な大人の機能にとっても必須なことを明らかにしている（たとえば Jacoby & Dallas, 1981; Schachter & Moscovitch, 1984）。加えて，大人の複雑な新しい学習は，暗黙の機序を介して起こる。この新しい学習は，暗黙の知から象徴的・意識的な形へという翻訳は介さない。暗黙に表象される学習

の一部として言葉やイメージが絡んだとしても、同様である。実際、さまざまな形の暗黙の知は、言葉の扱いをめぐるものである。暗黙の形の記憶は最初は言葉では記銘されないので、心の通常の機能は、言語の形を取らない。

　加えて、関係性をめぐる暗黙の知の概念は、（抑圧された）力動的無意識的処理と非意識的処理の両方が、情動的・関係的生活の中心部分であるとする見方を取ることで、力動的無意識だけが心的内界領域を理解するのに不可欠ないしは唯一の道であるとするモデルから、われわれを自由にしてくれる。それはまた、治療的変化には、無意識を意識化するという意味での、言語的理解がどうしても欠かせないとする思い入れからも、われわれを自由にしてくれる。ほとんどの関係性理論は、変化が、決定的な相互交流が起こった後に達成される、患者-分析家間のやり取りをめぐる言語的理解が共有される結果であると説明するが、われわれのモデルは、情動的に芳醇な暗黙のプロセスが、その瞬間における相互交流能力に変化をもたらしうることを提唱する（D. N. Stern, 2004 参照）。場合によって、そうした変化は、何が起こったかをめぐる当事者たちによる判然とした自省や振り返りを必要としない。

　われわれの考えによれば、関係性をめぐる暗黙の知は、関係性をめぐる記憶の領域であり、それは、ダイナミックなプロセスとして、新しい関係的な出会いの度に絶え間なく再編され続ける。どの治療的ペアも、数多くの間主観的能力を持ち、それには、関係的な意図や相手の心の状態を解釈する能力も含まれるが、共有された暗黙の知識を創造する能力は、どちらか一方による単独の行為には存在しない。むしろ、治療関係が進んでゆくにつれて、共有された暗黙の知と共有された意図は、各々が相手に対して示す共創造的な関係的ニュアンスから徐々に浮かび上がってくる。ダイナミックな二者関係システムは、共にある新しい在り方が治療において共創造されるにつれ、予測もできなかったような新しい形の、共有された暗黙の知を当事者たちの中に生み出す潜在力を備えている。

　要約すれば、われわれの仮説は以下のようである。精神療法で重要となってくる情動的に有意な人生体験のほとんどが、非意識的で暗黙の知識の領域に表象される。それにはまた、転移の現われの多くも含まれる。したがって、ローカルレベルで起こることのかなりが、それが必ずしも抑圧されてはいないにもかかわらず、精神力動的に意味を持つ。力動的に抑圧された無意識もローカルレベルで活発な影響力を持つが、その事実は、ここでのわれわれの焦点の外に

ある。われわれはここで、これまでとは違ったレベルのプロセスに注意を向けようとしているに過ぎない。

関係性をめぐる暗黙の知の新しい形態の発現に関する、このダイナミック・システム・モデルを詳しく検討しているうちに、われわれは、患者と分析家の時々刻々の活動に焦点を合わせるようになった。以前の論文でわれわれは、まず、患者にとっても治療者にとっても"ポッと灯が点る"感じの、忘れがたいモーメントに取り組むことから始めた（BCPSG, 1998a）。その後の論文でわれわれは焦点を広げ、時々刻々の相互交流という、ローカルレベルにおける二人の間の治療的な関わりの内、より穏やかな日常的モーメントも包摂するようになった（BCPSG, 2002a）。この、ローカルレベルにおいて明らかになったのは、変化は、"ポッと灯が点って"すぐ目に付くような治療的変化のモーメントにおいてだけでなく、もっとささやかで、明らかに取るに足りないモーメントにおいても、同じように起こってくることであった。われわれの考えによれば、ローカルレベルは、治療作用の重要な"現場"であり、このレベルで起こっているプロセスと現象をスロッピーネスも含め明確にすることは、精神分析的治療において実際に起こっている、もう一つ別な側面を解明するのに役立つと考える。

メタ理論に向けられた注目に比べれば、時々刻々レベルの治療プロセスは、ほとんど注意を向けられてこなかった。われわれは、このレベルでの治療作用は、それ相応の複雑性、構造、まとまりを持つと考える。関係性をめぐる暗黙の手順が行為化され進化するのは、この時々刻々レベルにおいてである。とは言え、われわれのローカルレベルの強調は、精神分析的枠組みのバックグラウンドやメタ理論は無用であるという示唆を意図してはいない。実際、将来的には、ローカルレベルと、もっとマクロな精神力動的意味と語りのレベルとの統合に焦点を当てた研究が必要である。

スロッピーネスと共創造性は
治療プロセスに本来的に備わっている

治療プロセスは、ローカルレベルにあって、スロッピーなものである。それが、この章の論点である。それが意味するところは大きい。スロッピーネスは、精神分析的二者関係に内在する可能性と多様性を拡大する。また、共創造は、

そのスロッピーネスを最大限利用し，相互交流における秩序と共有された方向性を生み出すプロセスである。

　分析家が典型的な形で治療プロセスに参入したとすれば，その分析家は，葛藤の解消，効率的に機能している分野の拡大，不安の減少，情動の柔軟な表出などをめぐり，患者がどこへ向かって行けば良いと思うかに関し，ごく一般的で，かなり抽象的な考えしか持っていない。患者もまた，どこに行き着きたいかに関し，ごく一般的な考えしか持たずに参入する。分析家にしても患者にしても，ゴールに到達するため二人は一緒に何をしたらよいのか，その詳細を知る術はない。実際，分析者と患者ができることは唯一，相互交流プロセスにおいて次のステップを踏むには何をしたらよいのかという，当面のジレンマに取り組むことだけである。言うまでもなく，この格闘こそ，分析家の力動的なトレーニングと人間性が作動するようになる地点である。治癒の方向性をめぐる分析家の理解，患者の言葉や行為に何を"認知する"かの分析家の選択，などが稼動し始めるのはまさにここにおいてである。しかし，治療における"いかに"をめぐるこの不確定性は，技法的にどんなスタンスを取ろうと回避することはできるものではないし，またそれは，患者と分析家が共に独立した主体性と主観性の源でありながら，同時に，お互いに絶え間なく影響を与え合っているという，まことに単純明快な事実から必然的に発現する。

　治療的二者システムのスロッピーネスは，その一部，治療的相互交流の中核的な特徴から来る。それをわれわれは，ファジーに意図すること（何となくそのつもりであること）fuzzy intentionalizing と呼ぶ。二つの創造的で独立した主体が相互に交流する時，そこで二人が遭遇する中心的な問題は，行為は観察可能でも，それにまつわる意図や意味は推測されなくてはならないことである。Freeman（1995）の提唱や，現下の乳児研究所見（Carpenter, Akhtar, & Tomasello, 1998; Meltzoff, 1995）と軌を一にする形でわれわれは，行為を仕分けして意図を推測するこのプロセスが，脳がいかに機能するか，そして，われわれが他者をいかに理解するかの中心にあると主張したい。他者の意図に関するこうした推測を生の素材として，自分自身の関係的な動きがその一部，造形される。

　意図，あるいは動機付けを持つ方向性を推測することは，相互交流する二人が直面する重要な課題であるし，精神分析的治療の場合，動機付けを持つ方向性が主たる焦点であるだけに，ことさらその要素が大きい。ここでわれわれが

意図 intention という用語を使う場合，われわれはそれを，"そのコメントで相手は今何をしようとしているのか？"という狭い意味と，"行為やコメントの背後にあるより大きな意味やゴールの方向は何か？"という，より広い意味の両方に用いている。しかしながら，観察される行為——分析状況では通常しゃべる行為——と，推測される意図との間の関係は，当然のことながらゆるい。行為を意図や意味へと仕分けし，翻訳するには，相互交流の連鎖に，繰り返しと重複がしばしば必要である。それがないと，他の"読み"の可能性を評定できないし，除外もできない。この推測と評価プロセスが，主として暗黙のレベルで，意識にないところで，常に行われている。

スロッピーネスと意図性

他者の活動の意図やゴール指向性を推測するプロセスが不明確さの連続であることを考えれば，相互交流プロセスにスロッピーネスが入り込むのは当然である。各パートナーは，自分の行為や，相手の意図をめぐる推測を提示し合っているだけではない。そうした行為や意図をめぐる推測は，相手の行為や意図の発現に際し，その成形に影響を及ぼす。

意図を理解する際の，このスロッピーネスは，そこに生じている相互交流プロセスそれ自体におけるスロッピーネスの源の一つである。スロッピーネスは，人の主観性の本質的特性である。徐々に折り合いを付け合うプロセスを経て，各自の意図は，他者によって，暗黙のレベルで"認知される"ようになる。

この，ファジーに意図する（何となくそのつもりである）ことが継続してゆくプロセスには，治療プロセスの核心にあるかなりの可変（変動）性と重複性が関わっている。それがないと，両パートナーは，治療における共通の方向性の発現に至るような，お互いにしっくりくる反応を見つけることができない。治療的変化をめぐるわれわれの見解の中核にある"認知プロセス"は，可変性，予測不能性，重複を伴う，スロッピーネスを最大限利用し，二人によって共有された新しい方向性の発現を促す，特別な出会いのモーメントを達成する。この暗黙の認知プロセスに関しては，以前の論文で論じたし（BCPSG, 1998a, 1998b, 2002），本章の最後の方（p. 129）で，さらに詳しく述べる。

スロッピーネスと共創造性

スロッピーネスは時々刻々の関わりに本来的に備わったものであると考えた

われわれは，ではそれが，変化の生成にどう関与するかに取り組む必要があった。共創造性 co-creativity という概念が登場するのはここにおいてである。われわれの考えによれば，共創造は，二つの心が一緒に行為して自己組織化するプロセスであり，相互交流に本質的に備わったスロッピーネスに便乗して，何か，心理的に新しいものを創り出す。そこに生まれ出るものは，それ以前には存在せず，その出現を十分予期することは，どちらのパートナーにもできない。混乱と驚きを生む多彩な源はいかなる交流でも見られ，そこには，二者関係において発現し，洗練されてゆく，予測不能な要素が数多く潜在する。二者相互交流において見られるノンリニア・ダイナミック・システムは，その特性として，対人関係的な出来事やメンタルな出来事を，予測することは不可能ながら相互交流の流れに沿った自然な発現として再編成する。したがって，相互交流プロセスは，非直線的跳躍や質的変換を起こす。その理由により，新しい意図，感情，そして意味は，非直線的ダイナミック・システムにおける興味深い創造的産物の例と言える。意味や感情や意図は，通常，二人によって創造された産物であるとか，二者関係プロセスから予期せず突然現れるものだと理解されることはまずないが，それらは，おそらく，人の相互交流から新生する最も重要で複雑な産物なのである。

　われわれが共構築ではなく，共創造という用語を使うのにはいくつかの理由がある。共構築という用語の含意は，ダイナミック・システム・モデルとは相容れない。構築 construction という言葉は，方向性を持つプロセスを示唆する。予め形成された要素が，予め決まっているプランに沿ってまとまりとなるのである。それとは対照的に，共創造性の場合には，組み立て作業用の青写真は存在しない。むしろ，組み立てられる要素は，それ自体，やり取りのプロセスの最中に形を成す。

　治療的相互交流のマイクロプロセスの中核を占めるこの創造性は，いとも簡単に見逃されてしまう。時として，別に何も起こってなどいないかのようにさえみえる。しかしながら，治療者と患者が，相互交流において共有された方向性保持のため，徐々に形を成してくる意図とイニシャティブをお互いに理解し調整し合おうと試みている間も，主観レベルでは，不確実性と予測不能性が持続的に体験されている。ここで一言付け加え，共創造される方向性がすべて，患者にとって治癒的であり建設的であるわけではないことを指摘しておかなくてはならない。ただそれは，技法に関わることであり，治療の効能をどう考え

るかの問題であって，この章の範囲を越えている。

分析セッションにおける共創造性とスロッピーネス

　ここでわれわれは，分析セッションのプロセスを，一行一行詳しく検討することを通して，関係性システムの特徴と，そのシステムが治療的変化の生成において果たす本質的役割について例示する。ここで使う素材は，著者の1人が行った分析セッションの録音を起こし，そこから抜粋したもので，連続した流れを3分割してある。抜粋原稿全体は，付録として，章の末尾に収録してある。関係性をめぐる暗黙の知はしばしば誤解を受け，それが言及するのは，全面的に，相互交流の非言語的な部分だけであるかのように語られることがある。それもあって，われわれは，コミュニケーションがスロッピーであるという特徴が，非言語的な領域に限局されたものではなく，言語的やり取りそれ自体の暗黙の手順ないしはプロセスレベルでも明白であることを例示することが重要であると考えた。言葉だけの記録に頼った場合に抜け落ちてしまうのは，いかなる二者間のやり取りにおいても，複数レベルの言語的・非言語的コミュニケーションが同時に進行している点である。そうしたコミュニケーションの，一つのレベル内での一貫性，そして，レベルを跨いでの一貫性が，治療的パートナーに与える影響という点で，非常に重大である。

　ここにあげた抜粋にも垣間みられる通り，患者が提示しているテーマは精神力動的に濃厚なものであるし，また，われわれの考えによれば，ローカルレベルは，そうした精神力動的意味のレベルと関連しているが，ここでは，そうした力動については論じない。いかなる治療的相互交流であれ，精神力動をめぐる議論の素材となりうるが，同時にそれは，治療者が採用する分析的技法が何であれ，ローカルレベルでのオーガナイゼーション（まとまり）も持つ。意図や方向性をめぐる折り合いの付け方は，確かに，技法の違いにより，かなり違って見える。それでも，方向性をめぐる交渉は例外なく存在する。ここでわれわれが記述しているような特徴の実体は，時々刻々のレベルをごく綿密に観察しない限り明らかにはならない。実際，それは，語り narrative のレベルでは失われてしまっている。そこでわれわれは，共創造的プロセスにおける"スロッピーネス"でわれわれは何を意味するのかを，それがローカルレベルで起こる様子を関係的な動き1つ1つを追うことで例示する。またわれわれは，ファ

ジーに意図することのプロセスを，それに連動して必要とされる可変性と重複性と共に例示する。またわれわれは，スロッピーネスのこうした特徴が，共有された意味の創造にとっていかに本質的かをコメントする。

　ここで症例の概要を述べる。患者は，4年前から分析に通っている。主訴は，再発性の自殺念慮。家族内での性的虐待の既往を抱えた彼女にとって，自殺が，唯一自分を主張する方法であった。ここに記載する月曜日のセッションの前の回は，前の週の金曜日に行われた追加セッションである。この追加セッションは分析家が提案したもので，そのもう一つ前のセッション中，患者の中に苦悩の高まりを感じた上でのことであった。追加セッション中分析家は，患者が，無理やり来させられた感じでいるかもしれないことにそれとなく触れたが，患者はそれに異を唱えた。

　月曜日のセッションで患者は2つの夢を報告した。追加セッション以降に見た夢である。この2つの夢を使って患者と分析家は，二人にとっては新しい領域へと踏み入った。1つ目の夢は金曜日の夜のものである：夢の中で患者は，グループセラピーに参加している。それは彼女に，実際に彼女が参加したことがある性的虐待グループを思い起こさせた。そのグループは，彼女を混乱させた。というのは，彼女が犠牲者であることを強調することで，彼女の気分を改善するどころか，悪化させたからである。2つ目の夢は，前の晩，日曜日の夜のものである。その夢は，何となくユーモラスな素材を含み，分析家の不完全性が彼をより人間的に，つまり，完璧に自分を律した人というより，普通に間違いをおかす人に見せていた。その時点で患者は分析家を，それまでの思いとは異なり，もっとずっと自分みたいだと感じた。その翌日，月曜日，患者はセッションを，臥位にならず座位のまま始め，彼女にしては珍しく，自分なりに取り上げたいテーマがある気がする，と語った。実際，そのセッションの後の方で二人は，初めて，終結についての話を始めたが，それは，両者にとって，現実的であり，また，穏当であると感じられた。

　二人は，苦悩を出発点としながら，いかにしてこの新しい領域にたどり着いたのか？　言うまでもなくその答えは，分析家と患者それぞれの個人史全体，そしてこれまでの二人のやり取りにあり，現時点でのやり取りだけに求めることはできない。しかしここでわれわれは，分析家に自分の内的プロセスを振り返って説明・明確化してもらうのではなく，録音から起こされた記録の一行一行に注意を集中する。われわれの概念を用いることで浮き彫りにされるのは，

相互交流のローカルレベルで起こっている変化プロセスの諸側面である。それらが，分析的ペアによって体験される，マクロなレベルでの，より際立った変化を生む基となるのである。

治療プロセスにおける意図の共創造

最初の抜粋において，われわれは，治療的相互交流における共創造プロセスと，ファジーに意図することとに焦点を当てる。ここで扱うのは，そのセッションの最初の方であり，分析家と患者は，混乱をきたすようなグループセラピーセッションという，最初の夢について話している。土曜日の朝患者は，治療グループで感じたのとは違った感じを分析家に対して持ったことを伝えるため，分析家に電話しようかと考えた。しかし，話すのは次の回まで待てると彼女は考え，そうすることに決めた。以下で彼女は，2番目の夢（分析者の不完全性についてと，自分は前より分析者に似ている感じがするという夢）を，混乱をきたすようなグループセラピーセッションという最初の夢との対比で述べる。読み進むうちに分かるように，分析者は，日曜日の夜の夢について語る彼女の話に留まることをせず，グループセラピーに関する夢の後に彼女が分析家に電話しようと考えたことへと話を戻している。

記録の抜粋 #1：
"どちらの夢の話をしましょうか？　その理由は？"
（章末付録 p. 143 〜 p. 144 下から 4 行目）

P（患者）：それで，2つ，全然違う夢で……昨日の夜みた方の夢が，先生と本当に繋がっている感じにしてくれて，それで自分としては……何と言うか，これは推測ですが，先生に近づいたというか，先生が私に，"自分は完璧ではない"っておっしゃるみたいな。
　　（彼女は2つの夢を多少の解説や分析を添えて提示した。ところがこの時点で彼女は2つ目の夢を取り上げる。なぜか？　彼女の選択にはいろいろな理由〔防衛的なこと，時間的に近いことなど〕があったであろうが，これは，人が意図するコミュニケーションの方向性における不確定性の例であり，われわれが，ファジーに意図することと呼ぶものである。一番目

第5章 「解釈を"越えた何か"」再考　113

の夢から，もっと学ぶことがあったのであろうか？　それは知る由もない，というのは，彼女は，2つ目の夢における近い感じへと，話を持っていってしまったからである。そして，彼女は，選んだ選択肢の下においてさえ，わずかながらとはいえ不確実さ ["……何と言うか，これは推測ですが"] を滑り込ませる。こうした脱明確化は，抵抗かも，不承不承かも，あるいは，自分が言っていることに対し本気で向けた疑問かもしれない。いずれにしても，それは，患者が何処に向かいたいのかを推測するにあたり，ファジーに意図すること，あるいは不確定性への追加となる。)

A（分析家）：あぁ。

　（この"あぁ"は，その先をどうぞを"意味"するのかもしれないが，他にもいくつか，違った意味にも取れる：何とか理解しようとしているのですが；まだ十分理解していないので，もう少し聞かせて下さい；まだ，何も言うことがありません；話がどこに向かっているのかさえ分かりません；もう少し時間が必要ですし，もしかしたら，もうひとつの夢の方が重要かもしれませんね，など。こうした意図のいずれか，もしかしたらすべてが作動しているのかもしれないし，そうでもないかも知れず，ファジーな何となくが，ない混ぜになっている。ただ，日常的な慣習や，一緒に治療を続けてきた二人のこれまでの経験から，おおよその意味は彼女に伝わっている。ファジーさはあるが，今のところまだ，そう拡散してはいないし問題でもない。)

P：でも，よく分からないんです，それだからって，どこに向かうのか。というか，もし分かったとしても，そこに向かいたいのかどうかも分からないし……何かだんだん，助けが必要な感じがし始めました。

　（治療者は次のラインで助け舟を出す。)

A：土曜日に，もう1つ他の夢のことで私に電話しようかと，実際に考えたんですよね。

　（ここに，一番目の驚きがある。スロッピーネスからくる予測不能性の例である。治療者は，イニシャティブを取り，話題を，もう1つの夢へと変えている。実際，夢を越えて，夢の後，彼女がしようとしたことへと変えている。なぜか？　彼は，流れの方向を過激に変えてしまったように見える。それをした時彼は，なぜそうしたのかを知っていたのだろうか？　"実際に"という言葉が目に付く。それは，彼女が実際，本当に，治療者

に電話をしようと考えたのですよねという，明確化を求めるリクエストであるかもしれないし，あるいは，彼女がそれを実際に考えたことに対する彼の驚きの表明であるのかもしれない。もっと言えばそれは，追加セッションを彼女に強要してしまったのかもしれないという，彼の懸念と関係があるのかもしれない。いずれにしても，彼の意図はおそらく多重的なものであり，未だはっきりとは形を成していない。その結果に問題はなかったが，だからと言って，その時に彼が，何をしているか自分で分かっていたということにはならない。分析家が話題を変え，2番目の〔日曜日の夜の〕夢を放棄したのも，これまた驚きである。2番目の夢は，さらにホットな転移素材を包含しているように見えるからである。）

P：そうなんです！

　（彼女は，不明確さの一部にだけ焦点を合わせることで，ファジーさを乗り切る。そう，彼女は，実際，彼に電話しようと思ったのだ。）

A：とすればそれは，その……それを考えていた理由というのは……そうした，本当に繋がっている感じとか……何ですかね？

　（ここで彼は，どちらに向かおうかと格闘している。彼は，自分の意図を見つけ，表出しようとしながら，4回，言いよどんでいる。これは，彼の思考の中における重複性の例である。そうすることで彼は，"本当の繋がり"という，2番目の夢について最初に彼女が使った言葉に対する前とは違った方向付けへ至った，というかむしろ，戻った。その用語を改めて文脈化したのである。彼は，2つの夢の間に小さな仮の橋を渡し始めたようにも見えるし，もしかしたら二人の間の繋がりの迫真性を語っているのかもしれない。この意図はまだファジーなままである。しかし，"本当の繋がり"という言葉は，共創造され豊穣な概念になりつつある。この概念の豊饒化は，スロッピーネス，そして，共通の方向性と相互理解における出会いの地点を見つけ出そうとする試みの，共同産物である。）

P：おっしゃっているのは，電話のことですか？

A：そう，電話のことです。

　（二人は，お互いに探り合って不確実性を減らし，ファジーさがさらに少ない意図を発見／創造しようとしている。ここでもまた見られるのが，明確化を確実にするための，重複であり，変奏である。）

P：ですね。と言うのは，金曜日に先生にお会いして，それで，その意識の片

鱗みたいなものが，あの夢の中に流れ込んでいた感じがして。

　　（彼女もまた，二つの夢の間に，あいまいながら何か関係があると感じている。二人のファジーな意図が，収束し始めている。どちらの夢を扱うかをめぐる二人の間のスロッピーネスと，夢から夢への行き来のおかげで，二つの夢の間の関係性がテーマとして浮上した。しかしながらそれは，分析家のもともとの意図ではないし，患者のそれでもない。そのテーマは，不確定な部分を少しでも明らかにしようと協働している内に，新生したのである。）

A：はい。
P：何かこう，よく分からないですよね。ちゃんと伝えるには，どう言ったらいいのか。後戻りしたみたいな感じもするし。グループセラピーの治療者のことを夢に見たり，あの時みたいなプレッシャーを感じたりして。

　　（ヨタヨタしながらも彼女は，もう一つの，一番目の夢に戻る。ここに，重複性のもう一つの例，離接的な行ったり来たりがある。この文脈で，"プレッシャー"の感じが浮上する。それは，新しい興味深い要素として浮上しており，まだファジーながら，重要らしいことだけははっきりしている。）

A：ええ。
P：そのプレッシャーが，その，どういう……その，私が言いたいのは……
　　（彼女は，ここで，口ごもっている。）
A：プレッシャーが，ありますよね。そこで問題になって来るのは強制，つまり，何かさせられることですよね。この夢の中で実際あなたは，何かもっと言うように，プレッシャーをかけられている。それで，そのことと，金曜日に追加のセッションをしたことと，どう繋がるのかなと思って。

　　（彼は話の腰を折っている。彼もまた，何かプレッシャーを感じているのだろうか，たとえその意図は別で，未だ不明確であるとしても？　ここで，プレッシャーの話から強制の話へと彼が話題を変えたのは，即興である。二人は今，ファジー意図をワークスルーする必要がある。そうすれば，"強制"の意味するところがさらに明らかになる。追加セッションの強制という考えが，明らかに彼の中にあり，彼の，彼女のではないにしても，彼のプレッシャーという感触の一因となっている。彼はここで双方の意図がフィットし合うかどうかを試している。）

P：……私にしてみれば……あの夢はどちらかというと，期待に添わなくてはいけない，何とかうまくやらなくてはいけないという，私の気持ちと繋がっているんです。

　　（彼女が言うところによれば，強制をめぐる彼の考え方と，彼女のそれとはあまりうまくフィットしていない。分析家は部分的に正しいが，部分的には間違っている。患者にとって，追加セッションとの繋がりはそれほど重要ではなく，話題にされていない。この時点でもっと重要なのは，彼女が，プレッシャーとは何かを明確化していることである。それは，"何とかうまくやらなくてはいけない"ことであると。彼女の側のこの精度の高まりは，分析者側の誤解により促進されている。スロッピーネスの，またもう一つの収穫である。ここで改めて目を留めたいのは，お互いの間がさらに明快になるためには，変奏の繰り返しが必要なことである。）

A：ええ。

　　（彼女の軌道へと引き戻され，彼は，予期しなかったこの展開を注意深く見守りながら促している。）

P：強制的にここに来させられたという感じというよりは。どう言ったらいいか，何か違いがあって，その，繋がりということから言うと……。

　　（彼女は，さらに厳密になろうとしながら，もどかしそうである。スロッピーネスのレベルが，また，一時的に増強している。彼女は，他者と共に，独りであり，そして，二人はこのスロッピーネスから何か思いがけなく新しいもの，より明快なものを共創造しつつある。）

A：ええ。

　　（彼女が，彼女の道，彼ら二人の道を見つけ続けるよう，彼は励ましている。）

P：金曜日にここに来るように強制されたという感じというのは，感じなくて。少なくも意識的には。というのは，私が感じていたのは，むしろ，グループ（セラピー）が私に求めていたもので……自分が感じているより，もっと具合が悪くなくてはいけないみたいな。……それに，ここに来る時，そういう考えが心の片隅にあることがちょくちょくあるし。心のどこかにビョウキのところがあって，それにアクセスしなくてはいけない，みたいな。

A：なるほど。

スロッピーなところから始めた二人は，意図がフィットし合い方向性が共有された小さな"島々"を，徐々に拡張する形で共創造している。スロッピーネスの共創造性を利用した同様のプロセスを介し，こうした"島々"は融合し合い，さらに大きなスペースを持つ"共有された暗黙の知"の領域となる。こうして二人は，たどたどしいながら，実際以上にビョウキでなくてはならないという彼女の感じから，つまり，グループセラピーの夢から彼女の中に浮上した感じから，一歩前進している。これは，主体性の感触のさらなる高まりへの通過地点であり，その感触の高まりは，翌日彼女が，セッションを座位で始めたことに最も明らかに見て取れる。

　ここでの一連のやり取りをめぐるわれわれの理解をまとめれば次のようになる。暗黙のプロセスレベルで患者は，自分の主体性agencyを主張する必要性に気づき，それを最近になって言葉化している。彼女は，土曜日の朝，分析家に電話しないことに決める。そして，彼女は2つの夢を携えてくる。1つは，性的に虐待された，ビョウキの自分を通して人と繋がっている夢であり，もう1つは，有能で，分析家と同等な自分を介して人と繋がっている夢である。それに続く分析家との対話で，二人は，夢と，夢をめぐる患者の連想を，象徴的な意味という観点から話し合う。しかし，また，ローカルレベルでは，二人は，われわれが共創造と呼ぶ，暗黙の時々刻々のやり取りを介して，患者の主体性の展開とも同時に取り組んでいる。（この課題で分析家が果たした貢献は，ただ単に分析家の方向性を彼女が受け入れるのではなく，彼女自身の体験はどうなっているかを明確化する機会を与えていることである。これは，患者の主体性を支援するテクニックの例といえる。）スロッピーなプロセスにおいてお互いにフィットし合おうとする二人は，意図の方向性を共有すべく折り合いを付け，ローカルレベルでの意味をめぐって交渉を重ねる。そうしたプロセスは，患者の中で発達しつつある主体性を促進しているに過ぎないと見ることもできるが，われわれの視点からすると，そうした促進自体が共創造プロセスの一部であり，彼女の主体性をめぐる意識に変化をもたらすことになる。

　こうした活動から，より複雑な象徴的意味と意図性が浮上して来るが，そうした意味の複雑性の高まりの一つとして，自己に対する見方がある。患者は相手と，自分に対するポジティブな感じ方（"同等"）を通して繋がっているが，同時に，怒っている無力な自分という，未だに格闘が続く"ビョウキな部分"も意識している。こうして浮上してくる意図に含まれるのが，彼女自身の"路

線" agenda の始まりであり，それを主張する自信である。

　ローカルレベル・プロセスの共創造的でスロッピーな特性は，この部分ではどのように作用し，変化に寄与しているのか？　ここで見て取れるのは，象徴的意味の変化が，患者の夢とその連想をめぐる共通理解を先導しているというより，暗黙のうちに駆け引きを繰り返す中で，つまり，新しく共有された方向性の新生にそれぞれがどれだけ貢献し対応できるかを各段階でチェックし合うことを介して，共有された新しい意味が共創造されていることである。患者と分析家がお互いにフィットしている感じを探し求めながら，それと同時に，自分自身の路線についても言及することで，二人は，共有された意図を共創造している。この新しい，可能性としての共有された意図は，その発現プロセスにおいて，それまでの旧い路線のひとつひとつを再編成し，再脈絡化する（新しい体験による，それまでの知覚体験の再脈絡化に関連したデータについては，Freeman, 1995 参照）。

　ただ，ここで注意したいのは，共有された方向性にたどり着くという課題は，他者のあいまいなコミュニケーションを単に解読するのよりは，ずっと複雑なことである。人の心が，その性質上，限りなく関係的であるということは，意図や動機付けを持った方向性が一方の心にあって，それが他方に伝えられるといった，単純なものではないことを意味する（Bruner, 1990; Dilthey, 1976; Husserl, 1930/1989; Lakoff & Johnson, 1980; D. N. Stern, 1985; Vygotsky, 1934/1962）。関係性において次のステップへと向かう共同の意図や方向性は，むしろ，時々刻々と二人の間で共創造され，折り合いが付けられる。通常われわれが，一人の人の中だけのものとして考えることが，実は，内的でも固定したものでもなく，相手との相互交流において絶え間なく共創造されている。それぞれのパートナーは，行為すると共に，相手の意図を推測しており，それが，相手方の行為と意図の発現に際し，その成形に影響する。各パートナーによる意図のコミュニケーションはあいまいなだけでなく，そうしたコミュニケーションは，パートナーからのフィードバックや，二人のやり取りに共有された方向性を見つけようとするうちに各々によって感知される可能性を基にして，変化し，微調整されている。ということは，関係的な意図の表出は，単なる単独行為ではなく，相互交流それ自体の新生特性である。最後に，心の複雑さ，そして，各参与者の主体性は，二人の方向性がどんな風に合意されるのであれ，予測不能性と即興的要素を必然的に導入する。治療的相互交流の本質が垣間見

えるとすれば，それは，意図と方向性をめぐるこの，折り合い付けと共創造においてである。

スロッピーなプロセスと予測不能性と可変性

　共創造性は，予測不能で即興的なプロセスの"とどのつまり"であり，ファジーに意図することが，可変性と重複性に依存していることは，すでにここまでに述べた。あるセッションで起こることのすべてが，予測不能であると示唆するつもりはない。われわれが強調したいのはむしろ，二つの主観性の相互交流は，ローカルレベルにおいて，予測不能で驚くような現象を必然的に生み出すことである。

　ここで再び臨床素材に戻り，相互交流における新しい要素の多彩な源について考える。患者は2番目の夢について語っており，その夢の中で分析家は"もっと自分（患者）みたいな感じ"に見える。この部分には，2回，長めの沈黙がある。1回は83秒，もう1回は68秒である。ここでのわれわれの焦点とのつながりで注目すべきは，それぞれの沈黙の結末が予測不能であり，可変的なことである。それがどのくらい続き，誰が終わらせ，何が起こるかを，予め知ることはできない。

記録の抜粋 #2
"どこに向かっているかがどうやって分かるか？"
（章末付録 p. 147 の 12 行目〜 p. 148 の 1 行目）

P：夢の中で，私は，もっと強くなれた気持ちになりました。
A：そうですか！
　　（彼女の考えに賛同する。）
P：感じとしては，もっと……先生と同等な……（83秒の沈黙）
A：それって，最近感じるようになったことですか？……
　　（長い沈黙の後のこの発言，彼女が同等であるという考えをめぐり，両者を躊躇させた何かがあるのだろうか？　それとも分析家は，これを，患者がイニシャティブを取るべき時と考え，それが，長い休止をお膳立てすることになったのだろうか？）

P：その……なんて言うか，ある程度……私の気持ちがそれについて変わり始めていて……。もちろん，こうなりました，決定事項です，というわけじゃないですが（ふふふと笑う）……えーと……一つ，土曜日に，先生にお電話しようかなと思いながら考えたのは……心の中で，確信したのは，先生に電話してもいいし，夢について話してもいいし，そうして構わない。でも，だからと言って，えーと，先生に電話しなくてはいけないわけではないって。

　　（彼女は，自分は主体性を持ち，それを証明する必要などないと今や気づいている，そう語っている。）

A：ええ……

　　（彼女は，分析家がとても予測できなかった形でシフトし，土曜日の電話をめぐる彼女の考えに焦点を合わせている。）

P：何を証明する必要もないわけですから……それで，しませんでした。

A：ええ。

P：自分でそれが分かっていれば，それだけで十分な気がして。先生にお電話して，その話をすれば，それはそれでいいのでしょうが，でも，そうしないで（くすりと笑って），今日お話するということもできるし。

A：ええ。

P：そんな風に考えられたことで，先生に電話をしてもいいんだと思うと，何か，先生と私は，もっと対等な感じがして。

A：ええ（ほぼ患者の言葉と同時に）

P：上下じゃなくて。

A：ええ……（68秒の中断）

P：夢の中で，昨夜の夢ですが，その中で私が感じたのは……その……何ていうんでしょうね……どう言えばいいのか分かりませんが，受け入れられる，っていう言葉が繰り返し私の……

　　（彼女は，受け入れられるという新しい考えで，沈黙を破る。それは，繋がりという考えと関連しており，その拡張であるが，バリエーションが導入されている。）

A：ええ

　　（患者の言葉とほぼ同時に）

P：……頭に浮かんで。それって，自分は受け入れられている感じがするとい

うか……それも,ありのままの自分が……
　(彼女は受け入れられるという考えを繰り返す。それが起こったのは,分析者が,"えぇ"と,この方向への動きへの関心を強調した彼女の2度目のイニシャティブに賛同した後である。)

　患者が"受け入れられる"という考えを導入したとき,間主観的な場に変化が生じたが,それは,沈黙からの展開として予測できるものではなかった。ローカルレベルにおいては,一貫した物語の構造はなく,いかなる関係的な動きであれ,その後に何が続くかを予め知ることはできない。いかに洞察的な治療者であっても,すぐその次の文章で患者が何を言うのかを知ることはできない。たとえもし,こんな風なテーマということは分かっていても,それが厳密にはどんな形をとってくるかは予測できない。そうでありながら,実際に治療者が厳密なところ,どんな風に言うかが,コンテクストを作り,次に何が起こるかに影響する。治療プロセスにおいて実際に起こってくることの,この重要な特徴は,力動的無意識の意味に焦点を合わせているだけでは見えてこない。
　この予測不能性を考慮に入れようとするなら,ある出来事が,必ずしも起こらなくてはならなかったことではないことを念頭に置いておくだけでよい。起こった可能性があることはたくさんある。どの時点においてであれ,そのモーメントがどちらか一方に対して持つ意味を指標にして,患者が,あるいは分析家が,別の違った関係的な動きをとった可能性があり,そうなれば二人の実際の相互交流の流れは,変わってしまっていたことになる。治療的相互交流には共創造性とファジーに意図することが付き物である。と言うことは,いかなる関係的な動きも,違ったものであった可能性がある。二人にとって,等しく妥当かつ効果的な経路はたくさん存在し,その多くが,おおよそ似たような目的地に到着する。生物学と発達心理学の場合,多様で特異的な経路のそうした等価性は,等価結末原理と呼ばれる。

スロッピーなプロセスと重複性

　治療的相互交流がたどる厳密な道程の予測は不可能であるにもかかわらず,分析家と患者は意味を伝達し合い,いかに一緒に居るかの暗黙の知識を展開し,互恵的な方向性の折り合いをつけ,お互いに繋がっていると感じる。意図の伝

達，そして推測が，かくもファジーで，予測不能で，可変的なプロセスであるとすれば，人は，いかにして，表出された意味の理解に至るのか？　この謎を解く鍵は，相互交流を特徴付ける反復と重複にあると考えられる。要点を強調して言えば，治療においては莫大な量の時間が，繰り返しやテーマの変奏，言い換えなどに必然的に費やされ，そのおかげで意図は，最適条件下で推測され，協働的方向性が浮かびあがってくる。

すでに述べたように，意図することに本質的に備わったスロッピーネスは，可変的であり重複的である。この反復プロセスは，一歩一歩のやり取りと，意味をめぐる交渉を特徴付ける。それは，抜粋 #1 の終わりの方で，二人が，どちらの夢の話をしているのか話し合っている部分に現れている。その時点で患者は，"彼女の心のうち，ビョウキで，プレッシャーを感じている部分"について話し合うという話をしている。

抜粋 #3
"これをいろいろ違ったやり方でやる必要がある"
（章末付録 p. 144 下から 10 行目〜 p. 145 下から 9 行目）

P：金曜日にここに来るように強制されたという感じというのは，感じなくて。少なくも意識的には。というのは，私が感じていたのは，むしろ，グループ（セラピー）が私に求めていたもので……自分が感じているより，もっと具合が悪くなくてはいけないみたいな。……それに，ここに来る時，そういう考えが心の片隅にあることがちょくちょくあるし。心のどこかにビョウキのところがあって，それにアクセスしなくてはいけない，みたいな。

A：なるほど。

P：……ちゃんとしたことを話そうとすれば。その，何か，私の頭の中に，病的なものがあって，それを扱うことができないと……

　　（彼女はここで，心のビョウキの部分について話さなくてはいけないと感じていることを繰り返した。）

A：あぁ，それを，ここでも時々感じるんですね。

　　（彼は，二人の間の体験を強調する形で，彼女に賛同する。）

P：そうなんです。

　　（彼女は"はい，お分かりいただけましたね"と言っている。）

A：そうなると，夢も，ここに来ることをめぐってですね。あなたの脳のビョウキの部分をオープンにしろというプレッシャー。
　（分析家とのやり取りを通じて，プレッシャーという言葉で何を意味しているのかを彼女自身の心の中でますます確信し，明確化した患者は，プレッシャーというのが彼女のビョウキの部分を話し合うことをめぐってであり，金曜日のセッションに来るよう強制された感じについてではないという点を，分析家が理解するのを助けている。彼がその理解を得たことは，イニシャティブをとることで自分を理解してもらえるようにできるのだという，彼女の実感を強化している。）

P：私の中で，すごく混乱しているのは，あのグループセラピストのグループに参加していた時，どうしても納得できなかったのは，私の体験が，どこか……グループの他のメンバーと似通っているはずだという点でした。
　（彼女は"彼女の心のビョウキの部分"についてプレッシャーを感じるという点を繰り返しており，今回は，他のグループメンバーとは違った感じがしたと述べている。彼女と比べ，他のグループメンバーたちは，自分たちが犠牲者であることに焦点を当てる傾向がもっと強く，虐待の体験によってもっとずっと損傷を受けていると感じているように見えた。）

A：ええ。

P：私は，とてもそんな風には感じられなかった……それに第一，私がそんな風に考えることを誰かが願うなんて，変ですよね。そんな風に考えたからって，何か役に立つんでしょうか？

A：うーん……

P：分かりません。頭がごちゃごちゃしちゃいます。そう，初めて先生のところに来た時，先生に言って欲しかったのは，私は，自分で思っている以上にビョウキだから，ここに通ってもいいんだ，ということでした。
　（ここで患者は，最初のセッションで，二人が，"彼女のビョウキの部分"について話したことに矛先を変えている：繋がっているためには，ビョウキでなくてはならない，と。そのため，彼女は自分の"ビョウキ"を誇張せねばならず，それが，プレッシャーをかけられた感じの，始めの頃の表れであった。間接的にではあるが，彼女がここで言及しているのは，そうした初期のセッションにおいても，分析家は，彼女の自己体験のポジティブな部分への焦点付けを失わないよう助けてくれたことである。）

A：えぇ。
P：それが，あのグループだと，あのグループセラピストだと，そう，あなたはすごいごビョウキだ，みたいな（くすくす笑う）。自分には，何かものすごく大変な問題があることになってしまう。でも，ほんとにそうかな，ほんとにそんなにひどいかな，って考えて。それって，両極端ですよね。
　　（ここで彼女は焦点をグループでの体験に戻し，自分はプレッシャーを感じているという，最初の夢の話題に逆戻りする結果になっている。）
A：えぇ。
P：……それで，思うんですが，自分自身の捉え方について，私にはまだ課題が残されていると思うんです，ビョウキでいたいのかどうかについてですね。つまり，その傷跡を，自分の自己イメージにフィットさせることができないというか，少なくも，まだ，どうやったらいいか，分からないでいるんです。……それだから，ここへ来る度に，その傷も一緒に連れてこなくてはいけない気がしてしまう。その，ぱっくり開いた傷口が，一番目に付きますから。もし，今の自分の人生が，実際私が感じている通りだとするなら（つまり，傷口がぱっくり開いた感じがないなら），そうなれば，先生に何をお話したらいいか分かりません。お話することは何もありませんから。多分先生は，じゃあなぜ私はここにいるのかとお尋ねになるでしょうから，お話したんですが。
　　（彼女には自信がない。しかし，ますます明らかになってきているのは，二人が話しあっているのが，"彼女自身に対する捉え方"のどこまでが，彼女の"ビョウキ"の部分に限局されたものであるかという点である。この抜粋の始めからずっと，二人は，彼女の"ビョウキ"の部分に焦点を当てるべきであるというプレッシャーを彼女が感じていることをめぐり，堂々巡りして来た。そして，彼女の"ビョウキの部分"に関する課題を拡張している。彼女は自問する：もしかしてそれは，自分はビョウキではないことと繋がっているのか？　数分の内に二人の話題は移り，2つ目の夢と，彼女が"もっと強く"そして"もっと平等"に感じていることについてへと，さらに話が進んでいる。）

　この短いやり取りの中で，いかにして二人は，共有された意図とは何かに"合意する"に至ったのか？　それは判然とは言葉化されていない。この協働

成就へのカギは、患者と分析家との間の言葉のやり取りの繰り返しにある。こうした繰り返しは、不必要ないしは飽き飽きするという意味での重複とは違う。代わる代わる何遍も繰り返すことが、関係性をめぐり共有された意図をいかに共創造するかにとって、非常に重要である。それは、穏やかで、漸進的なステップを踏みながら、共有された意味と、共有された方向性の共創造へと向かう、探索プロセスである。

　関係的な動きのこうした重複が必要な理由はいくつもある。代わり番このやり取りの最中、関係的な動きを構成する客観的に観察可能な行動は、共同の方向性をめぐりそれぞれの中で新生して来る理解を、部分的に伝えているに過ぎない。行動と意図は、一対一では相関しない。その相関図は大まかである。それに、このヴィネットからも分かるように、同じ意図でも、その伝達のされ方は、限りなく多彩である。

　表出と受容のプロセスが、本質的に可変的であるのに加え、意図はほとんどの場合、完全には形成されないので、その表出はしばしば"試しに"である。新生しつつある意図をめぐる受け手側の理解も、同じように部分的であり、ためらいがちである。したがって、暗黙の質問が二人の間でコミュニケートされるやり方は、"私はXについて話したいんですが、あなたはどうですか？　それ、話せますよね、ここでの今の二人一緒の在り方からすれば？　意図はどんな形を取るんでしょうね、それを一緒に言葉化し始めたら？"みたいな感じである。こうした関係的な意図の表出は、単なる"はい"か"いいえ"ではない。二人が折り合いをつけ、意図を形成するにつれて、お互いから、一連の応答を求める。したがって、それに対する一つ一つの反応も、単純に、積極的"はい"・"いいえ"では済まされない。それがまた、さらなる反応を求めるからである（"はい、私は。でも、あなたも、本当に？"、"あなたがどうしたいか、私に分かっているかどうか分からない"、"思っていたのは、こんなようなことでしたか？"）。そうすると、最初の人がまた反応することになり、それが繰り返されて行く。このやり取りの繰り返しから、相互的な意図が発現する。スロッピーで、重複的で、共創造的なプロセスというこの視点は、二者関係システムによって関係的な意図がいかに形成されるかを、より特異的な形でモデル化できるようにしてくれる。患者が"プレッシャー"で何を意味していたかを分析家が理解した時、彼女自身の中でも、それがもっとはっきりし、グループに対する彼女の気持ちと、分析家に対するそれがどう違うかを語ることができた。

分析家の中の変化が，患者の中の変化を触媒したのである。また，彼女が分析家の理解を促進できたことが，コミュニケーション能力に対する彼女の自信を高め，彼女の自己感を変容した。

関係的意図の表出と受容に本来的に備わった多様性は，重複を通して絞り込まれる。それは，小刻みなプロセスであり，相手の中に新生しつつある意図をめぐる各自の感触を明らかにするだけでなく，各パートナー自身の意図の創作，そして整理統合の触媒も果たす。繰り返しが順調に進めば，共創造され共有された意図ないしは意図の方向性が浮かび上がってくる。われわれの見解では，個人が，原初的活動，オーガナイゼーション（全体的まとまり），意図的方向性の源であるが，各個人の方向性の発現は，関係的なコンテクストによって，連続的に選択され，組み立て直され，再コンテクスト化され，そして，再び方向付けられる。機能的な観点から言えば，関係ユニットは"るつぼ"であり，その中で，相手と共通な方向性へと参画する一環として"個人の"意図が創り出される。逆説的なことに，自分自身になる唯一の方法は，共有された意図の方向性へ，他者と共に参加することを介してのみである。

スロッピーネス，共創造性，そして，過去の役割

意図は相互的に創られるとは言っても，それらが全く新しく創造されるというつもりはない。全く新しい創造ということになると，過去は，そして，各個人に開かれた関係の可能性への過去の持ち込みは，否認される。過去が現在へ及ぼす影響は，これまで，いくつかの枠組みで考えられて来た。たとえば，初期の理論において過去は，その出来事が起こった時に形成された表象ないしは意味というレンズを通して捉えられた。より現代的な観点の内の1つ(Schafer, 1992)によれば，過去は，患者のナラティブ（物語的）な構築として捉えられ，それは，治療との相関で変化を起こして来る。われわれの見解でも，過去から派生するオーガナイゼーションは，現在に影響を与えながらも，それ自身，絶え間なく更新されて行く。この点を除けば，近年の概念化は，ナラティブ・アプローチとはほぼ一線を画する。ナラティブ・アプローチは，意識的，自省的な対話という，判然としたレベルで作動し，変化は，治療セッションにおける対話を介して起こって来る。それに対し，われわれは，過去の更新が，主として判然としたナラティブプロセスを介して作動するという形では概念化しない。

むしろ，脳機能の現代モデル（Edelman, 1992; Freeman, 1995）に沿う形で，われわれが考えている，関係性をめぐる暗黙の知は，関係的な出会いがある毎にごくわずかずつ，自動的に，あるいは暗黙裡に更新されるのであって，主として判然としたナラティブのやり取りを介して作動しているのではない。治療において，古い内在化されたモデルの一部がアクセスされる度に，そうした過去のオーガナイゼーションは，患者と治療者との間の相互交流の現在のコンテクストによって，微妙に再編成される。われわれの見解によれば，この新しいコンテクストにおいて起こる関係性をめぐる暗黙の知の小さいながらたくさんの変化の蓄積，つまり，微妙に変化しつつあるオーガナイゼーションは，治療状況以外での行動にも影響する。ローカルレベルで起こる再コンテクスト化と再編成プロセスは，微妙な，微々たる変化なので，治療においてそれが蓄積されるまでは，容易には目に留まらない。

時々刻々レベルにおいてわれわれが描き出す創造的プロセスは，現在の相互交流に与える過去の影響の真価を損ねるものではない。過去は，両パートナーが出会いへと持ち込む，関係性をめぐる暗黙の知に包含された制約，つまり，転移，逆転移を介して，現在のモーメントを形成する。すでに述べたように，そうした知は，二人の参与者それぞれの過去から派生した読みと期待，そして，二人の遭遇の共通の歴史から派生した読みと期待を包含している。こうして，高度に可変的な一連の行動を，相互に認知された関係的意図へと，共創造的に仕分ける作業がコンテクスト化される。それが可能となるのは，二人の間にすでに創られた，関係性をめぐる暗黙の知のおかげであるが，その知は，両者の関係性以外の，各々の過去も含み込んでいる。

この関係性をめぐる暗黙の知に含まれるものとして，これまで分析者と患者がどんな風に共に在ったかをめぐる暗黙の知，そして，短期的，長期的な判然としたゴールと暗黙のゴールがある。共に在る歴史がいかに素材に現れるかについては，次の例が分かりやすい（章末付録 p. 147 の 15 行目〜下から 12 行目）。

A：それって，最近感じるようになったことですか？……
P：その……なんて言うか，ある程度……私の気持ちがそれについて変わり始めていて……。もちろん，こうなりました，決定事項です，というわけじゃないですが（ふふふと笑う）……えーと……（"進んで行き"，クスクス笑いの後，彼女は言う）一つ，土曜日に，先生にお電話しようかなと思い

ながら考えたのは……心の中で，確信したのは，先生に電話してもいいし，夢（混乱させるようなグループセッション）について話してもいいし，そうして構わない。でも，だからと言って，えーと，先生に電話しなくてはいけないわけではないって。
　（セッションとセッションの間の電話は，「必要なら」ということになっていたが，彼女は，できるだけしない方が良いことと考え，一度かけて来ただけである。）
A：えぇ……
P：何を証明する必要もないわけですから……それで，しませんでした。
A：えぇ。
P：自分でそれが分かっていれば，それだけで十分な気がして。先生にお電話して，その話をすれば，それはそれでいいのでしょうが，でも，そうしないで（くすりと笑って），今日お話するということもできるし。

　セッションとセッションの間に電話することは，この患者と分析者の間で共通の意味があるという事実とは別に，患者がくすりと笑ったことも，お互いの間で共有された知識をコミュニケートしている。たとえばそれは，二人ともユーモアをよく使うことであり，それも，しばしば少し自分を卑下した感じのユーモアで，それによって緊張を緩和することである。彼女が笑った時，彼女は緊張を緩和しようとしているのだと治療者は理解するであろうと，二人は暗黙裡に了解している。この共有された気づきは分析的介入の方向性に影響を与える。つまり，ネガティブな情動に背を向けた点を解釈するか，あるいは，その時間のチャレンジングな課題の探索を続けるというゴールを持ち続けた，患者の自己調整的な活動を評価するか，その分かれ目となる。二人に共有の過去がもたらす，この種の共有された知のもう一つの例は，治療者の"えぇ"という物言いが，"はい，続けて……"と治療者は言っていると，二人に了解されていることである。
　各個人はそれぞれに過去を持つし，いろいろな関わり方の可能性を新しい出会いへと持ち込むのもその通りであるが，それでもわれわれは，過去の出来事を支配しているのは二者的状況であると考える。われわれの見解によれば，二人の参与者の過去が二人の相互交流にいかに影響を与えるか，その影響の与え方が，このモデルにおける転移と逆転移の現れ方である。過去の転移の現れを

再コンテクスト化するのは，参与者の現在における相互交流である。現時点における二人の方向付けは，二人に共通の方向性を形作るのに必要な要素を，それぞれの過去から絶え間なく選び出し続けることによってなされる。そして，そうした要素は，新しい，共創造された，二者間プロセス要素へと，迅速に再結合されてゆく。さらに，治療における創造的要素は，しばしば，二人が共通の方向性を構築することができるくらいまで，過去を引きずった固定要素を覆い隠す。われわれの考えでは，事の中心は二人の間の相互交流プロセスにあり，各人の個人的過去にはないのである。記憶に関する最近の見解が指摘するように，現在のモーメントは，思い出されたことをコンテクスト化するだけではない。その記憶を，現在の相互交流に照らして再コンテクスト化する形で，変容する（Edelman, 1992; Freeman, 1995）。

共創造性は認知プロセスを必要とする

二者システムがかくもスロッピーで移ろいやすいことに鑑み，当然頭に浮かぶ質問は，いかにしてそれが，それなりの決着に辿り着き，先へと進めるのか，である。関係的なやり取りに区切りをつけているのは何か？　患者と治療者は，意図の方向性をめぐり合意に至った時，それをどうやって感知するのか？　患者と分析家の間の関係的なイニシャティブの内，あるものは選抜され，繰り返し取り上げられ，フォローアップされ，細かく手を加えられるのに，他はなぜそうならないのか？　ここで，Sander の認知プロセスに関する研究がガイドとなる。彼は，人の発育と発達における方向性をどう説明するかの問題を繰り返し検討している内に，生物学的組織体も，心理的組織体も，適応的組織体として，ますます一貫性を高める方向へ向かうという結論に至った（1997）。

認知プロセスという言葉でわれわれが言おうとしているのは，二人が，共通のゴールに向かっている内に，お互いに対する応答が特異的にフィットして来たと感じることである。Sander（1997）の指摘によれば，そうしたモーメントの本質的特色は，他者の主観的現実，あるいは，意図的方向性を，多重レベルで同時的に認知することにある。各パートナーは，"今，二人の間に起こっているのは何か" に関し，近似のヴァージョンを把握し，それを確認し合う。その作業は，相手のイニシャティブに対し，特異的にフィットした反応を示すことで成し遂げられる（第 1 章と BCPSG, 1998a [Stern, et al., 1998]）。

自覚されたレベルでの認知プロセスに関する Sander の見方は，暗黙裡に意識に上らず，言葉にされていないレベルにおける，この種の特異的にフィットしている感じを理解する際にも，それが自覚され意識されていると示唆することなしに拡張できる。たとえば，父親と乳児の関わりを一コマ一コマ分析した Sander の有名なフィルムで，乳児は父親の腕の中で眠りに落ちるが，それは，父親の行為と乳児の自己組織化された睡眠プロセスとが，特異的にフィットし合った瞬間である（Sander, 1997）。特異的にフィットし合った感じに伴う暗黙の認知は，患者と分析家にとって，同様な機能を果たす。意図するところがフィットしているという感じが達成されれば，間主観性が一貫して共有された状態が発現し，方向性の共有という相互的な感触が生まれる。認知プロセスは，この二者関係状態をめぐる共通の理解なのである。

　一方がイニシャティブを取り，それが"しっくりくる（フィットしている感じ）"という，もう一方による認知は，ほとんどの場合，応答的な動きによって伝達される。その動きはうまく行けば，協働的ゴールに向かおうとする対話をさらに深めるような形で，その直前の動きの上に構築される。両パートナーは，自分たちの行為が，お互いの関係性の展開と，ひいては，より複雑でより協働的な共にある在り方の達成の可能性と，しっくりくると感じるのである。この意味において認知プロセスは，発達と臨床プロセスにおける方向決定要因なのである。そうやってわれわれは，シナリオの無い関係的出会いを，手探りで進めて行く。

　十分にフィットしている感じかどうかを知るのに一番簡単なのは，次に何が起こるかを考えてみることである。果たしてそれは，方向性の変化を，一貫性の感触の推移を，あるいは，活性化を可能にしたか？　この機能上の定義は，"フィットしている感じ"がいつ達成されたかを知るための内的あるいは外的基準をめぐり問題を引き起こす。十分にフィットした感じの基準は，実際に決めようにもあまりに流動的であるし，過去における出来事との比較であまりに相対的なので，言ってみればそれは，常に定まることがない設定点である。

　フィットしている感じと認知がいかに相互確認されるかを示す 2 つの例が，録音から起こした記録に発見できる。一番目は，週の最初のセッションの終わりの方で，受け入れられている感じをめぐり落ち着かない感じがするという話をした後である（章末付録 p. 147 下から 1 行目～p. 148 の 9 行目）。

P：自分は受け入れられている感じがするというか……それも，ありのままの自分が……でも，その感じがすると，怖くもなるんですよね……傷つけられるのではないかって，恐ろしくなり始めるんです。ガードが甘くなるというか……心にすごく引っかかるのは，受け入れられた気持ちになって目を覚まし，それは夢だったんだと意識した瞬間，そんな気持ちになることが怖くなり始めるんです。なんと言うか，先生との間で本当はそんな気持ちになりたくない，みたいな。
A：あぁ！……何か怖いような。
P：そうなんです。
A：そうなんですね。

　二人がお互いに"そうなんです"，"そうなんですね"とエコーのごとく呼応する時，そこにわれわれは共有された状態の相互的認知を見て取る。
　認知プロセスのもう一つの例は，その週の2回目のセッションの始まりの部分，上に述べたセッションの次の回に見ることができる。そのセッションは，患者が，カウチで横になるのではなく，座位で話すことを望むという，いつもとは全く違う形で始まった。この時初めて患者は，カウチに座り，分析家を見ながら話し始めた（章末付録 p. 148 下から 13 行目〜下から 2 行目）。

P：今日は，なぜか，すぐには横になりたくないんです。
A：ちょっとした変化ですね。何が起こっているのでしょうね？
P：はっきりとは分からないんですが，でも何というか，自分が何を求めているか，もっとはっきりした感じです。自分なりに取り上げたいことがある，そんな感じです。

その後まもなく，彼女は横になり，新しい状態にあるという，その感じについて，分析家と話し続けた。

P：今日は，もっとずっと繋がりがある感じがするんです……と言うのは，先生に対して，何かオープンになってきているような気がして……それも，自分から進んで。その，何を話すかについて，私にコントロールがあると言うか……普通は，そうは感じませんから。今日は，取り上げたいことが

ある，そんな感じですね。
A：（顔をしかめて）それって，普段は難しいんですね？
P：そういうことです！

この時点で二人は一緒に大笑いとなる。
　取り上げたいことがある感じがするという，新しい発見を患者が語り，大笑いになった時，二人は，イニシアティブがお互いにしっくりくるという感触を行為化している。この，"しっくりくる（フィットしている）感じ"という共有された認知は，相互交流を脈絡化する新しい共通の意図の創造をマークする終止符，場合によっては感嘆符である。この認知が起こると，探索の新しいフェーズの始動が可能となる。実際，この症例でも，セッションの最後の方で二人は，治療の終結を，初めて現実的な形で話し合い始めた。

ローカルレベルのスロッピーなプロセスと，精神分析プロセスに対するその他の見解

　言うまでもなく，ここにあげた臨床素材は，いろいろ違った観点から考察できる。この素材を検討した際のわれわれのゴールは，相互交流のローカルレベル，つまり，共有された意図に折り合いを付けることが焦点の中心となっているプロセスを吟味することであった。焦点がナラティブレベルにある他の諸理論が，ここでの素材に発見するテーマは，予め存在するナラティブの展開であり，野心をめぐる無意識的ファンタジーであり，攻撃性をめぐる葛藤であり，自己感の新生に貢献しているやり取りであろう。そうした諸理論は，治療関係において展開しつつあるこうしたテーマの転移的意味に焦点を合わせるかもしれない。また，分析過程における情動の激化は，根底にある攻撃性に対する恐怖であり，自由連想によってそれが明らかになったと理解されるかもしれない。そして，葛藤が解消され，恐怖が減退する機序として，洞察を特定するかもしれない。加えて，患者・分析家間の相互交流における意図の方向性をめぐるいろいろな可能性に関し，これまでとは違ったたくさんの"読み"を考慮に入れることができる分析家は，患者を手助けするための選択肢をさらに多く持つことになる。しかしながら，治療プロセスがスロッピーであることをめぐり，また，対話と交渉のプロセスを通じての患者との方向性の合流が必要であること

に関し，分析家がオープンであることもまた，共有された方向性がうまく発現し，ひいては，分析が成功するために欠かせないと思われる。患者 - 分析家間の対話のローカルレベルが，この共創造と認知プロセスにとって，非常に重要な基盤である。

　分析家の活動という観点から見れば，以上とはまた別な経路も考えられる。たとえば，分析家は，自由連想を優先することを選び，治療者に電話しようとした患者の考えをめぐる始めの方でのコメントを控えて，患者の自由連想プロセスを中断しないようにすることもできた。同様にして，長い沈黙という，患者の自由連想からの防衛的逸脱を，たとえば，黙り込んだその時点で何が起こったのかを尋ねることで，分析することもできた。あるいはまた，夢に立ち戻るという選択をし，転移をめぐる問題，たとえば依存希求，性愛，攻撃性をめぐる葛藤などを分析することもできた。それに，"すごくビョウキ"であるというファンタジーをさらに詳しく検討することで，性的で攻撃的な，悪い，傷物という自己表象と関連した激しい情動への道を開くという選択もあった。それにまた，グループセラピストや治療グループに焦点を当てることで，転移反応の探索を，置き換えられた世界において行うという可能性も，それだけに限定するのではないにしろあった。上記のアプローチすべてが，分析家の作業に情報を提供する。ただ，取るアプローチが何であれ，どの分析家も，ミクロのレベルで患者と同時的に相互交流していることからは逃れられない。どのアプローチであれ，このミクロのレベルでの意味合いを持つ。いかなる治療においても，そのオリエンテーションにかかわらず，ミクロのレベルを無視することはできないのである。そのことが，われわれの臨床的感性を変容させた。

まとめと結論

　この章は，二者間の間主観的対話のローカルレベルにおける本質的特性である，スロッピーネスを探究した。それは，精神分析的治療のダイナミック・システム・モデルにおける，非常に興味深くかつ生産的な側面であるとわれわれは考える。それはまた，共創造プロセスの本質的要素であり，間主観的整合性 coherence の増強を導く。スロッピーネスを，われわれは，対話におけるエラーや不運とは考えない。むしろそれは，創造的可能性を秘めた要素を産み出す源であり，そうした要素は，二者関係の進化の方向を，予期されなかった形で，

もっと言えば，予め想像することなどとてもできなかった形で改変する。

　分析プロセスを驚嘆に価するほどに特異的な旅路にしている斬新な要素はどこから来るのか？　二者心理学にとってのスロッピーネスは，一者心理学にとっての自由連想であるとも言える。両者とも，予測不能で独特な詳細を付加する。両者は驚くような発見を導き，二人をそのユニークさへと後押しする。とは言え，重大な違いもある。自由連想は，既存の意味のネットワークから発し，そこに帰する。これに対し，スロッピーネスは，確かに過去により影響されてはいるが，既存のオーガナイゼーション（組織体）の一部ではない。

　スロッピーネスは，自由連想や，予期せず"ぽんと飛び出す"その他の出来事と同じで，それが創造的可能性を持つことがあるとすれば，それは，しっかりと確立された治療システム内か，あるいは，うまく機能している二者関係の枠内で理解され，利用された場合だけである。そうした二者関係システムの方向性や制約がなければ，即興的な要素は，大混乱 chaos へと向かいかねない。

　2回の分析セッションの録音を起こした記録を元に，スロッピーネスとそれに関連した特性を，いくつかの例をあげながら説明した。また，そうした特性が，精神療法の共創造プロセスをいかに促進するものであるかを述べた。この視点は，ダイナミック・システム・モデルに基づいた関係性理論の新生に寄与し，また，そうしたスロッピーな二者関係プロセスが，いかに精神分析的な変化をもたらすかの説明を提供する。

コメントで指摘された問題点に対するコメント

　本章のここまでの部分が論文として発表された際，その雑誌の同じ号に，われわれの論文に対する三つのコメントが併載された（House and Portugues, 2005; Litowitz, 2005; Mayes, 2005）。以下に再録するのは，三つのコメントに対するわれわれの返答である。

　われわれの論文における，どちらかというと斬新でなじみの薄い方向性に対する，三人の討論者による思慮深い考察に感謝する。分析家と患者の間の暗黙のプロセスを優先する観点の根底にある基本的仮説に関し，各論者は，さらなる対話に向けて，さまざまな視点から，多数の論点をご指摘下さった。取り上げられた論点すべてに対し，さらなるやり取りをしてみたい誘惑に駆られるが，われわれは，コメントへの返答を，ここでわれわれが提唱している理論的枠組

みにとって，最も重要で，決定的と思われる論点に限定する。

　まず第1に，手短に明確化しておきたいのは，われわれが，スロッピーネスそれ自体を，変化へと結び付いて行く"解釈を越えた何か"であるとは考えていないことである。むしろ，われわれの考えによれば，スロッピーネスは，（ローカルレベルでの）治療的やり取りから切り離せない特徴であり，互いにフィットし合う新しいやり方を一緒に創り出すために使われる。"スロッピーネス"には，相互交流において"弾けるように起こる"，自発的，即興的で，予想外の対人関係的出来事が含まれ，それが，時と場合によって，間主観的な出会いのモーメントを触媒し，変化をもたらす。House と Portuges（2005）は，スロッピーネスと"ファジーに意図すること"を翻訳して，"二人の間のコミュニケーションの複雑性と困難"であると述べているが，われわれの考えるところでは，スロッピーネスと"ファジーに意図すること"を概念化することそれ自体が，この"困難"を解明する方向へと向かう動きである。

意味：記号，象徴，本来的意味

　ここではまず，Litowitz（2005）による，記号論 semiotics 的観点からの，精神分析的研究をめぐるエレガントな記載について論じることから始めたい。と言うのは，われわれの観点が，意味の社会・社交的起源という点では彼女の説とほぼ軌を一にしながらも，そうした意味の基となるプロセスに関しては，彼女の見解や，House と Portugues らが提唱する見解とは，かなり異なるからである。

　コミュニケーションプロセスは，共創造されたものであり，二人のパートナー間で曖昧さを取り除くための絶え間ない作業を必要とし，そのプロセスを通して意味が浮上してくるという，Litowitz の記述には，多くの点で賛同する。また，彼女が Quine（1960）と Bahktin（1981）について述べ，言葉の一般化された意味の背後には"言葉にまとい付いた過去のコミュニケーションのやり取り"の歴史があるとする立場にも，われわれは賛成である。Hobson（2002）も似たような点について触れ，"どの言葉も隠された感情のほてり"を持ち，それは，その言葉が埋め込まれた特定の関係的出会いを介して集積されたものであるとしている。Litowitz による Rommetveit（1974）の引用は，コミュニケーションのファジーさに関するわれわれの考え方のさらなる類似性を示

すものである。たとえば，"先走った了解は，理解が生まれる期待を持たせるが，それはしばしば誤解に終わる"が，その例である。この点をさらに強調しLotowitzは，"あらゆる記号は本来的に常に曖昧である"とも述べている。ただ，Litowitzは，記号(サイン)のリストの中に情動的手がかりcuesも入れている。そこに，彼女の観点とわれわれの観点との深淵なる違いの源がある。情動的手がかりからも，意図をめぐる手がかりからも，意味は滲み出すが，厳密にはそれらを，象徴とも記号(サイン)ともみなすことはできない。それは，用語のごく日常的な意味からしても，また，発達研究の視点からしても同じである。情動的手がかりは，むしろ，誕生の時からずっと，生得的で生物学的に回路付けられた，意味，力価（誘意性）valence，あるいは評価価値valuation（価値を表すEdelmanの用語）を持っている。

　こうした手がかりcues(サイン)が記号でないとすれば，意味はどこに在るのか？情動的手がかりは（意図をめぐる手がかりも），主として動きであり，顔の表情，ジェスチャー，体位からなる。顔の表情を例に取って言えば，顔の表情のあるものは，社会によって因習化されることで記号(サイン)となりうる。その場合，顔の表情は，（前の晩のディナーに言及しながらのむかついた顔のように）表情の表出という単なる動作であることを越えて，指示対象referentを持つ。では，むかつくような物を食べている間のむかついた表情はどうとらえたら良いのか？ その表情が，何か他のものの印である，たとえばむかついているという内的な気持ちを指しているとするのは正しくない。顔の表情は生物学的に内的感情の一部だからである。同じことが，微笑みも含め，因習化された顔の表情の多くについてさえ言える。それらは確かに記号(サイン)であるかもしれない。しかしそれは，因習的な記号(サイン)である以前に，特異性をもった所作である。この所作の特異性が，その表情に与えられた記号(サイン)としての価値との比較で，情動の真摯さの指標となる。もともとの表情に他意はないのである。

　ダーウィンを含め，他の学者たちは，顔の表情が，同種族の他のメンバーに対するシグナルとなりうることを指摘する（あるメンバーをむかつかせた物は食べない）。そうした場合においてさえ，表情が記号(サイン)であるかどうかは疑問である。ミラーニューロンに関する最近の所見や他の形での"他者中心的参与"研究によれば，顔の表情は，シグナルでもなければ何か他のことを指示する手段でもなく，共鳴と感化を始動するものである。となると，あるのは，他意のない真摯な情動的手がかりであり，そこにおいてコミュニケーションは，所作

にある。

　乳児はそうした手がかりの基本的力価（誘意性）valence を初めから理解するので，それらは恣意的とは言えない。人生の始まりにおいても，また，それ以降も，それらの手がかりが，何か他の物を指すものであったり印であったりすることはない。それらはそれ自体，ポジティブないしはネガティブなコミュニケーションとして固有の意味を持つ。こうしたコミュニケーションのシグナルが，初期コミュニケーションのユニークに人間的な特徴の一つである，面と向かっての情動の精巧なやり取りの基礎を形成する（Hobson, 2002; Jaffe, Beebe, Feldstein, Crown, & Jasnow, 2001; D. N. Stern, 1985; Tomasello, 1999 参照）。母と乳児の間の，あるいは，治療者と患者の間の情動的な流れとしてわれわれが語っていることのほとんどが，固有の意味を備えた行為の連鎖からなっている。それらはもちろん本当の意味での記号(サイン)や象徴と混ざり合っている。

　そうであるとすれば，間違いなく乳児は，象徴を使い始める前から意味をつくり出す。意味は，象徴と繋がっている必要はないのである。母-乳児相互交流のビデオ録画を見た後，母親の行為が乳児にとって何らかの意味を持ち，乳児の反応が，彼の中に生成された意味を反映しているであろうことに疑いを持つ人はいない。関係性をめぐるこの暗黙の（非象徴的）理解（関係性をめぐる暗黙の知）をわれわれは，意味システムの根幹を成すものであると考える。それはまた，より恣意的な記号(サイン)や象徴を，実体験ですでに獲得された暗黙の意味に，後から重ね合わせてみる際に欠かせない基体である。Peter Hobson（2002）は，彼の著作『思考の揺りかご』において，この点に関する議論を展開し，多岐にわたるエビデンスを，雄弁に，詳細に述べている。

　以上をまとめれば，情動手がかりと意図をめぐる手がかりは，固有の意味を持ち，それは，生物学的観点から見れば，恣意的でも曖昧でもない。この違いは，意味の新生に関するいかなる理論にとっても重要である。情動手がかりと他のもっと恣意的な記号システムとを識別し損ねると，発達的に，また，治療的に，いかにして意味が共創造されるかを明らかにするどころか，混乱を招いてしまう。心と脳の機能に関する近年の科学的観点と整合性を失うことなく，ここにわれわれは，関係性をめぐる暗黙の知が，言語に基づく判然とした知識とは違った形の表象であるとする見解を提唱する。関係性をめぐる暗黙の知は，言語の獲得によって変化することはないし，言語が到来したからといって言語へと変身するわけでもない。それは，表象された体験の別個な領域であり，判

然とした語義的（意味）知識の発達と同じように，生涯を通じて展開する。関係性をめぐる暗黙の知は，関係的な動きの読みだけには限定されておらず，それにまつわる感情や意図をめぐる手がかりも含む。暗黙の知の豊かさこそ，ここ数十年の乳児観察・愛着研究の，最も重要な所見の1つである。そうした所見が明らかにした通り，関係性をめぐる暗黙の知は，過去を現在へと持ち込む媒体の1つである。関係性をめぐる暗黙の知は，（個人的に体験された）過去以外の何も表出することはできないし，現在のモーメントは，人の"今"の反応をオーガナイズする，過去からのものすべてを含んでいる。

分析家が可能性として考えなくてはいけないのは，最重要レベルの精神力動的意味が，非象徴化プロセスを介して伝播され，行為化され，表出されている可能性である。この主張がもし混乱を招くとすれば，恐らくそれは，象徴化プロセスを介してしか意味は生成されないという確信のせいである。Michael Basch は，意味を，"意向が行為に及ぼす影響"であると定義した（1975）。それは，判然とした意味にも，暗黙の意味にも当てはまるが，暗黙の意味の記述として殊のほか的確である。体験している最中，迅速な情動的コミュニケーションを介してやり取りされる，関係性に埋め込まれた意味こそ，人の方向性を最も根本的なところでオーガナイズするものであり，精神分析の中心となるものである。したがって，われわれは，"各人は，他の人と共有された記号システムを仲介にして，意味を探求する"（Litowitz, 2005, p. 752）という見解には異議を唱える。記号システムが重要であることに疑いの余地は無いが，それらは，相手と周囲の世界に対する情動的・意図的オリエンテーションの共有によって始まる，もっとずっと包摂的な間主観的システムの一部に過ぎない。情動的・意図的オリエンテーションのそうした共有こそが，対人的やり取りと，意味生成の核心にある。われわれの考えによれば，意味（とその仲介）を語義上の意味に求めるのは，精神分析的思考において受け継がれてきた根本的な過ちである。言語と抽象的な形の思考は，それ以前に意味を生成し，また表象していた様式の上に構築される。しかも，そうした既存の様式は，象徴的でもなければ，象徴的なものによって取って代わられるものでもない。多彩な研究が検証しているように，複雑なルールに基づいた学習にしても，情動価をめぐる学習にしても，判然とした言明的な形での記憶が無くても起こりうる。Lewicki, Hill と Czyzewska によるレビューを引用すれば，"非意識的情報獲得プロセスは，ずっと迅速なばかりか，構造的にずっと精巧でもある。それは，多角的で

相互交流的な関係を効率的に処理することができ……その知識は，刺激の記銘と解釈，そして，情緒的反応の引き金を引くのに欠かせない。"（1992, p. 796）（Knowlton, Ramus, & Squire, 1992; Lewicki et al., 1992; Tranel & Damasio, 1993）。

確かに乳児は生物学的に，象徴を使う能力を展開するように生まれついている。しかし，膨大な量の神経科学の論文が支持する見解によれば，乳児が洗練を重ねて到達する汎化された予測や，いろいろな対象を見本として繰り返し経験することから生まれる汎化された知覚的原型といったようなものを，いずれ生まれる象徴的表象と同等に扱うことはできない。したがって，"豊穣で，弁別された体験群が，記憶され，予期されるようになる"プロセスが，象徴的ないしは原象徴的であるとする，House と Portuges の論点には賛成できない。それらは，象徴的機能をサポートするものとは別な，認知・知覚に基づいている（他者の思考や感情の表象をめぐる二元的神経部位については，Sabbagh, 2004 参照）。実際，象徴機能は，生後 2 年目の中頃まで利用可能ではないが，だからと言って，乳児が考えていないわけではない。思考と象徴は同義ではないし，同一な構造でもない。

精神力動的プロセスは何処に存するか

Litowitz はまた，暗黙のプロセスというわれわれのモデルの中に，力動的無意識という考え方はいかに組み込まれうるのか，そして，"'力動的無意識'を考えるには，防衛のような概念が必要なのではないか？"と問うことで，非常に重要な問題点を指摘している。防衛が，フロイトのもともとのモデル通りに，抑圧と結びつけられる必要はないし（生後 1 年目の終わりの乳児で観察される回避的愛着を彼女は例として引用する），また，無意識的思考が必ずしも言語的知識と結びついている必要もないという点に関する限り，彼女はわれわれに賛同する。ただ，葛藤，防衛，そして，無意識的ファンタジーと呼ばれるものは，抑圧されたものの一部であるというより，暗黙の領域に存するとするわれわれが到達した結論に，彼女は異を唱える（われわれが至った結論を House と Portuges も，非常に問題だと感じているように見える）。House と Portuges は，われわれの理論化が，力動的無意識を亡き物にしようとする試みであり，"個々人のパーソナルな文化を放棄する危険を冒している"と，取り越し苦労をしている。われわれは，そうしたパーソナルな文化が，主として"言語と抑圧され

たもの"の中にあるとは考えない。ここでのわれわれの意図は，暗黙の領域にもっと目を向け，それが，非意識の中の広大かつ臨床的に重要な部分であることを示すことであり，また，"精神力動的"であるもののかなりの部分は非意識的で，それが非意識的なのは，抑圧されているからではなく，暗黙裡にオーガナイズされているからであることを強調することである。

以前の論文（Lyons-Ruth, 1999）で詳しく論を展開したように，愛着ニーズをめぐる乳児の防衛的な行動は，記号システムによる仲介が可能となる以前から暗黙の（非自省的，非象徴的）情動的プロセスにおいて稼動している，防衛過程の始まりを突き止めるのに，まさに必要なエヴィデンスである。（対話の初期形態と後の解離プロセスとの関係に関しては，最近のエヴィデンスを参照：Lyons-Ruth, 2003; Ogawa, Sroufe, Weinfeld, Carlson, & Egeland, 1997）。われわれの見解によれば，非葛藤的な情動的やり取りだけでなく，情動的やり取りのうち，より葛藤的で防衛的なスタンスも，他者との生の体験の表象の暗黙の形，ないしは手順の形にその基盤を持つ。発達と共に，他者との相互交流において，言語的なやり取りの比重は確かに高まるが，そうした相互交流を司る"ルール"は，人生の始めから，情動手がかりを通じて折り合いが付けられ，意識的で言葉にできるレベルにまで浮上することはまずない。それは，関係性をめぐる暗黙の知の一部として留まる。そうした相互交流上の"ルール"として含まれるのは，関係において，どんな形の情動的関係性ならオープンに表現しても大丈夫かをめぐる読みであり，また，どんな形のものは"防衛的"なやり方で，つまり，歪曲したり，置換した形でのみ表出する必要があるか，などである。言語の使用を司っている構文法と同じで，われわれは，そうしたルールを，人生の非常に早い時期から手順知識の一部として導き出し，使用し始める。それを始めるのは，そうしたルールがどんなものかを意識的に言葉で表現できるようになるよりずっと前のことである。

何が深遠で何が表面的か？

以上のコメントが徐々に明らかにしているように，Litowitz，そして，House and Portuges の見解と，われわれの見解の最も深遠なる違いは，何が"意味"の深いレベルで，何が表層的なレベルと考えるべきかの問題についてである。われわれの見解によれば，これまでの精神分析的作業は，何をもってより深い

レベルの意味であるとし，何をもってより表層的とするかに関し，概念的に逆転していた。意味の最も深いレベル——後々のあらゆる形での意味がそこから浮上し，また，それを指し示すことになる，最も深いレベル——は，重大な発達的欲求をめぐる他者との生(なま)の関わり合いであり，そうした関わり合いは，暗黙の，手順的な形の記憶として表象されている。Litowitz は，情動的に豊かな生(なま)の体験の構造を観察することと，かっての行動志向的科学の時代における還元論的方法論とを同等視しようとしている。彼女も，House and Portuges も，われわれが"深い"素材を扱っていないと考える。たとえば Litowitz は，時々刻々を意味する"ローカル"と"表面"を合成して，われわれの語っているのは"ローカルな表面だ"と述べている。その数行下で彼女は，われわれが"表面的な現象に留まっている"とも述べている。これに対し，われわれが言わんとしていることの核心的な含意は，何が"深遠"ないし"深く"，何が"表層的"かに関する伝統的な見方は，その上下を逆転させなくてはならないことである。葛藤，防衛，そして無意識のファンタジーは，生の相互交流に関する暗黙の知にその源を発する。われわれの考えによれば，ローカルレベルが精神力動を把握・理解するための生の素材，基盤を提供し，それに対し分析家は，暗黙裡に反応すると共に，解釈を与える。過去が現在へと持ち込まれるのはまさにここにおいてである。葛藤，防衛などの概念は，言葉での解説が可能であり，有用な抽象であるが，それは，暗黙なものに記銘されている相互交流における葛藤と防衛を生に体験することから生起する。まさにこの意味において，そうした抽象概念は，二次的なものなのである。そうした誤解が生まれる理由の一つは，分析において，こうした問題について繰り返し話しているうちに人は，判然とした言語的なヴァージョンが，もともとは暗黙の体験から来ているという事実を，つい忘れてしまうことである。

　関係的なやり取りは，これまでの分析的理論化においては"表面的"レベルであると考えられてきたが，この，行為化表象レベルが，人の体験のうち最も深遠な側面を，そこでの葛藤，防衛，情動的抵抗の要素も含め，記銘する。したがって，このレベルはもはや"表面"ないしは表層的であるとは考えられないのである。

旧い言語と新しい言語

　ダイナミック・システム理論をわれわれが援用することに対しMayesは，果たして有用性があるのかと疑問を投げかける。彼女は次のように指摘する（2005, p. 749）。"自己配列的 self-ordering 複雑システム的観点の提供する何が彼らの中心的論点にとってユニークなのか，あるいは，もっと卑近な視点には何が欠けているのか，それを問うてみることが大切である。"われわれの見解によれば，ダイナミック・システム的観点は少なくも2つのものを提供する。第1に，その観点は，セッションの真っ最中，何が起こるかは皆目検討がつかないことを説明する，新しい枠組みを提供する。第2に，それは，最初はエラーのように見えながら，実は，二者関係で形を成しつつある新しい流れや新生特性の指標であるかもしれないものに対する，われわれの許容度と，その利用の仕方を変える。

　Mayesはまた，われわれの記述を，"患者を理解する"もっと普通の言葉へと戻したいようである。しかしながら，通常の言語に逆戻りすることは，われわれの理解をさらに進めるのに必要な，数多くの区別を付けることがなかった言語へと逆戻りすることを意味する。"患者を理解すること"は，グローバルな記述であり，分析家の視点に特権的な地位を与えている。それは，二人の治療上のパートナーが，治療的出会いで折り合いを付ける間に起こってくる複雑なプロセスを，二者関係的に概念化していない。また，そうした"理解"は通常，分析者が患者に語る判然とした言語的内容を介して患者に伝達されるものであると考えられる。われわれは，判然と伝達されたもの（Litowitzが強調する記号媒体を介したもの）と，もっと暗黙のレベル——そのレベルにおいて患者は，自分が伝達しようとしている意味のうち最も重要なレベルへと治療者が微妙に合わせようとしているのを認知する——とを，もっと明確に区別して考えられるよう，これまでとは違う言語を探し求めた。治療者が行う調整は，（言葉で説明できる）意味内容も，判然とした言語的レベルも持たないかもしれない。それは沈黙かもしれないし，上がり調子の声による強調，あるいは，その他無限にある微妙な調整の選択肢，たとえば，何がコメントされないままにされるか，何が次に取り上げられるか，かもしれない。

　"理解"は，その次に来る治療者の関係的な動きがフィットした感じがするかしないかという，この暗黙のレベルでコミュニケートされると考えられる。

そうした理解ないしはフィットしている感じが，二人の当事者間の微細な動きを介して絶え間なく折り合いが付けられてゆくことを，第4章で，また，本章でも例示しよう試みた。もし，もっと普通の言語に逆戻りすれば，われわれは，よりきめ細やかな記述用語無しで済まさなくてはならなくなる。やり取りにおけるこうした複雑な要素へと道を開き，探索するためには，新しい言語が必要である。

　本章において詳説したように，患者は自分の主体性を主張する必要があるとか，"繋がっているためには，ビョウキでなくてはならない"といった，治療者による解釈は，二人の間の相互交流ですでにやり取りされた事象の，事後的で，抽象的なまとめである。相互交流の最中，この新しいレベルの主体性は，未だ折り合いを付けるプロセスの途上にあったので，これから浮上するパターンに関する事後的まとめは，まだできていないなかった。したがって，患者と治療者は，相互交流的な道筋を相互に探りあい，相互的出会いにおいて，どんなオーガナイゼーションが発現するかを見届けなくてはならなかった。時々刻々の治療的相互交流における新しい道筋の折り合いを付ける，この原初レベルにこそ，われわれが治療的作業において携わる"究極の目標（つまり，何を目的に）"（Litowitz の言葉）がある。治療作業の方向が抽象的言語的要約へと向かうことがあるとすれば，それは必ず，時々刻々の治療的やり取りそれ自体における新しい方向性の達成からの派生であり，副次的なものである。

　科学における最大のチャレンジの一つは，昔も今も，根源的プロセスについて生産的な洞察に至るには現象をどのレベルで記載するのが得策か，その記載レベルを探し出すことである。われわれは，二者間の治療的なやり取りにおける，意味と関係性の時々刻々のやり取りの観察こそ，そうした豊かで生産的な検索レベルであると考える。

付録：セッションの記録

第1日目：月曜日

P（患者）：それで，2つ，全然違う夢で……昨日の夜みた方の夢が，先生と本当に繋がっている感じにしてくれて，それで自分としては……何と言うか，これは推測ですが，先生に近づいたというか，先生が私に，"自分は完璧ではない"っておっしゃるみたいな。

A（分析家）：あぁ。
P：でも，よく分からないんです，それだからって，どこに向かうのか。というか，もし分かったとしても，そこに向かいたいのかどうかも分からないし……何かだんだん，助けが必要な感じがし始めました。
A：土曜日に，もう1つ他の夢のことで私に電話しようかと，実際に考えたんですよね。
P：そうなんです！
A：とすればそれは，その……それを考えていた理由というのは……そうした，本当に繋がっている感じとか……何ですかね？
P：おっしゃっているのは，電話のことですか？
A：そう，電話のことです。
P：ですね。と言うのは，金曜日に先生にお会いして，それで，その意識の片鱗みたいなものが，あの夢の中に流れ込んでいた感じがして。
A：はい。
P：何かこう，良く分からないですよね。ちゃんと伝えるには，どう言ったらいいのか。後戻りしたみたいな感じもするし。グループセラピーの治療者のことを夢に見たり，あの時みたいなプレッシャーを感じたりして。
A：えぇ。
P：そのプレッシャーが，その，どういう……その，私が言いたいのは……
A：プレッシャーが，ありますよね。そこで問題になって来るのは強制，つまり，何かさせられることですよね。この夢の中で実際あなたは，何かもっと言うように，プレッシャーをかけられている。それで，そのことと，金曜日に追加のセッションをしたことと，どう繋がるのかなと思って。
P：……私にしてみれば……あの夢はどちらかというと，期待に添わなくてはいけない，何とかうまくやらなくてはいけないという，私の気持ちと繋がっているんです。
A：えぇ。
P：強制的にここに来させられたという感じというよりは。どう言ったらいいか，何か違いがあって，その，繋がりということから言うと……。
A：えぇ（ほぼ患者の言葉と同時に）。
P：金曜日にここに来るように強制されたという感じというのは，感じなくて。少なくも意識的には。というのは，私が感じていたのは，むしろ，グループ（セラピー）が私に求めていたもので……自分で感じているより，もっと具合が悪くなくてはいけないみたいな。……それに，ここに来る時，そういう考えが心の片隅にあることがちょくちょくあるし。心のどこかにビョウキのところがあって，それにアクセスしなくてはいけない，みたいな。
A：なるほど。
P：……ちゃんとしたことを話そうとすれば。その，何か，私の頭の中に，病的なものがあって，それを扱うことができないと……
A：あぁ，それを，ここでも時々感じるんですね。

P：そうなんです。
A：そうなると，夢も，ここに来ることをめぐってですね。あなたの脳のビョウキの部分をオープンにしろというプレッシャー。
P：私の中で，すごく混乱しているのは，あのグループセラピストのグループに参加していた時，どうしても納得できなかったのは，私の体験が，どこか……グループの他のメンバーと似通っているはずだという点でした。
A：ええ。
P：私は，とてもそんな風には感じられなかった……それに第一，私がそんな風に考えることを誰かが願うなんて，変ですよね。そんな風に考えたからって，何か役に立つんでしょうか？
A：うーん……
P：分かりません。頭がごちゃごちゃしちゃいます。そう，初めて先生のところに来た時，先生に言って欲しかったのは，私は，自分で思っている以上にビョウキだから，ここに通ってもいいんだ，ということでした。
A：ええ。
P：それが，あのグループだと，あのグループセラピストだと，そう，あなたはすごいごビョウキだ，みたいな（ふふふと笑う）。自分には，何かものすごく大変な問題があることになってしまう。でも，ほんとにそうかな，ほんとにそんなにひどいかな，って考えて。それって，両極端ですよね。
A：ええ。
P：……それで，思うんですが，自分自身の捉え方について，私にはまだ課題が残されていると思うんです，ビョウキでいたいのかどうかについてですね。つまり，その傷跡を，自分の自己イメージにフィットさせることができないというか，少なくも，まだ，どうやったらいいか，分からないでいるんです。……だから，ここへ来る度に，その傷も一緒に連れてこなくてはいけない気がしてしまう。その，ぱっくり開いた傷口が，一番目に付きますから。もし，今の自分の人生が，実際私が感じている通りだとするなら（つまり，傷口がぱっくり開いた感じがないなら），そうなれば，先生に何をお話したらいいか分かりません。お話することは何もありませんから。多分先生は，じゃあなぜ私はここにいるのかとお尋ねになるでしょうから，お話したんですが。
A：ウーン……それじゃあ，もし，傷口をぱっくり開けて来なかったとしたら？
P：そうですね。もし，それ相応のダメージを負ってもいないのに，のこのこやって来たとしたら，本気にしてもらえないというか，自分の役割を果たしていないみたいな……。
A：それって，金曜日の夜の夢の中で，あなたが持った感じですよね。ダメージを受けた人として，それなりの役割を演じるように，私があなたを仕向けている。それは，2つ目の夢でも同じで，テーマは，あなたがどれだけダメージを受けているか，ですね。一方であなたは，もっとダメージを受けているはずじゃないの，というプレ

ッシャーをかけられ，もう一方では，それほど酷くはないじゃないの，と言われるみたいな。
P：はい，それが問題なんです。
A：でも，その問題がどれくらい深刻かはっきりしない。
P：昨夜の夢の中で，私が，先生の子どもたちと奥さんに会うのを許可してもらえたのは，私が大丈夫だから，という感じでした。
A：ええ。
P：何と言うか，私が大丈夫だと，先生は言い聞かせようとしていたというか……私は，他のみんなと同じ（つまり，正常）だというか。

（記録の一部削除）

P：ブックフェアで見つけた本の一つが……その，ブックフェアには，お目当ての本があって出かけ，それがすぐ見つかって，その後，ぶらぶらみて回ったのがよくなかったんですよね。To go to pieces without falling apart（バラバラにならずにバラバラになる）という本を全くの偶然で見つけちゃったんです。
A：ええ。
P：それを書いたのはニューヨークの分析家で仏教徒でもあるんです。先生を待っている間に，それをパラパラめくっていたんですが，彼は，フロイトの弟子のサンドラ・フェレンツィ，でしたっけ？，を引用しているんです。
A：はい。
P：その中でフェレンツィは，治癒を起こすのは，自由連想それ自体ではないって言うんです。もし自由に連想できるようなら，もう治癒してるって。（ふふふと笑う）
A：なるほど。
P：そのことって，先生と私が，ここで話して来たこととすごく繋がる気がしたんです。
A：ここでのことと繋がる，というのは……？
P：つまり，先生もご存知の通り，私の問題は，何を考えているかについて，まだ，あまりにコントロールが強すぎることだと思うんです。
A：なるほど。

（記録の一部削除）

セッションのしばらく後の部分で，一つ目の夢をめぐる課題が話題となる。

P：それ（グループセラピーの治療者と話すこと）って，私を，あまりに無防備な感じにさせるし，そんな風に思ってはダメな気持ちにさせてしまう……むしろ私は……私がもっと眼を向けたいのは……何と言うか，自分の中で強さが感じられる部分で，

第 5 章 「解釈を"越えた何か"」再考　147

刺されて死んでしまいそうな自分の部分にではありません［家族内の性的虐待で起こったセックスプレイへの言及］……考えてみれば，彼女か，彼女みたいな人から治療を受けていたら，自分が本当にめちゃくちゃになってしまいそうで，とても耐えられなかったし，それでもし，めちゃくちゃになったとしたら，とても自分を立て直すことはできない気がするんです。その点，自分には全然自信がありませんから。でも，ここでの先生との関係は，いつだってそれとは違った。先生と私とは，私の中に強い部分があることを知っていた……だからどうなのか，と言われてしまえば，それは……

A：そう，それは，その，私が考えていたのは，二番目の夢の中であなたは，私と向かい合って，どのくらい強い感じがしたのでしょうね？　子どもたちを育てる私がいかに強いかをあなたは語っていましたが，でも……私がお話しましたよね……

P：夢の中で，私は，もっと強くなれた気持ちになりました。

A：そうですか！

P：感じとしては，もっと……先生と同等な……（83 秒の沈黙）

A：それって，最近感じるようになったことですか？……

P：その……なんて言うか，ある程度……私の気持ちがそれについて変わり始めていて……。もちろん，こうなりました，決定事項です，というわけじゃないですが（ふふふと笑う）……えーと……一つ，土曜日に，先生にお電話しようかなと思いながら考えたのは……心の中で，確信したのは，先生に電話してもいいし，夢について話してもいいし，そうして構わない。でも，だからと言って，えーと，先生に電話しなくてはいけないわけではないって。

A：えぇ……

P：何を証明する必要もないわけですから……それで，しませんでした。

A：えぇ。

P：自分でそれが分かっていれば，それだけで十分な気がして。先生にお電話して，その話をすれば，それはそれでいいのでしょうが，でも，そうしないで（くすりと笑って），今日お話するということもできるし。

A：えぇ。

P：そんな風に考えられたことで，先生に電話をしてもいいんだと思うと，何か，先生と私は，もっと対等な感じがして。

A：えぇ（ほぼ患者の言葉と同時に）

P：上下じゃなくて。

A：えぇ……（68 秒の中断）

P：夢の中で，昨夜の夢ですが，その中で私が感じたのは……その……何ていうんでしょうね……どう言えばいいのか分かりませんが，受け入れられる，っていう言葉が繰り返し私の……

A：えぇ（患者の言葉とほぼ同時に）

P：……頭に浮かんで。それって，自分は受け入れられている感じがするというか……

それも，ありのままの自分が……でも，その感じがすると，怖くもなるんですよね……傷つけられるのではないかって，恐ろしくなり始めるんです。ガードが甘くなるというか……心にすごく引っかかるのは，受け入れられた気持ちになって目を覚まし，それは夢だったんだと意識した瞬間，そんな気持ちになることが怖くなり始めるんです。なんと言うか，先生との間で本当はそんな気持ちになりたくない，みたいな。
A：あぁ！……何か怖いような。
P：そうなんです。
A：そうなんですね。
P：でも，それが，夢について先生に話さなくてはいけないと分かっていて（クスクス笑う），それをお話した時の先生の反応が怖いからなのか，あるいは，関係性を持とうとする現実がそんな感じがして怖いのか。それとも，どっちでも同じことなのか，分かりません。

（このセッションは，患者と分析家が，"受け入れられた"と感じることの何が患者にとって怖いのかを，さらに探索することで終わった。）

第2日：火曜日

その翌日のセッションは，患者が，カウチに横になるのではなく，座位で話すことを望むという，いつもとは全く違う形で始まった。次に挙げるのが，そのセッションの記録である。

P：今日は，なぜか，すぐには横になりたくないんです。
A：ちょっとした変化ですね。何が起こっているのでしょうね？
P：はっきりとは分からないんですが，でも何というか，自分が何を求めているか，もっとはっきりした感じです。自分なりに取り上げたいことがある，そんな感じです。（その後まもなく，彼女は横になり，新しい状態にあるという，その感じについて，分析家と話し続けた。）
P：今日は，もっとずっと繋がりがある感じがするんです……と言うのは，先生に対して，何かオープンになってきているような気がして……それも，自分から進んで。その，何を話すかについて，私にコントロールがあると言うか……普通は，そうは感じませんから。今日は，取り上げたいことがある，そんな感じですね。
A：（顔をしかめて）それって，普段は難しいんですね？
P：そういうことです！

この時点で二人は一緒に大笑いとなる。

第6章への導入

"意味の在処(ありか)はいずこか？"をめぐる論争は，第5章で引用した批判に代表されるように，精神分析の分野における深遠な分裂に由来する。意味の所在はどこかという疑問は，また，われわれの著作をめぐっても，その始めからの課題であった。意味の源をめぐるこの論争ゆえに，われわれは，情動的評価が意味の原初的源であり，記号（論）的 semiotic 機能とは分けて考えられるという見解を，さらに詳しく言葉にする必要に迫られた。情緒的評価は，その本質において，意図性とも連結している。情動は，意図的な方向性やゴールをめぐる価値判断にかかわる部分だからである。

もう一つ，われわれの研究に対してよく聞かれる批判は，われわれが，精神力動的なレベルにおける意味を無視してしまっており，相互交流のレベル，つまり，これまで表層的と考えられてきたレベルに焦点を当てているというものである。この章でわれわれは，精神力動的な意味のレベルを無視したわけではなく，意味の所在を移転したことを明確にする。以下においてわれわれは，精神力動的な意味が，精神分析的葛藤や防衛を含め，情動と意図性のうち暗黙の部分に端を発し，そこに存在するのであって，これまで言われて来たような力動的無意識に，つまり，より抽象度の高い表象プロセスとその抑圧という概念化を必要とする力動的無意識に，主として存在するのではないという見解を詳細に検討する。

したがってわれわれは，三層構造間の葛藤という考え方を，葛藤のより対人関係的な視点で置き換える。このモデルにおいて複雑な葛藤パターンは，自分の意図的方向性と，重要な相手の意図的方向性との間に発生する。こうした葛藤は，記号（論）的プロセスのレベルにおいてではなく，情緒的な評価と意図的方向性の暗黙のレベルにおいて表象される。

情動と意図性のこうした力動的特徴は，言語的・自省的レベルに持ち込まれ，判然と処理されることもある。しかしながら，そのそもそもの始まりは，言語的・自省的レベルにはない。暗黙の領域に，その端を発するのである。

第6章

精神力動的意味の根源的レベル：
葛藤，防衛，そして力動的無意識との
関係における暗黙のプロセス[原注1]

　最近ますます精神分析は，精神分析場面の相互交流的，間主観的側面と取り組もうとしている。ここ数十年，臨床の著者たちは，各種視点から，患者 - 治療者間の治療状況の間主観的側面を記載してきた。関係性分析家たち（Aron, 1991; Beebe & Lackmann, 2002; Benjamin, 1988, 1995b, 2004; Ehrenberg, 1992; Knoblauch, 2000; Mitchell, 1998 など）が，近年，そうした動向の先端にある。そうした思索家のうち幾人かは，自分たちの見方に，発達的オリエンテーションを導入している。それらの（Sullivan，後には Mitchell を学問上の師とした）分析家たちは，心的内界の創造における相互交流の重要性を理解していた。この点は Renik ら，他の分析家でも同じである。しかしながら，こうした臨床的思索を確実に発達に基づいたものにするような，より包摂的な理論的基盤は，未だ浮上していない。

　行為や相互交流を伴う関係的なやり取りは，これまでの精神分析的理論化において，"表面"レベルの意味であると考えられて来た。しかしながら，関係性をめぐる暗黙の知のレベルは，葛藤，防衛，そして情動的抵抗を含め，人の体験の最も深遠な側面を読み込んでおり，もはやこのレベルを，"表面"あるいは表層的と考えることはできない。心に関するこれまでの上下逆さまの見解は，相互交流よりは抽象概念に特権を与え，情緒的・相互交流的なものよりは，象徴的・意味論的なものに特別な地位を与えてきた。この見解が，精神分析に対する考え方，実践の仕方に対して与えた影響は，いくら強調しても，強調さ

[原注1] 初出は International Journal of psychoanalysis, 88, 1–16。Blackwell の許可の下に転載。

れ過ぎることはない。

　この章でわれわれは，情動にその基礎をおく葛藤と防衛が，初期発達における行為と相互交流のローカルレベルでいかに構築され，かつまた顕(あらわ)にされるとわれわれは考えるかを記述する。治療的相互交流プロセスの詳細に肉薄し，今や膨大な発達研究所見を考察してゆくと，精神分析的プロセスをめぐり，これまでとは違った見方が浮かび上がってくる。いわゆる解釈によって描き出されるような"深い"レベルのものは，実は，時々刻々の"表面"レベルから派生する。この枠組みをもって，われわれは，関係性をめぐる暗黙の知が行為化される enacted ローカルレベルこそが，心的生活の根源的レベルであると主張する。そのローカルレベルにおいて，情動，葛藤，防衛といった，精神力動的なものが，端を発するのである。

表象の形態の一つとしての"関係性をめぐる暗黙の知"

　何を表象と呼ぶかは，未だ議論の分かれるところである。伝統的に表象といえば，言語的・象徴的な形か写象的 imagistic な形で貯蔵されたものを指した。その概念には，乳児研究が供給し始めた，プロセスの次元が欠けているように見える。乳児研究によれば，言葉もイメージも伴わない何らかの形の記憶に，かなりが貯蔵され，表象されている。Sander（1985）は，まだ生後8日目の乳児の研究で，母親がスキーマスクを被って授乳して乳児に動揺を与え，授乳の中断を引き起こすと，その授乳手順違反のゲシュタルトを，乳児は記憶に残した（表象した）と報告している。そうした記憶は，関係性をめぐる暗黙の知の前駆体ないしは早期の形であると考えられる。

　このように，関係性をめぐる暗黙の知は，表象の形態の一つである。知（知ること）knowing という言葉を使ってはいるが，象徴的なプロセスは示唆しない。それは，自分史に基づき，他者と共にいかに在るかをめぐる，表象された感覚である。それは，言語に基づかない知識と表象に関するものなので，前言語的な乳児を研究対象としても全く問題がない。簡単に言えば，関係性をめぐる暗黙の知は，情動と行為に基づいており，言葉やシンボルに基づいてはいない。それはまた，非意識的ではあるが，抑圧されたものではない。それを意識にもたらし，言語化することも不可能ではないが，通常，かなり難しい。さらに，行為化された形で enactively 貯蔵された現象の複雑さは，言語的バージョ

ンや物語的バージョンとは，完全にフィットしないどころか，おそらく相性が悪い。最も意外な発見は，暗黙の領域が，言語に基づく判然とした知識と比べ極めて豊穣で精緻であり，言語よりずっとニュアンスが豊かで，原初的な関係的意味システムを具体的に示し出しているという点である。これについては後から詳しく述べる。いずれにしても，前言語的乳児が他者との相互交流について知っていることはすべて，関係性をめぐる暗黙の知に含まれている。さらにまた，関係性をめぐる暗黙の知は，われわれが，大人として社会的相互交流（転移も含む）について知っていることのほとんども占めている。

　ここで，暗黙のプロセスに関し，かなり異なる2つの例をあげることにする。1つ目はフィクションからであり，2つ目は発達研究からのものである。1つ目の例は，Colm Tóibín（2004）の小説 The Master からの抜粋である。"彼女は，まわりのみんなが彼女の言っていることを聞きたがっているのが分かっていたので，時には声高らかに，時にはささやくように話した。ある人にはうなずきかけ，他の人には短く話しかけたが，誰かのために立ち止まることはしなかった。そして，彼女は人だかりの中を彼らのボックス席へと歩を進めたが，彼女の目つきから推察するに，誰一人，彼女と行動を共にすることは許されないのは明らかであった。" Tóibín がこの女性の行為と表情の記述において巧みに捉えているのは，彼女が，自分を他者との関係でどう位置づけているかである。これは，関係性をめぐる暗黙の知の，彼女の行為における，そして，それが他者によってどう"解釈"されるかにおける，鮮明な例示である。彼女と行動を共にすることは許されないと，言葉にして，彼らに言う必要はない。彼女は，姿形ある人間に利用可能な限りの表出手段を使って，それを伝えている。もう一歩踏み込んで言えば，精神分析家をして，彼女の葛藤，防衛，欲望の解釈へと誘うのは，そうした"行為"である。

　そうした対人的な意味は，人生の始まりからずっと，相互交流の中に埋め込まれている。たとえば，若いうつの母親と，彼女の18カ月になる乳児を家庭で観察したビデオ録画を取り上げてみよう。彼女はソファに座り，彼女の息子も少し距離をおいて座り，哺乳ビンから何か飲んでいる。彼女は，ソファの一番端に身を硬くして座り，焦点の合わない目をして，片手でタバコをふかしながら，もう一方の手は，息子の方に向けて，ソファの背にもたれかけている。乳児は哺乳ビンを飲み終わり，ソファの上に立ち上がり，1-2分，飛び跳ねる。次の瞬間，母親の膝の上に跳ね上がろうとして，ふとためらう。その時点で母

親は、かたくなで、そっけない腕を動かすこともないまま、ぐいっと息子の方に向かって首をひねり、"ソファの上でジャンプするなって言ったでしょう！"と、怒鳴りつける。

　彼女の襲撃のタイミングを考えれば、彼女が嫌なのは、彼がソファの上に立つことでも飛び跳ねることでもなく、彼がプレイフルに身体的接触を持とうとすることであるのは明らかである。同じビデオ録画の他の部分で、息子は、座っている母親のところへ歩いてゆき、母親の膝に向かって手を伸ばしながら、実際に母親の膝に触る前に、突然、手を引っ込めてしまう。情感の込もった接触に対する母親の嫌悪は、息子が、率先して自分の方から母親との身体的接触を求めて動くのを抑止してしまったように見える。こうしたパターンがいつまでも繰り返さると、それは、彼にとっての関係性をめぐる暗黙の知の一部として保持され、その後における他者との相互交流を色付けることになりかねない。

　この母親に明らかに見て取れるのは、月齢18カ月の息子とのある種の対話（つまり、情感のこもった身体的接触）を締め出そうとしたのに付随した、強烈な情動である。乳児はそれを、自分の中での同じようなパターンの成り行きを閉め出すための、彼自身の方策の一つとして取り入れる。これは、Fonagyの考え方とはかなり違う。Fonagyによれば（Fonagy, 1991）、境界例の母親を持つ乳児は、親の側の憎しみの表象内容が耐え難いため、親の情動を顧みる自分の能力を積極的に抑制するという。ここでの見解はそれとは異なる。親の側の憎しみは、その親と乳児との間におけるやり取りに特有なプロセス、たとえば、乳児が安らぎを求めて近づいてこようとすると身を逸らす、乳児がイニシャティブを取ろうとするのを繰り返し中断したり無視する、などを通じて表出される。そうした母親の行為は、意識に上ることなく暗黙であり、愛着を向けることへの嫌悪や、他者に助けを求めることに対する深刻な抵抗のように、（内容という形ではなく）プロセスという形で、乳児によって内在化される。

　発達研究の所見が明らかにしているように、暗黙裡に貯蔵される体験は、認知の研究の文献が論じる知覚運動体験や手順記憶の非人格的な領域に限定された、貧困なものではない。それどころか、それには、情動的応答、予期・期待、思考など、非常に複雑な知識が関わってくる。それに、暗黙の知識は、必ずしもより原始的なわけではない。それは、言語が出現しても取って代わられるわけではないし、発達の後の段階で、必ずしも言語へと変換されるわけでもない（本書第2章；Lyons-Ruth, 1999）。それどころか暗黙の領域は、歳を重ねるに

つれ，その広がりと精緻さにおいて成長を続ける。暗黙の知識は，判然とした知識より，人間の行動に関する知識としてはずっと広大な領域であり，それは，ただ単に乳児についてだけでなく，歳を重ねた大人についても言える。さらにもっと重要なのは，発達上，言語と象徴化された意味とは本質的に，ここに述べたような，関係性をめぐり暗黙裡に表象された体験の初期の形にその基盤を持つことである（詳しい発達論的説明に関しては，Hobson, 2002 を参照）。関係性をめぐる暗黙の知の広がり，高度に洗練された複雑さ，その情動的次元をよく理解することは，とても重要である。というのは，それによって，無意識に対する見方が変わってくるからである。それについて，次に詳しく述べる。

暗黙のレベルにおける関係的な意味のオーガナイザーとしての意図

体験の基本レベルの1つとして，意図をめぐってオーガナイズされているものがある。外から見れば，それは，意図をめぐり，情動と行為を判読することから成り立つ。それが生誕直後からずっと続いている。人には，他者の行動を意図や動機に基づいて振り分けたり取りまとめたりしようとする生得的なメンタルな傾向が見られるが（Carpenter, Akhtar, & Tomasello, 1998; Meltzoff, 1995; Trevarthen, 1979），それは，霊長類の祖先から受け継がれたものである（Tomasello, Carpenter, Call, Behne, & Moll, 2005）。かくして意図が，暗黙の意味の基本的心的ユニットを形成する。暗黙裡に理解されるのは，動機付けられた活動の現れなのである。ここで言う意図という概念は，自省的な思考は示唆しない。

意図ユニット intention unit は，したい願望やこうしようという考えだけでなく，その行為，行為の対象，ゴールも含んでいる。脳のイメージング所見が"意図探知中枢" intention detection centers を同定していることは重要である。被験者が，他の人を見て，何らかの意図を推測させるような行動を観察すると，脳内の意図探知中枢が活性化される（Ruby & Decety, 2001）。加えて，ミラーニューロン・システムの研究が示している通り，人は，必ずしも他者の実際の行為を模倣しなくても，他者で観察される意図的な行為に呼応した運動ニューロンを活性化させることで，他者が意図する状態に神経レベルで参与することができる（Decety & Chaminade, 2003; Gallese, 2001）。つまり，人の行動を意図ユニットとして認識するこの基本的構造は，非言語的で，暗黙の，ローカルな

レベルに属する。

　意図ユニットは暗黙のレベルにあり，それを形成してゆくプロセスは生得的にメンタルに備わっているという主張は，体験すべてが暗黙である前言語的乳児においても，意図ユニットが見られるという事実によって裏書きされている。最近の発達観察研究によれば，前言語的な乳児でさえ，人の行動をじっと見ながらまずすることは，意図を理解し，観察された行為を首尾一貫した意味あるものにすることである。例を挙げる。前言語的な乳児は，実験者が，物体を深皿の中に落として入れようとしては失敗するのを観察する。一回目は，物体が深皿の上に来る前に落とされる。次いで，物体は，深皿の上を過ぎてから落とされる。物体が深皿の中に落とされるのを，乳児は見たことがない。後から，深皿と物体を与えられ，さっき見たことを真似するように誘われると乳児は，すぐさま物体を直接深皿の中に入れて，悦に入ったように見える。乳児は，実験者の意図を，それが成就されるのを見たことがないにもかかわらず，理解したのである。そして，乳児は，推測された意図を，実際に見た行為より，優先している（Meltzoff, 1995; Meltzoff & Gopnik, 1993）。

　もう一つ別の実験も，ゴール指向性が優先されるのを示している。乳児は，実験者が，ダンベル様の物体の端から球体を外そうとし，うまくいかないのを観察する。後から，その物体を与えられると乳児は，即座に球体を引っ張って外し，自分が成し遂げたことに満足しているように見える。そのコントロール実験にはロボットが使われ，実験者と同じように，端のボール様の物体を取り外そうとして失敗する。ロボットが失敗したのを見た後で，ダンベル様の物体を渡されても，乳児は，端を外そうとはしない。乳児は，暗黙裡に，ロボットは意図を持たないのを理解していたのである（Meltzoff, 1995）。原則的に行為よりも意図が優先されることを示した観察所見は他にもたくさんある（Gergely & Csibra, 1997; Gergely, Nadsasdy, Csibra, & Biro, 1995; Rochat, 1999）。さらに，行為が乳児の注意を引くためには，それに意味があるように見えなくてはならない。DecetyとChaminade（2003）は，幼児が，人形をベッドに寝かせる母親の真似はしても，おもちゃの車をベッドに寝かせるのは真似しないことを示した。

　主観的には，意図は，推測されるゴールやこの先はっきりするであろうゴールへと向かう，意図それ自体の推進力ないしは前のめりの傾向も持つように感じられる。暗黙の力 agent が存在するのである。意図がその命運を成就するに

つれ，感情と情動からなる劇的な緊張の軌跡が描かれる。そうしたすべてが，展開を続けるこの構造を収めている時間枠の中で起こる。言葉を換えて言えば，意図は，経時的に temporally 力動的なのである（D. N. Stern, 2004）。

ここまでをまとめれば，われわれの主張は次のようである。動機付けられた人の行動を意図によって仕分けるのは，心／脳の基本的特性である。それが基本的構造である意図ユニットを生み，それが，暗黙裡に理解され，非象徴的に表象される。したがって，意図が，知覚・認知および相互交流のレベルにおける基本的精神力動的ユニットであり，そこから，その他の心的構造が構築される。

意図の表出は，行為であろうと，言葉であろうと，物語であろうと，すべて，ローカルレベルにおける意図に基づいている。そのおかげで，暗黙のレベル，判然としたレベル，語りのレベルという垣根を越えて，かなりの程度の連続性が保証されている。精神分析的な営みにとって最も関心の高い意図は，関係性のあり方を規定し，調整する意図である。

暗黙の形の意味としての関係性をめぐる"知"

思考は，言語及び象徴と同義ではない。これまでの理論における混乱の一番の源は，思考と意味の生成を，象徴機能と同等視して来たことに由来する。今，分析家が考察を迫られているのは，最も重要なレベルの精神力動的な意味が，象徴化プロセスを介すことなく持ち込まれ，行為化され，表出されている可能性である。この主張をめぐり混乱があるとすれば，それはおそらく，意味は象徴化を通してのみ生成可能であり，自分の行為を振り返ることができない存在（乳児）は，意味のある行動は取れないという確信から生じる。

しかしながら，乳児のプレイフルな接触に対する母親の反応の例が示しているように，乳児は，実際，象徴機能の到来以前から，意味を創り出している。つまり，意味は，必ずしも象徴と連結してはいないのである。母子相互交流を見れば，母親の行為が乳児に対して何らかの意味を持ち，乳児の反応は彼の中に生成された意味を反映していることに，疑いの目を向ける者は誰一人いない。だからといって，乳児が，自分の創り出した意味を振り返っていることにはならない。言えるのは，乳児が，それに基づいて行動していることである。この点は，大人の臨床においてなら，誰にとっても非常に馴染み深い。実際，Hobson（2002）もすでに述べているように，関係性の原初的理解が，われわ

れの意味システム，そしてわれわれの主観性の礎となってゆくのである。

　認知的な意味よりもさらにずっと根元的なところで，精神分析にとって中心的なのは，情動レベルで関与し，関係性に埋め込まれ，人の方向性の舵取りをしている意味である。多くの分析家が，この断定に疑問を感じる。それは彼らが，関係的に埋め込まれた意味を扱うことがないからではなく，"お話療法"の理論が，上記のような形では概念化されて来なかったからである。これまでは，言葉の流れとやり取りにこそ，つまり，"無意識を意識化すること"にこそ，治療作用はあると，ごく当然のように考えられてきた。その文脈で，本来意味は象徴化と自省（振り返り）に備わっているという，暗黙の前提がある（Litowitz, 2005）。乳幼児観察と，その成果の一つである暗黙の形の意味の解明は，これまでの考え方の問題点の幾つかを浮き彫りにした。興味深いのは，そうした研究は，関係性精神分析の中心的教義のいくつか（Aron, 1991; Benjamin, 2004; Ehrenberg, 1992; Fosshage, 2005; Mitchell, 1997; Stolorow, 2005）をも支持もしている点である。

　ここに述べるような考え方が，必ずしも馴染み深いものではないことに鑑み，防衛，葛藤，精神力動的無意識のすべてが，暗黙裡に表象された関係性プロセスにおいて，いかに伝達・処理されるのかを，さらに詳しく検討する価値があると思われる。思考・感情・関係性の総体的パターンという，いわゆる力動的プロセスを分析家が抽出し，言葉への翻訳を試みるのは，まさにこのレベルからなのである。ただ，そうしたプロセスは，最初はまず，暗黙の，ローカルレベルの現象として，伝達され，理解される。精神分析の著作や論文は，一世紀以上にわたり，体験のこの暗黙のレベルを描き出そうとして来た。そこでの過ちは，関係的相互交流において観察されたものは表面的であるとし，より深いレベルという概念を，そこで観察されたパターンに関する，より抽象的で普遍化された，体験から遠い，言語化されたものだけのために留保してしまったことである。

精神力動的葛藤と防衛は，さまざまな形の暗黙の意味から発し，その中に在る

暗黙の意味と葛藤

　暗黙の形の意味に精神力動的な意味合いを持たせようとすれば，ここで，葛

藤と防衛という考えを導入しなくてはならない。すでに述べたように，葛藤と防衛が最初に構造化されるのは，ローカルレベルにおける直接的な関係的やり取りの領域内においてである。

　発達早期においては，精神力動的に有意な出来事が，関係性のコンテクストにおいて簡単に観察できる。生後 12 カ月の乳児の観察は，行為化された関係性のレベルで，防衛的な姿勢の存在を明らかにする。親が，乳児を，馴染みのない部屋に置いて居なくなり，しばらくしてから戻ると，乳児は親に対し，いろいろなパターンの愛着行動を示す。その一つが，"不安定"型と呼ばれるものである。また，親に対し，回避的なパターンの愛着行動を示す乳児は，"安定して"愛着した乳児のようには，再会時，母親の方を見たり迎えたりすることをしない。むしろ母親を無視し，母親が居なくなったり戻ったりしたことは大したことではなったかのように振る舞う。ただ，ストレスの生理学的指標は，この印象が偽りであることを示す（Spangler & Grossmann, 1999）。

　この状況で，乳児は，実際，葛藤を起こし，防衛的に行動している。乳児が暗黙の内に学んだのは，母親にかまってもらおうとすれば，おそらく，何か微妙に不快なことか，拒絶を誘い出すことである。そこで乳児は，再会の喜びを共有したり，母親との接触を求めたりするような，愛着への序奏を抑制することで妥協し，母親を無視するように見える。かまってもらおうと母親に近づきさえしなければ，母親も自分にあれほど嫌悪的に反応はしないだろうということを，乳児が"知る"ようになっているらしいという推論を，膨大な研究所見が支持している。1 歳の乳児たちが，自らの安全性と母親との近接度を最大限にすべく，（防衛的）対処戦略を発動させているのである。

　この回避戦略は，全面的に暗黙のレベルないしはローカルレベルで作動し，ほんの数秒しか要せず，ごくわずかの関係的な動きから成っている。それでいながらこの戦略は，明らかに精神力動的な意味を伝達している。そしてその意味は，親密さの回避や愛着関係の意義の軽視傾向などを，いかに患者と取り上げようかと模索しているうちに，いずれ，分析家の臨床的焦点となるかもしれない。

　もっと深刻な形の葛藤が，混乱した愛着戦略をもつ乳児では見られる。ビデオ録画されたある例をあげる。18 カ月の男児の母親が，彼を，実験室に，実験助手と残して去った後，彼は，閉まったドアの前に立ち，実験助手の声掛けを無視し，母親が出て行ったドアを叩いたり蹴ったりしながら母親を呼び続け

る。母親が戻った時，彼はまだドアの所に居る。しかし，母親を見るやいなや体をひねらせて反対の方向へ駆け出し，母親から離れようとする。彼は逃げ出そうとするが，母親は彼を追いかけ，つかまえ，腋の下に手を回してぎこちなく抱き上げる。ただ，自分の体からはかなり距離をおいたままにする。彼は，母親の肩を押しやり，いやいやし，叫びながら抵抗する。母親は，ぎこちない，仮面みたいな顔をしながらも，叫び声など聞こえないかのように笑いかけるが，その内あきらめて，彼を下に下ろす。すると彼は，母親から遠ざかり，部屋の反対側の隅に行って，頭を垂れ，肩を落として，挫折して落ち込んだような姿勢を取る。この幼児の反応の著しい変化，ドンドンとドアを叩き続け母親を叫び求め続けていたのが，母親が現れるやいなや母親から逃げ去るという，この変化は，あまりにも劇的である。この行動を，葛藤という概念を持ち出さずに説明するのは難しい。

　ここにあげたような，生後1年目の終わりにはすでに見られる，愛着対象に対する葛藤的行動の例は，他にもたくさん報告されている。しかしながら，葛藤は，1年目のもっと早い時期においても観察される。たとえば，生誕2カ月の息子を持つ母親の臨床コンサルテーションで，赤ちゃんは，母親の前のベイビーシートに座り，母親と交流していた。母親は，非常に活発で，情緒的に非常に表出的であり，赤ちゃんにとっては少しばかり熱烈過ぎた。彼女の声は大き過ぎ，タイミングは早すぎ，表出の移り変わりはあまりに唐突であった。大きく目を見開き，体を硬くして母親を見つめる赤ちゃんの表情は，しばらくは快，その後しばらくは苦悩と，両者の間を行ったり来たりしている。赤ちゃんは葛藤状態にある。一方で赤ちゃんは，母親と一緒になって交流したい。でも他方で，その相互交流があまりに熱烈なので，彼は，母親に背を向け，苦悩状態に陥る瀬戸際にあった。D. N. スターン（1971, 1977）と Beebe ら（2000）も，1年目の早い時期における葛藤行動を記述している。

　以前の論文（Lyons-Ruth, 1999）でも詳しく述べたように，愛着欲求をめぐる乳児の防衛的な行動は，暗黙の非言語的な相互交流における防衛プロセスの始まりを突き止めるのに，まさに必要なエヴィデンスである。われわれの見解によれば，非葛藤的な情動的やり取りも，葛藤的で防衛的な姿勢も，共に，他者との生の体験に根ざしており，主として心的内界の現象に端を発しているのではない。

　言葉は，他者と関係することを目的に，幼児期に初めて使われるが，予め意

味を持つ行為に言葉が埋め込まれたからといって，そうした行為の意味が，自省的に考察されるようになったり，象徴的に表象されるようになるわけではない。確かに3歳児は"良い"と"悪い"という言葉を使えるかもしれないが，それだからと言って，彼が，安らぎを求めて父親へ近づきたい衝動を抑制しているのは，父親の身体的退却や冷淡な声の調子から察し，父親は安らぎの希求を認めないからだと，意識的に（あるいは言語的に）表象できるわけではない。幼児の新しい言葉や理解は，関係性をめぐる暗黙の手順に取り込まれはするが，関係的行動の大部分は，非意識的で暗黙のまま留まる。

　ここでわれわれは，暗黙の領域における葛藤の最早期の顕れを記述しているが，非常に重要なのは，暗黙のものと非言語的・前言語的なものとを同等視しないことである（Lyons-Ruth, 1999）。暗黙のものは，非言語的な形の相互交流を通してだけでなく，言語の形でも伝えられる。ただ，意味の暗黙の部分は，言葉それ自身の内容（コンテンツ）にはない。暗黙の意味は，*The Master* からの記述の引用から明らかなように，いわゆる行間に在る。また，暗黙裡に伝達される形の葛藤でも，非言語的な形の交流を介するものもあれば，言語的交流を通してのものもある。発達と共に，言語的なやり取りが，他者との相互交流のますます重要な部分を占めるようになるが，相互交流の根底にある"ルール"ないしはシンタックス（構文法）は，人生のその始めから，情動と意図という手がかりを介して折り合いがつけられ，意識的言語的叙述レベルに浮上することはまず無い。関係性をめぐる暗黙の知のまま留まるのである。

　相互交流に関するそうした"ルール"に含まれるのは，どんな形の情動的関係性なら関係の中でオープンに表出しても構わないか，また，どんな形のものは"防衛的"な形でのみ，つまり，歪曲され置き換えられた形で表出される必要があるのかなど，何が期待されているかである。言語の使用を支配しているシンタックスと同じで，葛藤と防衛を構造化するルールを，われわれは，関係性をめぐる手順知識として導き出し，使うようになる。それを始めるのは，そうしたルールが何を意味しているのかについて，意識的に言葉で表現できるようになるずっと前のことである。

　体験の内，発達的により複雑で，関係的により有意な側面が，言語的に表出された意味のみに在るとするのは，従来の理論が本末転倒に陥った例である。そうした説明は，言語の形を取った意味や思考の根源として，暗黙の意味が果たす決定的役割を主張する今の理解と，今や整合性を持たない（Hobson,

2002; D. N. Stern, 2004)。この点については次章で詳しく論じる。

暗黙の意味と防衛

臨床場面で見られるような，すでに確立されている防衛は，暗黙の領域の一部として，他者との在り方をめぐり内在化された問題多きやり方に，その根を深く下ろしていることが多いというのがわれわれの主張である。こうした防衛的な対人的適応こそ臨床における力動的な素材の本質であり，これまでずっとそれは，"心的内界"と考えられて来た。

しかしながら，愛着研究が示しているように，防衛的戦略の多くを，発達上のある特定の時点に限局された，特定の心的内界の葛藤ないしは対人関係的動揺の結末であると捉えるのが最善であるとは言い難い。むしろ，防衛的戦略は，患者の人生においてかなりの期間にわたり連綿と続いて来た，もっとずっと広範な対人的な在り方の一部であると考える方が理にかなっている。発達研究が明らかにしているところによれば，たとえば，怒りや苦悩など，傷つきの基になりやすい気持ちを抑制し，そうした関係から注意を逸らし，気持ちを動かされなくて済む活動へと目を向けるという幼児の傾向は，よちよち歩き期におけるコントロールをめぐる奮闘に由来する，強迫的な防衛であると理解されるべきではない。大方の幼児の場合，そうした行動は，月齢12カ月までに顕在化しているのが普通で，生後1年間の親子の情動的対話におけるいくつか特定のパターンと関連している。そうしたパターンの例としては，親の側の抑圧された怒り，親密な身体的接触に対する不快（Main, Timasini, & Tolan, 1979），乳児の怒りに対する親の，さも驚いたかのようにみせかけた表現（Malatesta, Culver, Tesman, & Shepard, 1989）などがある。親子の情動的対話におけるそうした制約は，子どもが出生する以前の面接で，親が，愛着体験について語る語り口に，その兆候が見られ，それは，乳児が成長を遂げた後も，愛着関係テーマをめぐる親の見方・考え方に明確に残っていた（van IJzendoorn, 1995；メタ分析に関する展望は，Main, Kaplan, & Cassidy, 1985）。

愛着の研究者たちは，いわゆる防衛的な思考の削除や歪曲において持続的な関係性パターンが果たす役割を，他のどのグループよりも劇的な形で示して来た。たとえばもし乳児の側の陰性の情動，特に嫌悪感が，親の側に敵対的攻撃，強烈な脱価値化，辱め，引きこもりなどを引き起こせば，それは，そこから先の対話や思考から排除されることになる。陰性の情動が相互交流から排除され

ると，そうした情動は，怒りと結びついた行動，情動，体験をめぐる発達上の統合的推敲や理解からも閉め出されてしまう。そうならなくて済むとすれば，それは，陰性の情動が，よりバランスの取れた形で相互交流に包含されている場合である。

　愛着研究は一貫して，防衛的な動きの基盤を乳児期の出来事に求め，たとえば，乳児による情動の回避に，乳児の気質だけでなく養育者の行動・情動を介した反応に，そして，養育者自身の関係性をめぐる暗黙モデルに基づいた乳児に対する反応にあるとして来た。この分野の文献が明らかにしているのは，これまで心的内界と考えられて来たもののほとんどが，相互交流的基盤から発現し，いずれ，心的内界領域を構成するようになることである。それとは別個な心的内界領域は存在しない（Lyons-Ruth, 2003 も参照；Ogawa, Sroufe, Weinfield, Carlson, & Egeland, 1997）。

　現在，治療における"行為化（エナクトメント）"の相互的振り返りは，両者の暗黙の手順知識をめぐり，関連した葛藤面や防衛的な面も含めて洞察を得るのに，豊かな資源であると考えられている。発達研究がさらに明らかにしているのは，行為化において明白に見られる防衛的な削除や歪曲のかなりが，"二者関係"にその源を持つことである。相互交流的な情動生活において起こっているあらゆることをめぐる，こうした豊穣で新しい見方を背景に，われわれは，三層構造間における葛藤という考え方を，より二者関係的な考え方で，つまり，自己の意図的方向性と重要な他者の意図的方向性との間の複雑な葛藤パターンという考え方で置き換えたい。その葛藤は，暗黙のレベルで表象されている。

暗黙の意味そして精神分析的概念としての行為と抑圧

行為と相互交流プロセスはさまざまな暗黙の意味を具現する

　フロイトは，身体から心を分けて考えたという点で，デカルト的である。彼は，思考を，抑制された行為からの派生物（二次的なもの）であると考えた。つい忘れてしまいがちなのは，フロイトにとっては行為が原初（一次的）だったことである。彼の古典的な例として，空腹な赤ちゃんがある。その赤ちゃんは，欲動に"特異的な行為"（欲求を満たすために吸う）を，母親がそこに居ないためにできない。その場合，通常ならば口の運動・知覚機能へと向けられ

る心的エネルギーは，心の知覚認知部分へと向け直され，吸って飲むという幻覚を創り出す。抑制された行為が，その派生物として，心的現象となるわけである。同様にして，カウチの使用や，"アクティング・イン"・"アクティング・アウト"の禁止などの技法は，心的エネルギーが思考を通して表出されるように仕向けるものであり，そこに，自由連想と"お話療法"が成り立つ余地が生まれる。D. N. スターンがすでに指摘している（1995）ように，フロイト以来のこうした思潮は，非常に知的なものであり，"多くの現代精神分析学派は，行為それ自体ではなく，行為の背後にある語りや解釈を，特権階級扱いする。"

　行為，特にアクティング・インに対する，技法的・理論的禁止は，精神分析の基本として，その始めからあったが，その目的は，転移や逆転移が，精神的に破壊的な可能性をもった形で行動に移されるのを押しとどめ，その向きを変えることであった。とすれば，今や治療が，それも，聞いて話しているだけの精神分析でさえ，暗黙の領域の行為に基づいていると考えられるという事実を，われわれはいかに理解したら良いのか？

　この逆説は，偽りの二分法ないしは"誤解"を解明することで，部分的には解消される。"フロイトの出発点である，言葉と行為は2つの全く別個で不連続な dichotomously alternate 表現様式であるという基本的仮説には問題がある。今やわれわれが知るとおり，言葉が，行為を抑制したり，行為の代用になることはない：言葉は行為である……われわれ一人一人にとって，何を言うか，どう言うかは，われわれの行為のレパートリーの，非常に重要な部分である"（Greenberg, 1996, p. 201）。

　上記のフロイトの考え方から派生するのが，行為と言語化とは互いに不連続で，分離可能な現象であるという見方である。そうなると，精神分析の技法は，相互交流における可能性を言語的領域へと剪定することであり，そのゴールは，言語的相互交流を自省的（解釈的）理解のレベルへと持って行くことである。こうしたテクニックが実行に移されれば，そこでの分析者の仕事は，患者と分析家との間のほぼ純粋に言語的なやり取りという，高度に濾過された素材からの，患者の相互交流パターン（患者の対象関係）の歴史の抽出とでも言うべきものとなる。そうなると，精神分析的な営みへの参加を豊かで情動的色彩の強いやり取りにしている部分のかなりを，無視してしまうことになる。まさにその部分においてこそ，当の関係性パターンがより鮮明に姿を現し，より抽象的な関係性パターンや，そうしたパターンを導き出している"動機"をめぐる理

解が大いに促進されるのである。

直接観察される相互交流のレベルにおいてわれわれに見えるのは，無意識のファンタジーでもなければエディプス願望でもなく，今ここでの，具体的な関係的な動きである。それは，相手の方向性を凌ごうとする試みであり，相手が表出した中心的な情動を共有したりそれに反応したりするのを避けようとする試みであり，また，セクシャルなものなどの話題をめぐって断片化したり混乱すること，などである。こうした，体験された動きから，精神分析的解釈は引き出される。

たとえば，著者の1人による，最近の家族診断面接で，18歳の男の子と父親が，仕事の可能性について話し合っていた。父親は，息子が，放課後働いて自分自身の収入を得てさらに独立するため，どんな仕事をしたいか，自分で決めることがとても重要だと語った。息子は，知り合いが何人かいて車いじりも楽しめる，あるガソリンスタンドで働きたいと説明した。すると父親は即座に自分の意見を述べ，（家庭用の）スイミングプールの清掃事業を起こせば，働く時間は自分の思い通りになるし，他人の下で働かなくて済むと提案した。

父親は，引っ込み思案な息子に，自律と独立の重要性をほとんど嘆願するかのように強調しながら，いつものパターンを繰り返している。息子の側が自分なりの主張をする度に，父親側には，それに対する反駁がある。自分自身であることが重要であると，言葉の上では強調しながらも，独立した方向性を取ろうとする息子の試みは，即座に却下することになってしまっている。相互交流プロセスの，こうした矛盾したレベルは，言語的相互交流を通しても表現されるが，父と息子によって，暗黙の手順の形でも表出される。重要な相手とのそうした内在化された体験は，転移関係の素材であり，治療者との間でも演じられることになると理解される。

われわれは，思考ではなく行為（あるいは連帯行為）に優先権を与えているのだろうか？　その答えは，イエスでもノーでもある。というより，そうした質問自体が，心身不可分な embodied 心，他者中心的な参加能力といった現代的な視点からすれば，意味をなさない。認知科学における最近のパラダイム・シフトは，独立したものでも，身体から切り離された disembodied ものでもない心を提唱している。いわば，考えることそれ自体が，身体から発せられる気持ち，動き，そして行為を必要とし，それらに依存しているのである（Clark, 1997; Damasio, 1999; Hobson, 2002; Lakoff & Johnson, 2000; Sheets-Johnstone,

1999; Varela, Thompson, & Rosch 1993）。間主観的な出会いは，精神的にだけでなく，身体的にも行為し，反応する，心身不可分な embodied 心と心の間で生起する。

無意識の一部としての暗黙の意味

　無意識の領域を的確に概念化するためには，無意識プロセスのタイプによって，明確な区別をつける必要がある。LaPlanche と Pontalis は，次のような簡明な記載をしている。"フロイトの著作において，'力動的'は，無意識を特徴付ける言葉として特別に用いられ，そこにおいては永続的な圧力が保持されるが，それが，意識に到達してしまうのを止めるため，拮抗力——同じように永続的に作用する力——を必要とする。臨床レベルで，この力動的特徴は，無意識に到達しようと試みると抵抗に遭遇する事実や，抑圧された素材の派生物が繰り返し産出されることが証左となる"（1967/1988, p. 126）。二人は続ける。"フロイト自身が述べているように，'われわれは，心的な分裂を，心的装置の側の統合能力の生得的不全から導き出すことはしない。われわれは，それを，相反する心的な力の葛藤から来るものであると力動的に説明し，その2つの相容れない心的なグループ間の，積極的な奮闘の結末であると捉える。"ここで何より重要なのは，フロイトの概念において，素材が抑圧されうるためには，まずそれが，判然とした領域，言い方を換えれば，前意識か意識の領域に無くてはならないことである。

　明らかにフロイトは，力動的無意識を抑圧のプロセスと同等であると考えたが，最近では多くの人が，もっと広い精神力動的プロセス，必ずしも抑圧されたものの一部とはみなされないプロセスを指すのにも使う。そうしたプロセスに含まれるものとして，治療において再行為化（リエナクト）されるあらゆる早期対象関係の側面だけでなく，意識に上らないあらゆる心的プロセスの内，思考の他の部分とどことなく統合がなされていないか，自分自身ないしは他者とのやり取りにそれを取り入れるのには情動的な抵抗があるもの，などがある。精神分析的意味での無意識という用語の使用は，今や，力動的無意識と抑圧を同等とみなす狭い見方を捨て，この変容を遂げた眺望を反映するようなものに向かう必要がある。

　関係性をめぐる暗黙の知を構成するようになる相互交流は精神力動的である。それが，われわれの論点である。それは，深く秘められた気持ち，葛藤，防衛

をめぐるものである。そうした現象は歴史を持ち，動機付ける力があり，明らかに心理的意味を持つが，意識に上ることはない。ただ，それは，抑圧されてのことではない。力動的無意識の概念，そして，精神力動一般の概念は，関係性をめぐる暗黙の知も含め，こうしたより広い範囲の心的現象を包含しなくてはならないと，われわれは確信している。先に述べた飛び跳ね坊やは，彼の母親が嫌悪しているのは，ソファの上で飛び跳ねることではなく，情愛のこもった身体的コンタクトであることを"知っており"，その嫌悪の情を，それに伴う葛藤や禁止と共に，表象し，内在化し始めていた。彼の思慕の情の挫折は，かくも剥奪的な関係的出会いの歴史の結末である。それが精神力動的に意味があることは，どの分析家にとっても確かであろう。そうした行動は，われわれが毎日患者と共に扱う素材の，核心的な部分である。われわれの見解では，そうした行動は，暗黙のプロセスが精神力動的中心であることを例示している。こうしたプロセスが，分析的作業の核心部分が展開する領域を構成する。

結　論

　この章の最も重要なポイントは，"表面的"なはずの，今この瞬間の相互交流と，深遠なはずの，葛藤・防衛といった心的内界のものとの間の，上下逆さまの関係を明らかにすることであった。伝統的に，心的内界が，相互交流レベルで起こることを規定すると考えられてきた。相互交流レベルは，より深くにある力の例示に過ぎないと考えられてきたのである。それに対しわれわれは，相互交流それ自体が原初（一次的）であり，それが生の素材を生成し，そこから，葛藤，防衛，ファンタジーと呼ばれるような一般化された抽象が導かれると主張する。相互交流を通して体験されるこうした関係的な動きから，精神分析的な解釈は引き出されるのである。つまり，葛藤と防衛は，暗黙に表象された相互交流の領域で生まれ，その領域に在る。そうした関係性を生きて行くこと自体が，体験の情緒的に深い層であり，関係的戦略の反復的な側面を記述するのに使う葛藤・防衛といった抽象概念は，この深いレベルの副次的な記述 descriptors に過ぎず，深いレベルそのものでは決してない。そうした抽象概念は，生の体験から遠く離れて存在する。

第7章への導入

　第6章でわれわれは，何が精神分析的に深い意味で，何が表面的かを検索した。そして，葛藤，防衛，解釈といった作用・活動が，実は，本当の意味で深遠なるものからの抽象であると提唱した。それらは，副次的に導き出されたものであり，最も深遠にして，原初的なレベルにあるのは，生(なま)の相互交流であり，生の体験なのである。つまり，生の体験レベルこそが始まりである。なぜなら，まさにそこにおいて，当事者たちの意図が明らかにされるからである。そうした意図は，次いで，相互交流する者たちの，関係性をめぐる暗黙の知を示しだす。

　何が意味を構成するのかへと議論を展開する中でわれわれは，意味のどれくらいが関係性という形で構成されているかを，より明解に，系統立てて理解し始めた。この章においてわれわれは，関係的な意味 relational meaning がいかに暗黙のレベルで始まり，後にそれがいかに自省的・言語的レベルを生み出すのかを示す。その上で，この2つの領域が，意味の生成において，いかに関わりあうかを論じる。

第 7 章

関係的な意味のさまざまな形：暗黙の領域と自省的・言語的領域との間の関係をめぐる課題[原注1]

　暗黙の領域と自省的・言語的領域との間の関係が，精神療法を考える際，極めて重要になってきている。そうなったのは，暗黙の知の広大な領域が，乳幼児観察においても大人の治療においてもますます認識されるようになってきたことがあるし，さらにまた，通常は意識に上らないと考えられている行為化（エナクトメント）が，これまでとは違った重要性を獲得していることなどによるところが大きい。臨床家と理論家との間の対話をより生産的なものにしようとするならば，この 2 つの領域の間の違い，類似，つながり，境界をできる限り鮮明にすることが必要となる。言葉を換えて言えば，われわれが検討したいのは，この 2 つの領域の捉え方として最も的確なのが，別個なもの，互いに織り込まれ合ったもの，お互いを基盤としたもの，融合してさえいるものなどの内どれなのか，である。読み進むうちに明らかになるように，ここでわれわれが暗黙の（意識に上らないままの）implicit との対比で考えているのは，判然とした explicit ではなく，自省的・言語的 reflective-verbal である。というのは，自省的・言語的 reflective-verbal という言葉の方が，臨床家が"判然とした"という用語で意味するところにより近いからである。

　以下でわれわれは，この 2 つの領域の間の関係の考察にあたり役立つと思われる関連事項をいくつか検討する。精神分析の分野において，一貫した理論的概念をセットで展開しようとすれば，問題の核心をできる限り鮮明にしておくことが肝心であると考えるからである。加えて，ここで取り扱う課題は，心の機能を司る脳のプロセスを扱う研究の戦略を練る神経科学者たちにとっても，興味を持てそうなものである。

[原注1] 初出は 2008 年，Psychoanalytic Dialogues, 18, pp. 125–148 および pp. 197–202。著作権は Taylor & Francis Group, LLC。許可の下に掲載。

定　義

　最初の問題は，Meaning 意味，Experiencing 体験（すること），Thinking 思考（考えること），Reflecting 自省（すること）（振り返り），あるいは Implicit 暗黙（意識に上らないまま）のといった言葉で，われわれが何を意味するかである[訳注1]。ここでのわれわれの主眼は，関係性をめぐる心理的な出来事なので，関係的な現象を扱うのに有用ないしは必要と考えられる用語と概念の定義を，叩き台として次にあげる。

Meaning 意味

　われわれはここで，"意味"の全貌に挑戦するつもりはない。われわれがしようとしているのは，むしろ，基本的な所での区別・区分を付けることであり，そうすることで，暗黙の領域，自省的・言語的領域（語りも含む）といった，互いに異なる関係性の領域全体をより明確に考えられるようにしたい。まずは，辞書にある定義から始める。

　"意味"という言葉の，一番目の（そしてそもそもの）定義は，"心，見方，あるいは黙想において存在するもの，あるいは定まった計画，目的；されるはずのこと，あるいは，意図されたこと"（Webster's New Twentieth Century Dictionary, 1977）である。この説明において，意図は非常に重要な要因であるが，言語の役割は明確ではないし，本質的でもない。意味の定義に言葉が追加されるのは，副次的記載事項においてである。意図が形をとらないまま，あるいは，無定形のまま潜在的なのは，言語領域で"それが取り上げられるまで"のことであり，そこにおいて意図は，意味ないしは有意性を獲得する。この意味での"意味"については，あとから，自省の項で扱う。

　オックスフォード辞典（Oxford English Dictionary, 1991）でも，ジレンマは同じである。意味の項の最初の記載を見ると，言語的役割は本質的ではなく，むしろ，"意図すること，心に留めること，呈示すること"に強調がある。しかし，この辞典の定義においてもまた，言語が二次的に滑り込んでいるように見える。"（記号で）示す signify，知らしめる"と。こうした定義において注目したいのは，"意図すること"あるいは"心に留めること"が，共に，言語

訳注1）ここで定義されているのは，原語の意味であり，必ずしもその訳語の定義にはなっていない。この箇所だけ原語を先にあげたのはそのためである。

や意識に関する言及を必要としていないことである。

Thinking 思考（考えること）

このキーワードに関しほとんどの辞書は，それが何を意味するかはみんなが知っているはずという，創造的あいまいさを保持している。ほとんどの辞書が，思考の一番目の意味として，"まとめる，あるいは，心に保持する，あるいは，考え idea の形成というメンタルな能力の行使"をあげる（Webster's College, 1999）。となると次には"考え"の定義が問題になってくる。奇抜ながら，非常に的確な"考え"の概念を論じているのが，小説家の Alessandro Barrico（2002）である。

> 考え idea はまさにちいさな直感たちの銀河，混沌としたもの……絶え間なく変化し……美しい。でもそれは，雑然としたもの……純粋な状態にあればそれは，素晴らしき雑然。それは，無限なるものの仮の姿。明瞭で判然とした考えは，デカルトによるでっち上げ。そう，詐欺。明瞭な考えなど存在しない。考え idea は，その定義にある通り，あいまい。もし明瞭な考えを持つとしたら，それは考えではない……問題はここにある……考えを表出する時，人は，もともとはありもしないまとまりを考えに付与する。そう，きちんとして簡明な形へと考えを整え，他の人が理解できるようにしなくてはならないことになっている。考えも，それを思考するだけなら，素晴らしき雑然，そのまま。でも，いったんそれを（言葉で）表現しようとすると人は，こっちは捨てて，あっちはまとめ，そっちは単純化してこちらは切ってと，なんらかのロジックを押し付け，まとまったものにしようとする。そうやっている内に，いずれ，他の人が理解できるものになる。人は，"明瞭で判然とした"考えに到達しようと，まずは，責任感を感じながらやる。あまりに多くを切り捨てないようにするし，頭にある考えの全体的無限性を保持したい。そこで何とか頑張る。でも，相手は時間をくれない。待ってくれない。知りたい，と迫る（2002, p. 202）。

ここで明らかなのは，思考が，必ずしも言語的思考や語学的操作をその一部として含まないし，意識的であったり，自省的であったりする必要もないことである。ただ，そのすべてであることだってもちろんありうる。抽象的な論考

は，おそらく，非常に特殊な思考であり，ここでの課題からは外れるので触れない。

Reflcetion 自省（振り返り）

辞書の定義によれば，reflection は，"体験を思い出す，反射する，再生する，映し出す，体験を思い起こす"である。関係性のコンテクストで考えれば，それは，何か関係的な出来事を再体験することを意味するが，ただ，それまでとは違ったコンテクストと時間枠で起こるため，体験はオーガナイズし直される。ここで重要なのは，言葉が使われる度に自省（振り返り）がある訳ではないし，すべての自省（振り返り）が言葉の使用を伴う訳ではない点である。振り返ることのできる関係性を持てるようになること自体，それをいかに振り返るのかと共に，発達的課題である。いわゆる振り返りでも，そのレベルはたくさんあり，自己をめぐる振り返りも，その抽象度レベルを徐々に上げて行く。これは，発達論として記載されて来た通りである。そうした抽象度のレベルを詳細に検討し，レベル間に線引きをすることは，この章の目指すところを超えている。しかし，それが，発達論者と臨床家との間の会話における混乱の源となることが往々にしてある。臨床的な議論において，言葉の使用は，しばしば，自己と他者との関係性パターンをめぐる最も抽象度の高いレベルの振り返りとして扱われる。しかしながら，治療のかなりの部分は，振り返りとは言っても，それほど複雑ではないレベルにおいて進められる。治療中の出来事のほとんどは，自己の関係性パターンに関する省察と言うより，プラグマティックで，物語風で，思い起こす感じの言葉遣いで語られる。

Experience 体験／経験

オックスフォードとエンカータ辞典は experiencing（体験／経験すること）を"徐々に知識や技能の増強へと導く活動に関与すること"と定義する。哲学的に言えば，"体験・経験"は，抽象的な推論を通してではなく，五感を通して得られた観察から導かれる知識である。

われわれがここで使う関係的に体験することの定義は，現実にせよ想像上にせよ，これまでずっと生きて来た lived through 関係的なやり取りへの関わりであり，知覚的／情緒的プロセスからだけでなく，関係性をめぐる知の蓄積を重ねる思考プロセス（抽象的推論は含まない）からも情報供給を受けている。

関係性をめぐる暗黙の知

　関係性をめぐる暗黙の知を定義するにあたり，われわれは，KihlstromとCantor（1983）や他の認知心理学者が提唱した区別を参考にながらも，関係性の領域に適用できるように改変した（Boston Change Process Study Group [BCPSG], 2002）。われわれは，関係性をめぐる暗黙の知を，手順表象 procedural representation の一種であると考える。認知心理学において手順表象は，いかに進めるか，いかにやるかの表象である。そうした表象は，たとえば，自転車の乗り方を知っているのと同じで，象徴的に記銘されることはない。ここで，自転車の乗り方よりもっと適切なのは，他の人と一緒に何かをどうやってやるか，どうやって一緒に居るか（"共にある在り方"，D. N. Stern, 1985）について知っていることの領域である。この関係性をめぐる知識のかなりの部分は，いかに冗談を言うか，情緒を表出するか，友達を作るかといったような，手順に関わるものである。いかに相手と一緒に居るかについて知っていることをわれわれは，"関係性をめぐる暗黙の知" implicit relational knowing と呼ぶ。その用語を使うことでわれわれは，関係性をめぐる暗黙の知を，それ以外の形の手順知識から区別し，"知っていること" knowing が，認知的であるばかりか，情動的であり，相互交流的でもあることを強調したい。

　加えて，関係性をめぐる暗黙の知は，通常，ことさら注意を引くこともなく，意識的な体験の圏外で作動し，言語へと翻訳されることもないと，われわれは考える。もちろん言語が，関係性をめぐる知の役に立つことはある。しかし，親密な相互交流を掌る関係性をめぐる知は，主として言語に基づいたものではないし，象徴的形態へと必ずしも翻訳されるわけでもない。関係性をめぐる暗黙の知は，また，力動的に無意識であるとは限らない。分裂ないしは抑圧されて，意識から防衛的に排除されているのではないからである。むしろそれは，非意識的処理過程の一部であり，そこには，言葉にされたことがなかったか，される必要がなかったか，できなかった，"まとまっていない体験" unformulated experience（D. B. Stern, 1997）も含まれる。

　言語の発達が未だみられない乳児期においては，言語に基づかない知が，知ることの唯一の形態である。とは言え，言語を獲得した後も，暗黙の領域は，言語の領域同様に成長を続ける。それぞれの領域は，拡大し，精巧さをまし，内部の連合を創り出してゆく。2つの領域は，一生涯を通じ，成長し，共存するのである。

暗黙の領域と自省的・言語的領域との共通点

共通点 #1：心理的意味の基本ユニットとしての意図

われわれの考えによれば，意図することは意味することである。（上記の辞書の定義参照。）さらに，意図が，根源的心理的意味であり，一連の意図は，動機を持つ人の行動に，心理的存在，凝集性・一貫性，そしてついには意味を与える（Sander, 1995a, 1995b）。この意味での意図は，普通に使うより広義である。意図は，動機付けシステムによって導かれたオリエンテーションや方向性の一回り大きな動向や，サイコセラピーの長期的ゴールなどとしっくり来る。われわれの言う意図は，それぞれの思考ユニットが持ついろいろな意味合いや，動機付け，願望と，同じような広がりを持つ。また，それは，意図が形を成しつつある前執行段階，その執行，その目的など，意図のあらゆる局面を含んでいる。全部合わせて，それを"意図展開プロセス" intension unfolding process と呼ぶことにする。意図展開プロセスは，動機を持つ人の行動の流れを意図へと取りまとめる，基本的心理プロセスから生起する。人の行動を意図や動機に基づいて仕分けするメンタルなプロセスは，メンタルな原初 mental primitive と考えられる。なぜならそれは，動機付けを持つ他の存在と交わる世界での適応にとって不可欠な，生まれつき備わったメンタルな性向だからである。この取りまとめは，意図的な動きが相手から感じ取れたり，自分の中に感じられたりした時に起こる。意図展開プロセスは，動機付けられた体験の非象徴的プロセス表象であり，暗黙裡に理解される。以下に見るような前言語的乳児（あるいは高等動物）の研究が，この考え方を支えている。この根源的プロセスは，きめ細やかで，非言語的で，暗黙の，ローカルレベルと，言語レベルの両方に属する。それが両方のレベルで見られるのは，両レベルが，意図に関し，同じ理解を共有しているからである。

われわれの考えによれば，意図展開プロセスは，意図を同定する際の指示対象 referent として働き，意図が行為として現れようが，言語あるいは語りの形で提示されようが，垣根を越えて共通の通貨を作り出し，意図に意味を与える。意図展開プロセスを考察する方法の1つは，いかにしてわれわれは意図の存在を知ることができるのか，あるいはさらに一歩進めて，推測できるのか？と，問うてみることである。意図を探知するプロセスがもしなかったとしたら，いかにして意図を，行動の流れの中から，それも，種々雑多な行動の流れの中か

ら，引き出せるのか？　他の人が意図を持つことを推察させるような行動を観察した時，被験者の中で活性化される脳内"意図探知中枢"が，脳のイメージング所見により同定されているが，それは，ここでの議論と深く関わってくる（Ruby & Decety, 2001）。

意図展開プロセスとは，意図と動機が意識に浮かび上がり，意味を帯びるようになる様式である。このプロセスの果たす基本的機能が，意図を，それがいかなる姿形で現れようと，同じ源から流れ出る，了解可能なものにしてくれる。こうして，意味の何らかの連続性が，ひとつのレベルからもうひとつのレベルへと，単に促進されるだけでなく，保証される。では，この見解を支持する観察所見や見解として，どんなものがあるのか。

ここでわれわれは，上記の意図の定義をさらに深める必要がある。意図性とは，ゴールないしはお目当てに向かって，引っ張る，引っ張られる，押す，押されるという，主観的な感覚（あるいは相手が同じように引っ張られている，押されていると推測すること）を指す。その概念の広がりは，フロイトの願望，欲望という概念，動物行動学における動機付け活性化やゴール達成状態という概念，認知科学で言う価値観，日常的ないしは法律的な意味での動機，などと同じである。それらはすべて，動機付けられた行動に，エンジン，方向，手段，そして，ゴールを供給し，それを首尾一貫したものにする。またそれは，意図を心の舞台にのせるため，イメージあるいは思考を求めてメンタルに"手を伸ばすこと"も含む（Brentano, 1874/1973）。

意図展開プロセスというアイディアの基本は新しいものではない。現象学的哲学者のほとんどは，前自省的体験や生の体験さえも，意図をめぐって構築されることに異議を唱えない。加えて，この（暗黙の）体験は，細分化された部分から成り，時間的構造を持っている（Husserl, 1962, 1930/1989 参照）。換言すれば，何らかの基礎的（非言語的）プロセスの構造，たとえば，実際の時間の流れに沿って展開する意図が，存在するはずである。

同様にして，Jerome Bruner（1986, 1990, 2002）など，現下の心理学者たちは，動機付け（話の"なぜ"の部分）こそ，人の行動を仕分ける際われわれが用いる基本的メンタルユニットであると提唱する。人の行動に意図と動機を探し求めるのは万人共通の性向であり，それが，交わりの世界を理解しようと，意図にまつわる語りを生み出す。

最近の発達観察研究によれば，体験が，発達上の限界のため暗黙で，意識さ

れることも自省されることもない，前言語的乳児（おおよそ 18 カ月まで）においてさえ，人の行動を見てまずやる作業は，（行為の"背後にある"）意図を理解することである．意図は，目に見える行為を首尾一貫した意味あるものにする．例を挙げよう．実験者がある物体を深皿の中に落とそうとして失敗し，深皿から外してしまうのを，前言語的乳児が観察する．その物体も深皿も，乳児が見るのは初めてのものである．一回目は，深皿に近づきながらもその上に来る前に落とされる．次いで，深皿のふちを通り過ぎてから落とされる．乳児はその物体が深皿の中に落とされるのを見ることはない．しばらくしてから，乳児にその深皿と物体を渡し，一人で遊ばせると，乳児は即座にその物体を直接深皿の中に入れ，満足したかのように振舞う．乳児は，意図を理解し，それを真似ている．それがきちんと実行されたのを見たことがないのに，である．乳児は，目にした行為ではなく，推測される意図を優先している（Meltzoff, 1995; Meltzoff & Gopnik, 1993）．

　もう 1 つの実験．実験者がダンベル様の玩具の両端から球体を外そうとし，それを乳児が観察する．実験者は外そうとするが外れない．あとから，ダンベル様の玩具を与えられると乳児は，即座に球体を引っ張って外し，満足したように見える．別の乳児を使ったコントロール実験では，ロボットが，実験者と同様，ボール様の両端を外そうとするが，外れない．このグループの乳児に，ロボットが失敗するのを見せた後，ダンベル様の玩具を渡しても，末端を引っ張って外そうとはしない．乳児にしてみれば，ロボットは意図を持たないのである（Gopnik & Meltzoff, 1998; Meltzoff, 1995）．見えた行為ではなく，推測される意図を原則的に優先することを示した観察所見は他にもたくさんある（Gergely & Csibra, 1997; Gergely, Nadsasdy, Csibra, & Biro, 1995; Rochat, 1999）．

　主観的には，意図は，そのゴールに向かった内的な突き上げ，ないしは前のめりとして感じられる．意識には上らない主体が存在するわけである．意図がその到達点を全うするか，しくじるか，その命運が明らかになるにつれ，劇的な緊張の一線が画される．そして，こうしたすべてが，意図展開プロセスを収容する時間的構造を持った，時間の経過の中で起こる．短時間の出来事から，長いものまで，意図展開プロセスの時間的尺度は，必要に応じて調整される．それが，時間的に力動的であることの真価を認識するのに欠かせない．こうした特徴があるからこそわれわれはそれを，"意図展開プロセス"と呼べるのである．

端的に言えば，意図展開プロセスは，意図の呈示が行為であれ，言葉であれ，物語であれ，それらすべての形成の根幹にある。各領域は，意図に関して同じ直感的理解を共有しており，それが，行動を首尾一貫した意味あるものにしている。

共通点 #2：領域を跨がって同じミクロな形態を共有すること

暗黙の領域と自省的・言語的領域は，似たようなミクロの構造を共有している。主観的体験の基底にあるミクロのユニットは"現在のモーメント"であると提唱されてきた（D. N. Stern, 2004）。これは，どちらの領域においてであれ，体験が，"今"起こっているモーメントである。D. N. スターンによれば，主観的な現在のモーメントもまた，意図をめぐってオーガナイズされており，情緒的な生の物語に埋め込まれている。その物語様の構成は，せいぜい続いて1－10秒であるが，その展開にそって，直感的に把握される。したがって"今"の体験は，形態と時間的プロフィールで構築されている。スターンによれば，これが，人の行動を，いかなる時間的スケールで呈示されようと，筋の通ったものとして理解できるようにしている，根源的プロセスである。暗黙の体験が持続する数秒から，口をついて出た語句の時間の流れの中での展開，そして，語りの断片の積み上げまで，どの時間的枠組みに在ろうと，時間的にダイナミックな体験の通貨は変わることがない。

共通点 #3：ミラーニューロンそして，言語中枢と
それとは別個な運動・知覚中枢の並行活性化

最近の実験によれば，言葉で表記できる概念は，言語中枢で処理されるだけでなく，その概念の内容と関連した運動・知覚野でも処理される。たとえば，"掘る，登る，歩く"などの言葉は言語中枢に貯えられるが，加えて，そうした運動作用の通常の起点となる脳の特定の領域にも貯えられる。同様にして，"キーキー泣く，わめく，歌う"などは，言語中枢はもちろん，脳の聴覚に特有な部位にも貯えられる（James & Gautier, 2003）。言葉と知覚・運動体験が並行して活性化されることで，体験全体が創り上げられているように見える。

言語が，身体的体験，行為そして感情とこうした形でつながることは，"ミラーニューロン"に関する最近の知見で説明できそうである。そうした知見は，神経生物学的機序に基づいて以下のような現象を説明できる可能性を示し

ている：他の人の心境，特に意図を読むこと；相手の情緒に共鳴すること；誰か他の人が体験していることを体験すること；観察された行為（見えるものだけでなく音声も含む）を真似できるほど，その特徴とらえること；簡単に言えば，他の人と同じように感じ，間主観的な交信を樹立すること（Gallese, 2001; Rizzolatti, Fogassi, & Gallese, 2001）。

　ミラーニューロンは，運動ニューロンに近接している。その発火は，他の人の行為（たとえばコップを取ろうとする）を見ているだけで，自分ではそれをしていない観察者の脳内で見られる。しかも，観察者の脳の発火パターンは，観察者自身がコップを取ろうとした場合の発火パターンと酷似している。つまり，他の人の行為を見て得られる視覚情報は，ミラーニューロンの活動によって，自分自身の脳内でそれに相当する表象へとマッピングされるのである。そのおかげでわれわれは，相手の真似をしなくても，ヴァーチャルに，相手の行為に直接的に参加することができる。あたかも自分が同じ行為を行い，同じ情緒を感じているかのように，他者を体験するのである。こうした"あたかも"の機序を提唱したのが Damasio（1999）であり Gallese（2001）である。Braten（1998）はこれを，"他者中心的参与"と呼んだ。この，他者のメンタルな面への"参与"は，相手のことを，それも特に，相手の意図や感じていることを，感じている／共有している／理解しているという感じを創り出す。ここでわれわれは敢えて"情動"affects ではなく，"感じ"feelings という用語を用いているが，それは，感傷，内部知覚の感覚，運動知覚，"背景にある気持ち"（Damasio, 1999）や"生気情動"（D. N. Stern, 1985; D. N. Stern, Hofer, Haft, & Dore, 1984）を，古典的なダーウィンのカテゴリー性の情動と共に包含するためである。

　コップに手をのばすといったように，目に見える動きについて言えることは，単語でも何でも，声に出して言うことにもあてはまる。声帯，口，舌の動きを表象すると言われているミラーニューロンは，誰かが話すのを聞くと中枢で発火する。そういう音を立てる体験とはどんなものであるかを，われわれは知っている。（人の咳払いを聞いて，喉がいがらっぽくなる理由の一つがここにある。また，新生児が舌を突き出す真似ができるのも，おそらく同じ理由による。）この経路で伝達される発声音の要素として含まれるのは，音声の緊張，作動力，強度，拘束，メロディー，リズム，その他のパラ言語学的特徴で，それらはすべて，聞こえた言葉にとって，聴覚的に"こんな感じ"という貴重な

コンテクストである。

　最近の所見によれば（Gallese, 私信, 2005年6月5日），ミラーニューロンは言葉と動きを結びつける。つまり，ある言葉が話されると，それが，言葉で述べられた行為や動きに見合ったミラーニューロンの引き金を引くのである。それが直接なされるのかどうかはまだ分かっていない。しかし，言葉は，運動野ないしは視覚野に放電を起こすことがある。ということは，ミラーニューロンは，言葉と運動体験との連接にあたり，心理的意味合いに応じて，それぞれに違った神経経路を提供しているのかもしれない。その意味で，言葉は，具体性を剥奪されたシンボルではないどころか，暗黙裡に（意識に上らないまま）機能する，直接的かつ具体的な体験への経路であり，また，その逆も真である。これは，言葉や物語が持つ喚起能力の説明として役に立つ。われわれはそれをヴァーチャルに体験するのである。

自省的・言語的領域は暗黙の領域から発現する

　この項で述べる見解の基礎となる概念が2つある。1つは，心身不可分な心の概念。2つ目の概念はダイナミック・システム理論である。ここ30年，過激なまでに新しい視点が展開している。それは，"心身不可分な心" embodied mind という概念でとらえられる。これまで優勢だったデカルト的観点に代わり，この新しい見方が優勢になりつつある（Damasio, 1999; McNeil, 2005; Merleau-Ponty, 1945/1962, 1964/2000; Sheets-Johnstone, 1999; Thelen & Smith, 1994; Tomasello, 1999; Varela, Lachaux, Rodrigues, & Martinerie, 2001; Varela, Thompson, & Rosch,1993; など他多数）。この理解によれば，動きと言語は（様式の違いはあるが），進化および個体発生の過程で，その大部分が統合されている。体の直接的関与なしには，考えることも，感じることも，想像することも，感覚を持つこともできない。逆に，動くことも為すことも，本来的に，メンタルな意図の表出である。

　前世紀の思想家たちの一部は，デカルト的伝統の中で作業しつつも，心身不可分な心の必要性に気づいていた。ハイデガーは，生（なま）の体験が，意図性をめぐって構築され，そこで構造化されたオーガナイゼーションが直感されるのだと確信していた。原体験 primary experience を，自省的・言語的レベルで最終的に解釈可能なものにするのは，この構造化である。フッサール（1962,

1930/1989）によれば，原体験は，形態論的に見ると，内的分化と時間的構造を備えた形態を持つ。省察は，生(なま)の体験にアクセントを付けたり，それを増大できるだけである。サルトル（1943/1976）はそれに合意し，省察は新しいものを何も暴きはしないと述べている。それは，そもそもの前自省的で生の体験において，すでに馴染みのあるものを明らかにし，テーマ付けするだけだからである。心身不可分な心の存在は，こうした省察（振り返り，自省）において意識に上ることはないし，その点は，自省的・言語的なものは暗黙の知に徐々に接ぎ木されてゆくとする考え方についても同じである。

　ダイナミック・システム理論で，最もわれわれの興味をそそる部分は，多重可変要素（たとえば人の相互交流）を持つ複雑システムにおいては，予測も期待もされていない新しい特性が発現してくるという事実である。暗黙の知同士の出会い（これは言語も文化も含む）から，質的にそれまでとは違う，新しいシステム（自省的・言語的プロセス）が浮上する。

　この項でわれわれは，暗黙のものから自省的・言語的なものが発現する4つの経路を論じる。

1. "原初メタファー"

　心身不可分な embodied 心という視点からの最近の研究によれば，われわれが考えたり話したりする際に用いるアイディアのうちのかなりが，われわれ自身の体から，つまり，生活の中で何かをし，何かをされる体の，基本的知覚運動体験から湧き出し，それが，"原初メタファー" primary metaphors を生み出すという（Lakoff & Johnson, 1980）。そうした原初メタファーは，自分自身，他者，そして，周りの世界に関する，根源的な暗黙の捉え方である。原初メタファーは，基本的知覚運動様式で体験した周囲の世界を，非言語的な心のモデルの形で概念化したものであると考えられる。この観点からすれば，原初メタファーは，"比喩的表現"ではない。それは，非言語的で，暗黙の，（体験に基づいた）概念なのである。たとえば，Lakoff と Johnson によれば，"もっと"という概念は"上の方"という，身体の位置と関係している。量をめぐる主観的な判断は，垂直性という知覚運動体験として概念化される。つまり，何かすごく大きなものを見ようとすれば，目を，あるいは頭を上げなくてはならない，という訳である。"もっとは上の方"というのは，知覚運動体験から湧き起こった原初メタファーである。基本的な身体概念が，"値段が上がる"，"株価が

急落する"といったような言い回しとして使われる。確かに言語は原初メタファーを使うが，ただそれは，言語学的に生み出されたものではない。さらに，言語学的使用の基底にある身体的体験は，あいまいでもなければ，死んだ（体験から言葉へのつながりが歴史的でしかない）メタファーでもない。つながりが未だに存在するのである。また，言葉が使われると身体的概念が活性化されるし，知覚運動図式が体験されると言葉が活性化されることもある。話し言葉の領域での原初メタファーの使用には必ず，原初的な非言語的体験を構成している知覚運動系の活性化が伴う。つまり，原初メタファーを使って話すわれわれの体験は，言語的であるばかりか，身体的な出来事でもある。

LakoffとJohnsonは，そうした原初メタファーのパノラマ（心身不可分な心のモデル）を提供している。その一つ一つが，推測可能な意図を持つ現実の人々と一緒に，現実の世界に居るという，知覚運動体験から派生したものである。次に挙げるのは，LakoffとJohnsonからの例である。

- 関係性とは旅路である。原体験：空間の中を動いてゆく。例："われわれの関係は，あるところまでは行ったが，そこでストップして先に進まず，別々な道を歩むことになった。"
- 援助とは物理（身体）的支持である。原体験：何かあるいは誰かが，立ったままで居たり，機能し続けるのに，物理（身体）的なサポートが必要なのを観察する。例："地域の慈善事業をサポートしよう。"
- 時間は動きである。原体験：空間を動いて行くか，動きを観察しながら時間の経過を体験する。例：あっという間に時間が経つ。時間が突然に止まった。
- 状態は所在場所である。原体験：ある囲まれた空間にあって，ある状態を体験することが，ある場所と関連している（たとえば，木陰は涼しい，ベットに入ると安心する）。例："私は今ほとんどうつ状態にあり，次に何かあれば，気が狂ってしまいそう。"
- 活動は，自力推進的な動きである。原体験：自由な空間で自分の身体を動かす活動一般（生まれて数年間についても言える）。例："私はプロジェクトをしっかり進めている。"
- 目指すは目的地である。原体験：物理（身体）的に目的地にたどり着く。例："彼はいずれ成功するだろう。でもまだ，そこに至ってはいない。"
- 原因は物理的な力である。原体験：動かしたり変えたりするため物体に力

をかけ成果を得る。例："彼らは国会で法案を通過させた。"（1980, pp. 52–53）

こうした原初メタファーは，広範囲にわたり，われわれの思考や言語に浸透している。日常の，専門的でない会話，それも，自分自身や他者，あるいはその関係性についての会話では，原初メタファーがありとあらゆる形で使われている。通常は非意識的な原初メタファーは，言語的概念を生み出すばかりではない。それは，活性化層として留まり，そこから，たくさんの思考や言語が湧き出る。そう考えるからといって，前象徴的と象徴的，非言語的と言語的，暗黙と判然との間の，明らかな記述的境界が消えてなくなる訳ではない。こうした見方をすることではっきりしてくるのは，それらが，ごく日常的な身体体験において同じ起源を共有している，つまり，同じ心身不可分な心のモデルを共有していることである。

いずれにしても，実際の言葉の形／音声は（象徴システムの要求に応じて）恣意的かもしれないが，具象化された概念は，体験を言葉に密接に関連付けるものであり，恣意的からは程遠い。それらは，われわれの身体的形態，われわれの生得的運動パターン，そして，実際の外的世界の人と物によって決定される。

2. 筋運動感覚性概念

Sheets-Johnstone（1999）は，この線に沿った考えをさらに一歩進めている。"動きの首位性"を主張する彼女は，われわれが自分自身や周りの世界を発見するのは，自分自身の動きを介してであると論じている。彼女が提唱するところによれば，"アニメーションの基本現象"は身体的意識であり，それが身体的概念と表象，そして，筋運動感覚性 kinesthetic 概念へと結びついていく。彼女はフッサールの"動きがすべての認知の母である"（Husserl, 1962, 1930/1989）を引用している。身体的概念のリストは広大で，たとえば，内側／外側，重い／軽い，開いた／閉じた，上／下，配列すること，応変性 contingency，作用 agency などがある。

ここでもまた，これまでの基本的カテゴリーに対して，これまでとは違った光を投げかける体験の捉え方に直面する。Lakoff と Johnson の業績は，Sheets-Johnstone の業績と共に，心と身体のデカルト的分割を修復せんとする現代的潮流に沿ったものであり，"心身不可分な認知" embodied cognition という概念

で再び，心と身体を結び付けている。換言すれば，われわれが言葉を発する時，身体的／筋運動感覚性概念が，原初メタファーと共に活性化される。かくしてわれわれは，単に言葉を口にするだけでなく，もっと，それ以上のことをしている。われわれは言葉に形体を与え，精神的に，空間的・時間的運動の世界に住んでいるのである。身体と心との間の対話が進行しており，まさにそれが，他者，そして自分に対し，フル・メッセージを搭載している。

3. 心身不可分な心のモデルとしての"イメージ／ジェスチャー"

なぜ自発的に話された言葉は人間的な響きがあるのに，ロボットだとそうではないのか？ まず第1に，パラ言語学的要素（メロディー，アクセント，音量など）があり，それが，最も一般的な説明である。第2に，話す動機がある。聞いている人は，動機の変動を連続的に感じ取る。第3に，これは第2とも関係してくるが，こちらの願望を伝える"うまい"言葉を探そうとする際のスロッピーネス（厳密性の欠如）がある。このスロッピーネスが，聞き手には見えるし，聞こえる。

自発的な発話の場合，何か表現したいことが心にある。それを"何か心にあること"と呼ぶことにする。それは最も広い意味でのイメージである。そのイメージは，思考でも，動きでも，ジェスチャーでも，情動でも，生気情動でも，背景にある気分でも，何でも構わない。ただこの時点ではまだ，言葉の形を取っていない。その次の段階が，自発的な対話の場合特に，厄介な作業となる。まず，（ゴールと構造を持つ）意図があり，それが，イメージと言葉とを繋ぐ。ほぼフレーズ毎に，その意図が，ダイナミックなプロセスに参入し，すでに存在する言葉のレパートリーの中から最も良い組み合わせを見つける。これが"意図展開プロセス"である。こうして，これまでにない新しい特性が形を成す。そして，新しい繋がりが造られ，差し当たり受け入れられ，修正され，拒絶され，別な形で再導入され，そして，意図展開プロセスの他のすべての創造的産物とない交ぜになる。このプロセスは，通常数秒かかり，ダイナミックで，予測困難で，非常に雑然としていて，体全体を巻き込み，たいていは，類似の意識的・無意識的身体的事象すべてと繋がっている。このダイナミックな非線形プロセスが，おそらくは，われわれをして最も人間的にしている。そのプロセスには，言葉の探索がいかになされるか，それも，どんな思索や興奮の高まりをもってなされるか，そして，言葉を"キャッチした"時，どんな感激

の波あるいは静穏が訪れるかなどが含まれる。そのプロセスは，猛進することもあれば，ためらったり，止まったり，穏やかに再開することもある。こうして選ばれ，公の場へと送り出された後でさえ，言葉は，部分的に撤回されることもあるし，また，話し手が，それなりの慎み，流暢さ，一貫性をもって，とちりながら話を進める内に，修正されたり，削除されることもある。（ここで注意したいのは，"正しい"組み合わせがあるかどうかが問題ではない点である。そんなものは存在しない。重要なのは，効果的なコミュニケーションをするのに十分に良いかどうかだけである。）こうしたダイナミックな特性が，（ロボットではなく）"人が宿る身体"である，つまり，生きている，という印象を与える。そうした意図展開プロセスの特性がないと，言葉の背後に人気を感じない。

　暗黙の体験と自省的・言語的処理をめぐる，この身体／心の対話が，分析医とカウチで横になった患者が，お互いを見ること無しに，暗黙のもののかなりを知り，間主観的スペースを共有するのを可能にする。

　David McNeill（2005）が，JohnsonとLakoff（1999）の"原初メタファー"モデルのさらなる拡張を提唱するのは，まさにこの観点からである。どこまで拡張したら良いかを評価するには，原初メタファーに関するJohnsonとLakoffの基本的な考え方を思い出してみる必要がある。彼らの考えによれば，原初メタファーは，知覚運動-動力学的体験（たとえば，歩く，見上げる，抱っこされるなど，通常は，発育途上における周囲の世界との出会いで体験すること）と関わっている。こうした非言語的な原初メタファーが，言語の各種側面の土台（非言語的概念）を供給する。この意味で，動きは，言語の母である。そして，実際，動きは，数多くの言語的概念の源である（Goldin-Meadow, 2003）。

　McNeill（2005）は，イメージ／ジェスチャーという概念を導入し，口にされる思考を身体的に形作るものすべてを指す。彼は，話し言葉が，2つの要素から成り立っており，それぞれが，同等の生成力と重要性を持つと考える。まず第1に言語がある。これは通常，どちらかというと静的な構造としてとらえられる。次いで2番目にダイナミックなプロセスがあり，彼はそれをイメージ・ジェスチャー・プロセスと呼ぶ。表面上，このダイナミックなプロセスは，スピーチ（談話）に同期した身振り・手振りからなる。言葉が語られると，顔の表情も含め，身体の動きがそれに伴う。同様にして，ジェスチャーは，それ独自の切り離された形態も持つが，実際のスピーチ（談話）の場合，その形は

イメージや意図によって整えられる。生の談話と動き／ジェスチャーは必然的に同期的である。吃りや遅延性の聴覚フィードバックといった条件の下でさえ，その同期性が失われることはない。

　McNeill（2005）は，"イメージ／ジェスチャー"をさらに入念に検討し，思考やフレーズが形作られ執行される間に浮上する，非意識的で，ごく短いプロセス（意図展開プロセス）は，それに含まれると述べている。書かれたものを読み上げたり，記憶した通りに話すのではなく，自然に話をしている場合，それぞれの考えやフレーズは，それが口をつく瞬間，あるいはその直前に，形成される。何を言おうとしているかは，それを言うまで，正確には分からない。この意図展開プロセスが進行している間，思考はまだまだ推敲を重ねられており，あの言葉かこの言葉かと綿密な調整が進められ，その上でようやく言葉が浮かび，思考はその最終的な形を取る。McNeill は，それをイメージ／ジェスチャーと呼べるエヴィデンスをかなり取り揃えている。と同時に彼は，意図展開プロセス形成過程において，思考と言語に姿・形を与える専売特許が，ジェスチャーとイメージだけにあるわけではないことも重々承知している。非言語的なものはすべて，この役割を果たす。たとえば，情動，身体から来る"基底情緒"，"生気情動"，身体的不快，気分，潜在意識にある動機付けシステム（空腹感，睡眠，セックス）の状態，周囲の感触，直近の過去の歴史などがその役割を果たす。ただ，それら全部が，イメージ／ジェスチャーという用語の下に包括されうるはずである。

　形を為しつつある考えと，その考えにおおよそ見合う言葉とは，お互いをどうやって見つけ出し合うのか？　意図展開プロセスにかかる時間はせいぜい数秒である。それは，イメージ／ジェスチャーを，必要な言葉の組み合わせと結びつける，短く迅速な行程である。McNeill は，Vygotsky の伝統（1934/1986）に則り，ダイナミックでアナログのイメージ／ジェスチャーは，それとは反対の，カテゴリー性で静的な単語と対を成しているという，興味深い示唆をしている。両者は，古典的な弁証法的プロセスへと一緒に放り込まれ，正反対は解消され，融合によって一緒にされる。言語的なものと非言語的なものは，ただ一緒にされるだけではない。それらは，一つのものになるのである。

　弁証法理論を持ち出さなくても，もっと単純に考えれば，ダイナミックな意図プロセスはその歩みを進めるにつれ，言葉，フレーズ，音声と遭遇することになる。そうした遭遇から，予期されていなかった新しい特性が生まれ，コミ

ュニケートしようとする意図，イメージ／ジェスチャー，そして言語を結び合わせる。かくして形を成しつつある考えは，新生特性としての言語と結びつく。多分ここでは，ダイナミック・システム理論に基づいた記載の方が，弁証法的な記載よりも分かりやすい。意図と言語をダイナミック・システムに一緒に持ち込むという考え方は，新生特性を考えるにあたり，特に実り多いミックスである。意図と言葉のダイナミックな相互作用は，振り付けや音楽と似ている。未完の意図が，具体的なポジション，ステップ，メロディと出会うのである。

4. 言語の非言語的コンテクスト

　言葉はコンテクストの中において意味をなす。(たとえば，"私は満足 (content) している" vs. "荷物の中身 (content)"，"すみません，見落とし (oversight) でした" vs. 監視 (oversight) 委員会，"私はあなたに執着する (cleave)" vs. "私は肉を裂く (cleave)"。) これまでに口にされた言葉やフレーズのコンテクストがあり，今言葉が口をついて出た時，その関係の中で起こっていることのコンテクストがある。これは，シナリオがない対話において特にあてはまる。起こっていることで重要なのは，暗黙の関係性であり，話す瞬間における話者と聞き手の間の暗黙の知である。治療の場合，転移・逆転移関係における時々刻々のミクロな変遷も，これに含まれる。何を，いつ，どんな風になら言っても構わないかを決めるコンテクストは，ほぼ例外無く，変動し続ける。その意味で言語的な流れの展開は，意味の大部分の供給を，関係性をめぐる暗黙の知によって，時々刻々整えられている。

自省的・言語的なものが暗黙のものから発現する際に生じる離接

1. これまでの見解の概観

　つい最近まで，心理学におけるわれわれの世界観はデカルト的なままであった。心と身体は別個であり異なる性質を持つというデカルトの概念が支配的だったのである。この2つの領域は，部分的に関連づけは可能でも，統合はできない。デカルト理論は基本的に，言語と非言語的体験は，その性質が全く異なるという見解を取る。一緒に振る舞うこともあり，相補的だったり，相関したり，互いに枠組みを与え合うことはあっても，両者は常に別個で，独立した現象である。この立場は，心と身体の分裂という長い伝統の延長線上にある。

暗黙なものと自省的・言語的なものとの間の，この推定上の"ギャップ"（Knoblauch, 2005）は，心理学と哲学に2つの主要な問題を呈して来た。第1に，暗黙裏に把握される，生の体験は，それが起きている最中，それ自体，何か"意味"を持つのか？　それともすべての意味は，体験の後，自省そして言語化という行為において与えられるのか？　そして，第2に，自省と言語化という行為は，暗黙裏に体験されたものをどの程度歪曲するのか？

　暗黙の implicit から判然とした explicit への経路で何が起こるのかが，前世紀を通じ，現象学的哲学における長きに渡る論争の主題であった。Zahavi がそうした論争のエッセンスを論じている（1999, 2003）。それをまとめれば，古典的な見解の一方の極には，自省という行為が暗黙の前自省的な体験を歪曲すると考える人々がいる。彼らの主張によれば，自省（振り返り）という行為は，暗黙の自己体験を対象と化し，そうすることで，もともとは主観的だったものを歪めて映し出す鏡として機能する（Natorp, 1912）。ハイデガー（1982）はそれに賛同し，生の体験 lived experience は，自省を通して検討された分だけ，もはや"実際体験された"lived-through ものとは言えず，もはや主観的ではないと言う。サルトル（1943/1976）は，原初メタファーから自省（振り返り）に向かう途上で起こる，中断された変形を本質的特徴と考える。デリダ（1967）は，さらに一歩進め，原体験と自省された体験との間に歪みを創る必然的な裂け目があると主張する。また，彼は，他の多くの分析家同様，自省を言語と結びつけて考える。人によってはさらにもう一歩進め，（臨床的に言えば）もともとの経験（暗黙の意味）などというものは，自省と言語化を介して存在（心理的意味）を与えられるまでは存在しないと主張する。言語化が，われわれにとって唯一の体験的現実を創り出すという訳である。

　Knoblauch（2005）は，言葉と，言葉が表象しているはずの体験との間の"ギャップ"に注目する。この関心は，ラカン（1977）の著作や，本書の筆者の一人 D. N. スターンの初期の著作からも読み取れる。Knoblauch はスターンを引用し，次のように述べている。"言語は（それを学び始めたばかりの子どもにとって）両刃の刃です。言語は私たちの体験を自分自身の中で，あるいは他者との間で，共有しにくくしてしまうこともある。言語は，対人間で同時に起こる2つの体験様式，すなわち，生の体験と，言葉で表象される体験との間にくさびを打ち込みます。……こうして言語は自己体験の分裂を引き起こします"（1985, pp. 162–163）。（1985年以来，スターンの見解は漸進的に変化して来て

いる。)

　ラカンは同じギャップをもっと極端な観点からとらえている。"シンボルは，本質的に，まず何より，その物の殺害として現れる"と（1977, p. 104）。

　Knoblauch らは，ギャップが完全に埋められることなどあり得ないとしながらも，もっとポジティブな視点を取る。彼の指摘によれば，臨床場面で言葉と直接の体験は，お互いを損ね合ったり，それぞれ別個の道を歩むまま放置されるのではなく，それぞれが，もう一方と直結したコンテクストを創ってゆく。そのおかげで，二つの異なる声は，デュエットを奏でて相互に交流し，臨床的に重要なことの意味を，より包括的なものにする。彼は，言語と暗黙の体験との相関関係は，豊かで絶妙であり，対話を絶やすことなくデュエットを奏でるような相互交流であると提唱する。とは言え，ここでも言語と暗黙の体験は，二つの別個な領域に在る別々なプレイヤーが，一緒になって全体を創るという風に捉えられている。

　最近 Knoblauch（2005）は，スピーチと音楽において，言語と非言語とがいかにお互いと戯れるかについて，非常に繊細な検討をしている。いかにお互いが，賞賛し合い，駆け引きし，調整し合い，増強し合い，呼び起こし合えるのか。あるいは，それぞれが，強調，増強，アイロニー，意外性，記憶などのために，いかに他方の一部を取捨選択できるのか。彼の提供している素材は非常に貴重であるが，その筆致にはデカルトの残り香がある。言語とジェスチャーは一緒になって，あれこれ素晴らしいことをする。でも，その二つは，別個の声，統合不能な様式のまま留まる，と。

2. 暗黙の領域と自省的・言語的領域の間の離接をめぐるわれわれの見解

　ここまで述べて来た視点との比較で言うと，われわれの見解は，ダイナミック・システム・モデルを取り入れたものであり，一緒の演奏ができる2つの別個な楽器（声）というパラドックスを超えた記載を提供する。

　第1に，言語的なものは暗黙のものにその基盤を持ち，それと"なじみ深い"はずである。それは，暗黙の意図的状態 implicit intentional state に起源があり，そこから派生すると考えられる。この点は，心身不可分な心，原初メタファーや，言語は発達的にも現象学的にも身体的体験の伝達にルーツがあるという事実など，これまでの論議から明らかである。メルロ‐ポンティからの次の引用は，心身不可分な心の論拠を的確に述べている。"意味は，パンにぬられ

たバターのごとく，フレーズの上に塗られているのではないし，音声の上に広げられた'心的現実'の第二層でもない。それは，口にされたことの全体であり，ことばの連鎖が微分されたものすべての積分（総体）であり，聞く耳を持つ人には言葉をもって与えられる。逆に言えば，風景全体に，言葉が氾濫している。"（1964/2000, p. 155）^{原注2)}。

とすれば，それは，別個な楽器のデュエットではない。むしろ，一つの声がもう一方の声から発現し，そして，その一つの声はもう一方からの派生である。両方が同じメンタルな素材と周りの文化に錨を下ろしている。もしギャップと言うなら，なぜギャップで，亀裂 chasm ではないのか？　お互いに異なるのに，なぜ2つの（言語的と暗黙の）意味は，お互いを知ったり，分かったりできるのか？　なぜ2つは疎遠になり過ぎたり，遠くに押しやり過ぎたりすることにならないのか？

両者の親密性は，言葉と生の体験とが，本来的に関連しているという事実にある。この関連性は発達過程で，また，文化への参画を通じて達成される。したがって，言語的次元の導入は，単に，シンフォニーにもう一つのセクションが追加されるのとは違う。そこで追加されるのは，心と身体との間に直接的に体験される本質的な繋がりとの関連で，お互いによって通訳され合う，もう1つの要素なのである。

第2に，暗黙のものと自省的・言語的なものとは，発達的に密接してはいるが，同じ形態をとるわけではない。生のものと言葉にされたものとの間に避け難い本質的離接があることは，これまでの著者たちが述べている通りであり，われわれにも異論は無い。この離接が，"ギャップ"である。これらは，一方から他方へと翻訳することができない2つの異なる表現様式である。また，その2つは，異なった視点から生成される。暗黙の（意識には上らないままの）ものとは，直接的，主観的な，"実際に体験された"ものであり，言語的なものとは，もともとの暗黙の体験の外側からの，遅延性の見解である。これが，哲学者たちが指摘してきた言葉と体験との間の"ギャップ"であり，生の体験を言語表現に翻訳しようとすればそれを避けることはできない。

第3点。ここで，われわれの見解は，他の学者たちとは明らかに異なる。離接，つまり，暗黙のものと自省的・言語的なものとの間の離接は，それ自体，

原注2）この引用に注意を喚起してくれた Bruce Reis に感謝する。

暗黙のものから言語的なものが立ち上るのに伴い新生してくる特性であり，独自のものとして捉えられるべきである。それは，"ギャップ"あるいは歪曲，裂け目として概念化される必要はない。新生プロセスには，問題もなければ欠乏も喪失もない。実際，暗黙のものから自省的・言語的なものが新生する間に，補完，洗練，調和などはもちろん，離接，矛盾，一貫性の破綻が起こるのは，言葉と体験の間の関係性ゆえである。この観点に立てば，暗黙のものと自省的・言語的なものとの間の関係の理解，つまり，離接の特徴を掌握することが，もう1つのきわめて重要な新生特性なのである。この3つ，つまり，自省的なもの，暗黙のもの，そして，その2つの間の離接が，ひとまとまりとなって，直感的に把握される。音楽が奏でられるのはそこにおいてである。

　ほとんどのケースにおいて，暗黙の経験とその自省的・言語化との間には，かなり高精度の一貫性が見られる。実際，自分自身の中で，そして他者との間で，関係性を遂行するにあたりわれわれは，そうした一貫性を求めるし，また，それをあてにしている。暗黙のものと言語的なものとの間の食い違いを探知 register し，その食い違いが持つ意味合い，たとえば，葛藤的であるとか，調和的であるとかを割り振る，何らかの"一貫性探知器" coherence detector が必要であろうことをわれわれは知っている。

　第4に，離接と言ってもさまざまであり，それぞれ別個に概念化されなくてはならない。哲学者が論じるようなものとしてすでに述べた，本来的な離接に加え，もう1つ，もっと劇的な中断や，調和や一貫性の破綻があった場合に起こる離接がある。臨床家にとって最も関心があるのは，この2番目のタイプの離接である。

　以上の見解は，ダイナミック・システム・モデルと矛盾しないばかりではない。それは，何が起こっているのかをめぐる，現象学的記述にずっと近い。自省的・言語的なものが新生する（それが語られる）間に，われわれはまず全体像をめぐり直感されるもの，つまりゲシュタルトを，感知・構築する。"体験に近い"とは，まさにこれを指す。われわれは，暗黙の／言語的／離接のゲシュタルトを"別個な"部分部分へと即座に分解し，それぞれを互いから隔離された形で分析するような，学術的なまねはしない。時々刻々の臨床的検索を方向付けるのは，この，ゲシュタルト的直感である。

　こうして初めてわれわれは，何をもって"意味"とするかを特定できる。意識されないままの暗黙の体験，新生しつつある自省的・言語化，そして，この

2つの関係，その3つすべてが一緒になったゲシュタルトが，意味を作り出す。最終的に意味は，直感的把握により捉えられる。

二者相互交流的視点からみた意味についての見解

これまでのところ，われわれの議論の課題は，主として，一人の人の心，そして，体験の中で起こってくる，暗黙のものと自省的・言語的なものとの間の一貫性にあった。この先，二人の人の間のコミュニケーションへと議論を拡大する。臨床が扱うのはまさにそれである。

暗黙のものと自省的・言語的なものとの関係をめぐる基本的問題は，二者関係の場合，何が語られ，振り返ってみると何が聞こえたかであり，一人の場合とパラレルである。話されたことは，聞き手にとって，暗黙の体験を構成するとわれわれは考えるが，その理由は次のようである。聞き手は話されたメッセージを聞き，その言葉を思いつかせる基となった暗黙の体験を推測し，その上で，両者の間の違いを感じ取る。"ゲシュタルト"を受信するのである。次いで聞き手は，振り返り（自省）を行うことにより，このゲシュタルトから，全体的な意味を了解しなくてはならない。この振り返り行為においてもまた，話者の立ち振る舞いを見聞きし，体験したことのうち，意識されないままの（暗黙の）部分と，それをめぐって聞き手が思い起こす意味との間で，離接／一貫性がテーマとなる。次いで聞き手が話し手になると，方向こそ違え，同じプロセスが続く。

意味（つまり，暗黙なものと，自省的・言語的なものと，両者の間の離接というパッケージ）は，お互いの上に組み立てられ，対話が進むにつれ方向を修正され，より包括的ないしは，より総括的な直感的把握となる。言い換えれば，相互交流を通じて，意味が展開するのである。臨床場面を考えるに，セッション中，患者は，治療者との相互交流について振り返り，その交流をめぐる自分にとっての意味を直感する（そして，その逆も起こる）。意味は，全面的に暗黙のものではないし，全面的に自省的・言語的でも，全面的に両者の食い違いをめぐるものでもない。意味を生み出すゲシュタルトは，直感的把握により獲得された，これら3つ全部を合わせた結果なのである。

結　語

　われわれの出発点は，心と身体が，個々人の中で深く絡み合いながら，共に進化，発展してきたという仮説であった。話し言葉は，動きやジェスチャーを体験することなしには不可能である（Lakoff & Johnson, 1999; McNeil, 2005; Sheets-Johnstone, 1999）。同様にしてジェスチャーは，その背後に，あるいはその一部として，言語が欠かせない。

　われわれは，暗黙のものと自省的・言語的なものとが，いかに，そして，なぜ，似たような意味と絡まり合ったり染まり合ったりするのかを検討してきた。確かに言語的なものと非言語的なものとの間の区別は，学問的な理由や哲学的な理由から必要ではある。しかし，主観的には，人と人とのコミュニケーションの基本ユニットは，生の，実際の意図である。われわれは，あたかも他者が，自分同様，心身不可分な心であって，多様な表出，多様な読み取りが可能な意図を持っているかのように考え行動する。実際どう表現されるかは，背景にある意図によって決まる。

　この章でわれわれは，暗黙の体験と自省的・言語的なものとを統合する，両者の間の絡み合いのいくつかについて触れた。この統合が，2つの領域の間の潜在的そして必然的離接の前提条件である。その観点から，暗黙の領域と自省的・言語的領域との間の境界を越えた意味の連続性について論じた。自省的・言語的なものと暗黙のものとは，同じ形態こそとらないが，必然的に，深いところで，お互いになじみ深い。

　臨床場面において，コミュニケートする行為には，それがいかなるものであれ，複数の意図と意味が含まれるのが常である。そうした，シナリオ無きコミュニケーションは，われわれの考えによれば，ダイナミック・プロセスにおいて新生してくる特性であり，3つの要素から構成され，それがゲシュタルトを創り出す。

1. 意図は暗黙裡に体験される
2. この暗黙の体験の自省的・言語的バージョンは，暗黙の領域に在る非言語的な心／身体概念に基づいている。その基礎となるのが，系統発生，個体発生，そして文化である。
3. 暗黙なものと自省的・言語的なものとの間には，必然的な離接がある。こ

れは，何かが足りないとか何か問題があるということではない。それは，新生しつつあるゲシュタルトのもう1つの特性なのである。

　この3つ，つまり，暗黙の体験と，自省的・言語的なものと，必然的な離接とが，われわれが"意図展開プロセス"と呼ぶプロセスを経て一緒になる。このプロセスを通じ，3つ全部が一緒になって1つのゲシュタルトとして発現し，それが，直感的に把握される。じっくり考え，そしてまた考えているうちに転換し，変化する可能性のある，複数の意図と意味を発信するのは，まさにこのゲシュタルトなのである。

　対話的コミュニケーションの実際においては，耳にする言葉すべてに注意を払うわけではないし，気持ちの伴わない型通りのジェスチャーや，その食い違いにも細かい注意は払わない。むしろ，人は，コミュニケーション全体の意味，そしてその意図に焦点を当てる。それが，現象学的中心なのである。

関係的な意味のさまざまな形：
コメントに対するBCPSGからの応答
A. Modell, S. Knoblauch, D. B. Stern のコメントに対して

　上記の著者らのコメントに対し，"われわれ自身の心身不可分な embodied 反応を読み取ったり，体験したりしながら，伴奏者，聴衆としてばかりでなく，ソロ演奏者として"コメントする機会も与えられ，とても感謝している。Knoblauch の音楽のメタファーを続ければ，上記のいろいろなコメントは，"豊かなポリリズム的織り成し"になっている。ここで，コメントに述べられたすべての点を取り上げるつもりはない。むしろ，キーポイントを取り上げ，その上で，われわれの考えの中心的な部分について論じたい。第1点は，暗黙の記憶という用語のわれわれの使い方について。第2点は，行為化（エナクトメント），まとまっていない unformulated 体験，そして解離という用語と概念について，そして応答の最後は，他の分野からのアイディアをわれわれが使うに際しての，客観主義という概念についてである。

暗黙の記憶という概念の現況

　Modell は，手順知識に関する認知科学的視点の限界であると彼が考える点をめぐり，疑義を呈している。実際われわれも，当初からずっと，認知科学における手順記憶や暗黙の記憶に関する既存の定義に縛られることには満足して来なかった。最初期におけるグループ論文でわれわれは，認知心理学には関係性の領域全体に対する考察，つまり，相互交流中の人に何が起こっているかを考える視点が欠けていると指摘した（Stern, et al., 1998; Lyons-Ruth, 1999）。それに代わるものとしてわれわれは，"関係性をめぐる暗黙の知"という用語を提唱し，われわれにとって，もっと広くは精神分析にとって関心のある，関係性の領域の表象を定義づけた。

Modell は，われわれが手順知識について述べたことについて触れている。ただ，手順知識に関する引用部分全体をお読みいただければお分かりのように，その引用は，自転車の乗り方の手順知識に限定されたものではない。その部分を次に引用する。

　　手順知識に関する文献のほとんどは，自分の身体と無生物との間の相互交流について知っていること（たとえば自転車の乗り方）に関するものである。それとは別に，対人関係，そして間主観的な関係について知っていることをめぐる手順知識もある。たとえば，どんな風に誰かと"共に在る"かである（Stern, 1985, 1991）。例を挙げれば，乳児は早いうちから，両親がどんな風な情緒的アプローチは歓迎し，どんなものからは顔を背けるかを知るようになる。これは，愛着の文献に記述されている通りである（Lyons-Ruth, 1991）。この2番目のような手順知識をわれわれは，関係性をめぐる暗黙の知と呼んでいる。そうした知（知っていること）knowings が，情動，認知，行動／相互交流的次元を統合する（p. 904）。

　これは自転車の乗り方とはほど遠い。
　手順という概念をめぐる狭い枠組みが，認知科学の足りないところである。したがって，暗黙の記憶をテーマとした認知心理学の文献のほとんどは，われわれの研究にとって，あまり価値がない。ただ，認知心理学の実験的研究に比べ，脳損傷の患者の研究は，われわれの概念と明らかに関連性がある。そうした研究によれば，暗黙の記憶は，価値判断や情緒を巻き込んだ行為と関わっており，たとえ判然とした記憶の能力が全面的に欠けていても，体験によって再脈絡化されうる。
　人の記憶システムはすべて，体験の更新に沿って，連続的に再脈絡化を続ける潜在能力を備えている。Modell が指摘しているように，人か動物かにかかわらず，生存を脅かすような外傷的脅威は，極度の恐怖に基づいた記憶を生み，それを変えることはかなり難しい。ただその原理は，記憶システム全般にあてはまり，暗黙の知識だけに特有なわけではない。Freeman（1994）によれば，再脈絡化は，ウサギの臭覚記憶といった原始的な事例においてさえ起こる。ニューロン・レベルで，ある特定の匂いが書き込まれた既存のシナプス結合は，ウサギが第2の匂いに曝されると，再編成される。

あらゆるタイプの記憶（暗黙の，判然とした，自伝的など）が，体験の追加に照らして再脈絡化される。暗黙の記憶に関して，それは，Claparede（1911/1951）の脳障害患者の有名な症例で見事に示されている。判然とした記憶能力をいっさい失った女性の症例である。Claparedeとの心温まる面談が幾度となく重ねられていったある日，彼女は，Claparedeと握手をするのを拒んだ。この患者は，以前，Claparedeに会ったことがあることを思い出せなかったし，なぜ，彼との握手を拒むのかも分からなかった。また彼女は，その前日，Claparedeの差し出した手に隠されたピンでちくりとされたことも思い出せなかった（LeDoux, 1996に引用されている症例）。暗黙なものと判然としたものとの間の解離に関する似たような実例は，他にも，Damasio（1994）やLeDoux（1996）に述べられている。こうした実例から明らかなように，暗黙の，非意識的な学習が起こるのは，情緒的なものを含んだ（価値判断に関わる）領域であり，運動性というより関係的で，新しい経験に伴う再脈絡化へと開かれており，潜在的には意味記憶 semantic memory へと翻訳可能な領域である。

　"意図とは行為を方向付けること"であり，"意図は価値観の無意識的選択を表し"，"意味は実生活における行為を通して達成される"という Modell の意見には賛同する。ただ，その結論へと至る段階での Modell の説明に従えば，行為は，無意識的で統合されていない（Modell の用語では再脈絡化されていない）価値観か，そうでなければ"顕著な自伝的記憶"によって方向付けられることになる。行為に関するこの2つの説明が，関係性の領域——おそらくは人の学習と体験の最も大きな部分を占めるであろう領域——の特徴である，他者とどう関わるかをめぐる，滑らかでまとまりのある非意識的な知を理解するのに適切であるとは思えない。この広大な知の領域を説明するには，自伝的記憶や統合されていない無意識的記憶ではなく，暗黙の領域における関係性をめぐる知という概念が必要であるという確信を，われわれは今も変わりなく持っている。さらにまた，すでに述べた（2007）ように，暗黙のものは，フロイトの無意識とは別物である。フロイトの言う無意識は，抑圧という概念を必要とする。

　われわれがあまりフロイトを引用しない点は，これまでも指摘されて来たし，今回のコメントでもまた指摘されている。おそらくほとんどの読者がそうであるように，われわれも，精神分析的思考，特にフロイトの考えに，もう何十年にもわたり深く関わって来た。しかしながら，フロイトの言葉そのままを引用

する必要はもうないとわれわれは考える。現代物理学者はニュートンを引用し続けない。量子物理学者はアインシュタインを引用し続けない。フロイトを引用し続ける必要はない。彼の考え方は共通通貨であり，現代精神分析的思考の基盤として，当たり前，ごく当然のものである。

エナクトメント，まとまっていない体験，解離について

　関係性をめぐる暗黙の知という概念は，エナクトメント（行為化）を含むが，それよりも広い概念である。それは，意識に上らないままに表象された，関係性をめぐる知の全領域を包含するからである。エナクトメントは，関係を続けて行く上で特に劇的だったり問題だったりするやり方が，治療の中でより明らかになる表れ方の一つであるかもしれない。Donnel Stern によれば，関係性をめぐる暗黙の知には，パーソナルな関係（分析がそうである）の濃密さも，また，2人の当事者の特異性も，包含されていない感じがするという。われわれの考えによれば，関係性をめぐる暗黙の知は，患者と分析家との間の関係について知ることも含むわけで，ごくごくパーソナルなものでありうることは言うまでもない。しかしながら，エナクトメント（行為化）という用語は，問題を孕んだ臨床上の出会いを指すのが普通で，関係性をめぐる暗黙の知という用語が持つ広がりと特異性を含まない。したがって，この2つの用語は混同すべきではない。

　加えて，"まとまっていない体験" unformulated experience と "関係性をめぐる暗黙の知" との間に類似性があるという Donnel Stern の意見には賛成であるが，関係性をめぐる暗黙の知という概念は，その原型が関係的体験の表象に在るとし，もっとずっと特定的である点を指摘しておきたい。まとまっていない体験という概念の場合，それがまとまりを持つ前，体験はどのような形のものであったのか記載がない。これに対し関係性をめぐる暗黙の知は，関係的な体験がまずどのように表象されるのかに関し，非常に明確なモデルを予め呈示している。

　最後に，エナクトメントの治療的有用性は，よく言われるように，無意識的ないしは解離された内容を意識の領域へともたらし，それを討論したり，"まとまりのある" formulated あるいは自省された体験へと転換することにある。しかしながら，われわれの考えによれば，"自省・振り返り" は，暗黙の領域

における変化プロセスにとって，不可欠な要素ではない。変化は相互交流プロセスそのものにおいて起こりうる。相互交流の形態が，患者と治療者の間で，話題として上るかどうかは関係がない。

Knoblauch は解離に関し，疑義を挟んでいる。解離の状態というのは，ここでのわれわれの応答の範囲を超えた膨大なテーマである。一つだけ言えば，一次性の解離は，暗黙の領域の一部であるとわれわれは考える。

治療におけるメジャーなモーメントと マイナーな"ありふれた"モーメント

BCPSGは，臨床的考察にあたり，"強烈なパーソナルな絡み合い"を考慮に入れ損ねているのではないかという懸念から，われわれが提唱する概念が最も的確に当てはまるのは，サイコセラピーにおける，さほど強烈ではないモーメントなのではないか，という議論がある。実は，われわれのグループとしての研究は，治療的相互交流における，飛び切り強烈で，予期されもしなかった今のモーメント now moment を取り上げることから始まった。ただ，そこで気が付いたのは，治療作用のかなりの部分が，そうした高まりのモーメントや行為化（エナクトメント）とは関係なく起こることであった。とすれば，治療においてさほど強烈ではない時に起こっていることを説明できるような治療的変化のモデルを緻密に組み立てることが重要であると考えたのである。そうした考察が，不確実性，予測不能性，潜在的創造性という，際立ったモーメントにおいてばかりではなく，あらゆる治療的相互交流のモーメントにもあてはまる特徴を，さらに明確に理解するのを可能にしてくれた。またわれわれは，治療者・患者間の自然な会話は，そもそもスロッピーであり，そのスロッピーネスが，二人の共同創作的発露として，かなりの治療可能性を秘めている，そう，考えざるをえなくなった。(BCPSG, 2005 参照)。

われわれの観点は客観主義的か？

われわれの視点が"客観主義的"であるという批判には戸惑っている。この批判は，さかのぼれば，意味の説明のためにわれわれが，ダイナミック・システム理論，認知心理学，発達心理学などからの概念を用いたからであろう。強

く感じるのは，この先，関係性の領域への理解をさらに深め，学問の分野として留まるためには，精神分析以外からのアイディアとの対話を続ける必要がある。

討論者からのコメントの1つに，こうした輸入概念は，"それなしでは目に見えないままになっていたかもしれない何を解明したのか？"という問いかけがある。われわれは，その疑問をさらに拡大し，治療作用のうち目に見えないままになっていたであろう側面だけでなく，十分に特定されず，理解が行き届かないままであり続けるかもしれない側面も含めて考えたい。

概して新しい発達論的・科学的視点は，われわれの中の伝統的な概念を，新鮮な光の下で検討するのを助けてくれるばかりか，新しい概念の枠付けを可能にしてくれる。われわれの場合について言えば，他の分野に触れることで展開した新しい概念としては，次のようなものがある：精神力動理論に明らかに欠けているのは，前言語的段階においてだけでなく人生全体を通じて続く，関係性表象という，同一化と取り入れを越えた概念である；そうした表象が採りうる各種形態の可能性の考察；自発的な治療的相互交流の"スロッピーな"共創造的特性；治療上のチャンスを供給する新生特性という考え方を導入する，ダイナミック・システム・モデル；"ローカルレベル"に焦点を合わせる観察技法としてのマイクロアナリシスの利用；そして，最後に，暗黙の関係性プロセスの領域に特異的な治療的変化モデルである。

第8章

"関係性をめぐる暗黙のプロセス"に基づいて治療作用を考える

　臨床と研究双方の所見から見えてくる最も目覚しい洞察とは何かと言えば，それは，治療関係全体の質的特性がどんなものであるかが，治癒を導く特異的な要因として最も重要であり，その重要性はいかなる技法的介入をも越えている，というものである。そうした所見にもかかわらずわれわれは，治療者・患者間の関係性全体が治療的治癒に甚大な役割を果たすという気づきが何を示唆するのかを，十分に検討し，推敲するのを躊躇してきた。この章でわれわれは，そうした視点，そして，そうした視点は何を示唆するのかの解明へと至った経緯を，いくつか記述する。

　精神分析的プロセスを理解するのに，現在の学問的流れを反映した有用な言語をいかに開発したら良いのか？　そう，問いを発する必要に迫られている。録音・録画テープは，治療作用に関するこれまでの概念化では決して捉えられることのなかった，絶望的なまでの複雑性をわれわれに印象付ける。精神分析的治療の詳細なプロセス研究（Waldron et al., 2004）が明らかにしているのは，いわゆる分析的介入である解釈，明確化，直面化といった用語で治療作用を説明しようとしても，2人の交流者の間のやり取りの複雑で多様なプロセスは，記述することも描写することもできないことである。たとえば"治療同盟"といった日常臨床上の用語は，関係性の全体的状態に言及しようとするものであるが，治療において共創造される関係の場に関するわれわれの概念的理解を，ほとんど進展させることはない。

　精神力動的な考え方の根底にある概念は変化し続けている。今，この分野は，一連の新しい概念へと向かって動いている。治癒におけるセンターステージを占めるのは，患者と治療者との間の関係性であると考えるのである。そこでは，内容や治療技法より，新生しつつある力動的プロセスの方により強調があ

る。加えて，無意識 unconscious の特性と非意識 nonconscious の特性とは，それぞれに違ったものであり，意識との関係も異なると捉えられる。この章におけるわれわれの目的は，治療行為・作用に関する"関係性をめぐる暗黙のプロセス"に基づいた概念の基本的要素を，要約して述べることである。

"関係性をめぐる暗黙のプロセス"に基づいたアプローチの基本概念

　この本全体を通じ，われわれは，関係性をめぐる暗黙の知について説いてきた。いかにしてそれは創られるか，それを構成しているのは何か，なぜそれが治療において変えられなくてはならないものの核心なのか，などである。その上で，治療の仕事とは，関係性をめぐる暗黙の知を変えることであるとさえ主張した。この観点から治療を考えれば，治療はこう作用するに違いないという考え方自体が変わってくる。他者との相互交流から浮上してくる意味は，コンマ何秒のタイミングで，多重チャンネルを通じ，同時的にコミュニケートされる。このタイミングはあまりに迅速なので，その迅速な変化を言葉に置き換えている余裕など到底ない。われわれが関係性プロセスという場合，この対話的プロセスが，その心臓部を占める。この対話へのかかわりは，二人のパートナーの間での積極的な交渉を必要とし，分析家と患者は，次のステップを踏み出す道筋を探し求めて，一緒にあれこれ作業する。それがうまく行けば，二人は，われわれが言うところの"フィットしている感じ"fittedness を達成することになり，それが，共創作された方向性と，よりオープンで，よりバランスが取れ，より包括的な関係性を生み出す。それはなにか分析家が治療場面へと持ち込むものではない。もし持ち込まれるとしても，治療者のオリエンテーションとしてであり，基本的にそれは，二人の間の相互交流とコミュニケーションの産物である。方向性 directionality やフィットしている感じといった概念は，この分野の思考において斬新であるが，われわれは，それらが，合同の関係的活動において，最も基礎的なところでの方向付け・構造化を進める部分であると考える。

　フィットし合った方向性を創り出してゆくプロセスは，患者の世界をさらに"関係可能"に，つまり，他者と関係を持つことができ，それによって，さらに新しい関係の可能性を切り開けるようにしてくれる。治療的やり取りに含ま

れる情動体験が複雑で包括的であればあるほど，患者の中で，自分は紛(まが)いなき主体であるという感覚 sense of valid agency が高まり，患者にとって，他者との，そして自分との関係の潜在的可能性がさらに広がることになる。同時に，患者の自己体験においても，また，患者の他者と関係する体験に関しても，さらなる統一性が創り出される。これはすでに述べたことであるが，他者とのやり取り次第で，人は，より自分らしくなることがある。

基本的前提

1. 治療プロセスの二者関係的特性

関係性そのものが，変化を起こす中心的原動力である。それは，変化を起こす"非特異的"nonspecific 作因（後述）とか，変化を起こす"コンテクスト"としてではなく，直接的に変化を生み出すきわめて特異的なやり取りとしてとらえられる。第2に，治療者と患者との関係は，継続的プロセスである。両パートナーのあらゆる反応が，二人の関係のあり方に影響を及ぼす。いかなる活動も，両者の関係性の特性を，特権的，先験的に左右してしまえるような資格は持っていない。関係性が二者プロセスを創り出し，そのプロセスが進んで行くにつれ，関係性を拡張する。

2. 治療プロセスにおける"フィットしている感じ"と方向性

関係プロセスは方向性を持つ。短期的，長期的ゴールを持つ。パートナー間で，方向性が"フィットしている感じ"でなくてはならない。始まりの時点でゴールは，厳密である必要も，よく分かっている必要もない。その内に見つかる。初診時の主訴を聞けば，当初から比較的はっきりしている長期的なゴールを知ることはできるかもしれないが，それだって変わりうる。フィットし合った方向性は，その"時(モーメント)"における出会いから，つまり，関わりを始めた二人のパートナーが，お互いの間で創造的に折り合いをつけることを通して，新生してくる。

この，フィットし合った方向性へと至るプロセスは，実際の相互交流の暗黙のレベルで成し遂げられなくてはならない。そうした相互交流は，判然とした形で，つまり，言語レベルで，思い起こされるかもしれないし，思い起こされることはないかもしれない。この暗黙の体験が"感じ取られた意味"を創り出

す。それは，体感されることもあれば，さらに言葉での探索を受け，言語的／物語的な意味を生み出すこともあるが，必ずしもそうなるとは限らない。コミュニケーションが関係的なものである限り，その情緒的・言語的意味は，コンマ何秒というレベルでのシグナルのやり取りとして，多重チャンネルを介して伝達されるので，治療関係をめぐる実際の体験のほとんどは，その宿命として，判然と言葉にされることも無ければ，振り返って自省されることもない。

3. 治療プロセスにおけるスロッピーネスと創造的交渉

方向性を探し求め，見付け，それに従うことは，数々の試験的・探索的で自発的な動き，繋がり損ね，繰り返し，エラー，誤解，共有された方向性の断絶，そして修復などを伴う。われわれは，これらすべてを称して方向性をめぐる"スロッピーネス"と呼ぶ。それは，治療プロセスに内在するものであり，患者の側も治療者の側も模索しながら対話を進めていくという曖昧さを考えれば，免れられない。

4. 治療プロセスの包括性の増強

創造的交渉プロセスは，関係性の場において，また，関係的自己をめぐる患者自身の体験において，ますます一貫性を高める。それは，共に在る時の，生気と安寧感の高まりとして体験され，関係性と，その関係において共有された間主観的な場の広がりの，さらなる拡張をもたらす。

5. 治療プロセスの活性化

よりフィットした相互交流へと向かい，模索しながらやってゆくプロセスで派生するのが，治療関係における生気，信頼，気遣いなどの気持ちの高まりである。それらは，お互いにフィットした方向性を治療関係において発見するプロセスに成功したからこその賜物であり，決して，二人の参加者の内のどちらかが，先験的に a priori, 治療関係に持ち込んだ特性ではない。

治癒における関係性の中心性："関係性をめぐる暗黙の プロセス"に基づいたアプローチと分析的治療の現況

精神力動的精神療法の治療成果に焦点を絞った研究も，プロセスに焦点を合

わせた研究も共に，今，精神療法におけるポジティブな変化をめぐって，関係性の質が果たす役割の中心性を強調する。

精神力動的精神療法における治療成果の研究

ここ10年，"関係性"学派の精神分析が，その数にしろ，概念的重要性にしろ，その存在感を増しつつある。(Aron, 1991; Beebe & Lachmann, 2002; Benjamin, 1988, 1995, 2004; Ehrenberg, 1992; Knoblauch, 2000; Mitchell, 1998)。これらの著作者たちは，治療プロセスの中心に関係性を据える。そのやり方は，古典的精神分析が転移と逆転移を強調するのとは異なる。ButlerとStrupp (1986) は，精神療法が，治療を目的としたシステマティックな人間関係の利用であると述べている。さらにそれ以前，1950年代から，ゲシュタルト療法の治療者たちは，治療の焦点を，"今ここ"におけるクライエント・治療者関係へとシフトするよう力説して来た。(Perls, Hefferline, & Goodman, 1951)。Safran, MiranとProskurov (2008) は，すべての技法と介入が関係的行為であると指摘する。さらにこれも研究所見が示しているように，同盟という用語で括られるものは，治療成果の強力な予見因子であり，治療成果を上げるためには，関係作りとその維持が肝腎である。われわれの研究は，概ね，"関係性relational"の呼称で呼ばれる範疇に入るが，それなりの違いもある。ただ，関係性の中心性という考え方をめぐっては，軌を一にする。

関係性学派は治療関係に強調を置くが，それは，治療作用の中心を明らかに関係性に据え，エヴィデンスに基づいた実証的研究の膨大な文献と齟齬が無い。Safranら (2008) は，関係性における断絶と修復が，治療的変化を招く重要な出来事であると最初に指摘した分析家として，コフートを挙げている。それに一言付け加えれば，発達学研究者たちは，ずっと以前から，母－乳児関係における断絶と修復が，発達上の体験としていかに重要であるかに気づき，それを克明に記録して来た（第1，4，5章参照）。

治療成果研究 (Safran et al., 2008) によれば，かなり多様な範疇の治療が，似たような治療成果をあげている。この一様性は，"共通の"あるいは"非特異的な" nonspecific 要素に帰されて来た。関係性が成功へのカギを握る，というわけである。こうした研究の大部分が，精神療法的変化を引き起こす，その中心は，関係性全体の質にあると指摘する。

精神分析的治療のプロセス研究

　伝統的な精神分析とは非常に違った流れの中で，そして，この章のアプローチにより近い形でWaldronら（2004）は，伝統的な精神分析において治療的変化を起こしてくる，患者と分析家との間のプロセスを検討している。彼らがまず指摘するのは，精神分析の発明以来百年以上にわたり，その治療プロセスの評価の仕方が，われわれに言わせれば，その記述の仕方さえもが，ずっと問題だったことである。分析者の介入の種類と質が，その直後の患者の分析的生産性にどんな影響を与えるかという，プロセスに焦点を当てた彼らの野心的研究は，治療的変化をめぐるわれわれの考え方にかなり近い。

　Waldronら（2004）は，まず，精神分析的プロセスとは何かを定義することから始め，それは，患者と分析家との間の特別な相互交流的対話であり，患者の情緒的葛藤の軽減を目指すものであるとする。（われわれの視点からするとこれは，長期ゴールの一つ，つまり，患者と治療者が主訴に向けて，全体的な方向性のすり合わせをしなくてはならないことを指す。）分析が順調に進めば，患者は，ますます自然で束縛が無く，情動表出的な連想や自省をコミュニケートするようになる。

　Waldronら（2004）は，分析的活動の中核的なもの，たとえば，明確化や解釈，あるいは，抵抗，転移，葛藤の分析などが，録音された精神分析セッションにおいて治療的対話の深化に与えた影響を検討した。ここで最も重要なのは，分析家の介入の質の評価が，介入の種類の適切さ，介入の内容の有用性，そして，気転，タイミング，言葉の使い方のうまさなど，提示の仕方のスキルに基づいて為されているだけでなく，分析家がいかにうまく患者の連想に沿っているかにも基づいてなされていることである。

　最近の関係的な考え方からすればごく当たり前のことであるが，いろいろなタイプの分析的活動の治療効果は，介入の質によるところが非常に大きく，しかもその質は，治療者間で，また同じ治療者でもセッション間でばらつきがある。したがって，介入のタイプではなく質が，圧倒的に重要であり，またそれが，介入後に患者がもたらす素材の深化を促す要因として最も重要であることも分かった。質と生産性との間のこの関係は，評価したケースのそれぞれにおいて見られた。

　加えて，患者の生産性の深化は，そのまま，その後に続く分析家の介入の質

と有意に関連しており，患者と分析家との間で起こっている，それぞれからの寄与の質への相互的影響を確証している。さらに彼らの所見によれば，分析的介入の質は，寄与それ自体に内在する要素としてあるのではなく，介入前の相互交流のコンテクストとの関連においてのみ，確実に判定できる。

　介入の質と患者の生産性との間の，この強い相関が，Waldronら（2004）の研究の主な所見である。患者の現在の状態への調律について言えば，有効にフィットした介入の選択と，そのタイミング，気転の効かせ具合が，分析の進展にとって，最も重要な要素である。分析家の介入がどんなものであれ，"正しい時に正しいこと"を言っている限り，その質が，本質的要素である。Waldronらの言葉を借りれば，"解釈の決定的重要性についてあれこれ言うつもりは無いが，検証した3組の症例を基にわれわれが至った結論は，解釈以外の中核的な分析的活動も同様に重要であり，そのいずれもが，質が高くない限り，ほとんど有効性が無かった"（2004, p. 1106）。彼らはまた，自分たちの所見が，われわれの考察の方向性と収斂するものであることを指摘している。"治療の質に関するわれわれの研究（Waldron et al, 2004）は，BCPSGの研究（BCPSG, 2002; D. N. Stern, 1998）が扱って来た要素を検討する，もう一つ別の方法なのかもしれない。彼らは，治療的変化を，時々刻々の相互交流という観点から，彼らの言葉で言えば'ローカルレベル'で，研究している"（p. 1111）。

　Waldronら（2004）の研究は，こうして，精神療法的変化を導くのは何かをめぐる概念化を，新しい，さらなる高みへと押し上げる。今，われわれは，特定の種類の介入というより，関係性の質そのものと取り組む必要性に迫られているのである。

精神分析における特異的な治癒的要因としての関係性の質とは何か？

　ここまでに見たように，精神療法の成果をめぐるさらに広範囲の文献によれば，治療関係全体の質が，治療成果にとって非常に重要であり，Waldronの所見によれば，分析家の時々刻々の反応の質が，時間の流れと共に治療的対話が深まって行くかどうかに最も影響力を持つ。そうなると，"介入の質"という言葉で何を捉えているのかを，さらに詳しく理論的にモデル化することがどうしても必要になる。Waldronらは，質が高いと評価される介入にはどんな特徴

があるかの最初のリストを供給し，患者のリードに従うこと，そして，行う介入が，適切さ，有用性はもとより，気転，タイミング，胸に響く言葉の使用などのスキルによって特徴付けられるようなものであること，などをあげている。こうした要素は，非常に魅力的ではあるが，一方だけからの貢献・寄与に基づいたものであり，捉え方として，十分に二者的ではない。

　質を二者関係的観点から考えると，質を判定する基準は劇的にシフトする。二者関係レベルでの概念化へと移行するには，新しい用語，つまり，分析家主導の感化・影響モデルの用語ではなく，本質的に二者関係的な感化・影響モデルの用語が必要となる。さらに，われわれが必要としている概念は，時々刻々の関係的変化に焦点をあてると共に，言葉の語義的内容に基づいた意味ではなく，むしろその原初的な面を伝播する，多重的で同時的なコミュニケーションのチャンネルを包摂したものである。

質は必然的に二者関係的である

　われわれのモデルにおいて，質は，"関係性の質"であり，治療者の側の理論的ないしは技法的熟達度のことではない。われわれの見解によれば，関係性の質は，治療者側あるいは患者側の行為や言動が，いかにうまく方向性のすり合わせを促進し，二人の間で共有された関係性の場を広げるかにある。Waldronら（2004）は，はじめ，"質"を，分析家の具体的なコメントの特徴として判定しようとしたが，すぐに行き詰まり，質は，関係的やり取りのその時点での方向やコンテクストを離れては判定できないことを見出した。裏を返せば，質は，二者関係的であり，二者間の継続的プロセスにおいてしっくりくるもの，というコンテクストで捉えられる。

　上記の論文の筆者たちは，分析家の"介入"の質が，患者の反応にどんなインパクトを与えるかに焦点を合わせたが，加えて，患者からの反応の質が深まると共に，分析家による"介入"の質も高まりを見せるという所見も得ている。これはかかわり合いのプロセスの相互性を意味する。それぞれのパートナーは，二人の方向性や相手の次の出方に，影響を与え合うのである。

　この二者関係性も，継続的なプロセスとして概念化されなくてはならない。初回，患者が面接室に足を踏み入れた時から，治療関係とそれをめぐる評価や交渉は始まっている。それが患者の心の前景を占めるか背景にあるかは別として，"この人と治療作業を一緒にできるかな？　ここで，助けが得られるか

第8章 "関係性をめぐる暗黙のプロセス"に基づいて治療作用を考える　207

な？"，"この治療者と居て居心地が悪くないかな？"，"十分に'波長'が合うかな？"といった問いが心をよぎる。関係性のプロセスは，治療時間中ずっと，そこで，絶え間なく継続している。口にされたこと，為されたことのすべてが，関係性の前進を後押しするか，押し戻すか，そうでなければ，停滞したままにする。

　初期の精神分析理論家は，治療者を，距離をおいた存在としてとらえたが，近年広く受け入れられている考え方に従えば，"治療関係から距離をおいて"見ることや，関係性を越えて見ること，あるいは，相手の心をさらに奥深くまで見ることは，できない相談である。ちょっと"距離をおく"ように見えること自体，それもまた別の，関係的行為なのである。"平等に漂う注意"についても同じことがいえる。たとえば，もし，"今まさに繰り広げられている流れから距離をおき"，二人の間にたった今何が起こったのかを一緒に考え，与えられたばかりの解釈の含蓄を吟味しようとするとすれば，今まさに起こっていることから距離を置こうとして二人は，何処へ向かうのか？　二人は，これまでとは別な形の一緒の在り方や関わり方へと，つまり，"第3"の事象に注目しようと並んで立つという，それまでとは別ながら，今まさに繰り広げられている流れの中へと，踏み込むことになる。この，並んで立つこともまた関係性の一部なのである。

　治療プロセスを通じて二人のパートナーは，相手はこんな人だろうなという感触と共に，相手と一緒に何かやるとこんな感じかな，という体験をお互いに持つ。以前われわれはこれについて，共有された暗黙の関係性として言及した。その際，強調したのは，この関係性のかなりの部分が，言葉にされることもないまま，関係性をめぐる共有された暗黙の知の一部として，治療的に関わる二者の歩みと共に生成・蓄積されてゆく点であった。それを例示しようとすれば，分析家が発する言葉の簡素さに比べ，分析家をめぐり患者が描くイメージがいかに豊かであるかを思い浮かべるだけで十分である。なぜかくも豊かなイメージが浮かび上がるのかは，内容レベルの話をしている限り説明できない。なぜなら，対人コミュニケーションのプロセスは多彩であり，たくさんのレベルのコミュニケーションが同時的に，間髪入れずにコンマ何秒というレベルのスピードで処理されるからである。どんな意味内容にしろ，この同時的で多彩な"情動的注釈"の中に，顔の表情，韻律，そして身体的手がかりの形で埋め込まれており，それが，内容それ自体に含まれる意味を変容する。簡単な例を挙

げれば，分析家は，"ほんとに"という言葉をそれこそたくさんの違った抑揚を付けて言うことができるので，意味は，コミュニケーションに付随した"非言語的"な側面に完全に依存することになる。"ほんとに"という言葉は，その言葉が発せられるときの抑揚や，それ以外の関係的な手がかり次第で，驚きでも，無関心でも，懐疑心でも，軽蔑でも，深い関心でも伝えられる。相手によって推測された意味は，相手の，関係性をめぐる暗黙の知の中へと織り込まれてゆく。

語義上の意味が，言葉が発せられた際の対人関係的コンテクスト全体に依存していることが，人のコミュニケーションの特徴である。コミュニケーションの対人関係的意味全体を理解しようとすれば，言語的内容に，韻律，情動，身体の動きなどの手がかりを加味して解釈しなくてはならない。相手のコミュニケーションの"真"の意味を解釈することは，情動の高まりや不確実さを特徴とする関係，たとえば治療関係や愛情関係にあるパートナー同士にとって，特に重要となる。そうした関係においては，いかなる言語的表明にとっても付き物の，言葉の選択，タイミング，情動的手がかりなど，微妙な変調を吟味するため，長い時間が割かれることがある。

そうした包括的な視点から関係性プロセスを考察するとすれば，これまで独特なものとして強調されてきた分析活動一つ一つ（明確化，解釈，抵抗・転移・葛藤の分析など）を，関係性プロセス全体から分けて考えることはできない。こうした独特な活動が，関係性に，それ特有の形態を与えているものの一部なのである。

精神療法の治療成果を研究する他の学者たちも，治療において極めて重要な変化を起こす要因の例として，中核的な葛藤的関係性のテーマを扱うこと（Luborsky, 1976）や，解釈的であることへの焦点付け（Gaston, 1990）など，特定のタイプの介入に焦点を合わせてきた。ここでもまた言えるのは，そうした介入の最中も，関係性は，停止もしなければ，後回しにされることもないことである。こうした活動が，関わり方を創造し，関わる素材を作り出す。これは，こんにちは，さようならと言うことや，声の調子の変化，ジェスチャーなど，どんな些細な行為に関しても言える。

精神分析には，関係性を，それぞれの理論家がこれぞと思う構成要素へと，分割してきた歴史がある（Freud, 1921/1958; Greenson, 1967; Sterba, 1934; Zetzel, 1966など）。そうした概念化において目立つ特徴が2つある。第1に，関係性

は常に可能性を拓く側面と問題を孕んだ側面とに，たとえば，議論の余地なく陽性の転移と転移神経症とに分割される。第2に，患者側からのものだけが論じられ，治療者側からのものは"介入"と記述されることが多い。この微妙な区別は，フロイトから受け継がれた暗黙の仮説を反映している。治療者は，外側から何かに介入しているのであって，二者関係の内側から，継続的で多重様式的な形で関わってはいない，というわけである。治療者はある意味関係性の"外側"の立場から治療作業を進めることができるという，この，言外に込められた意味を訂正すべく，エヴィデンスに基づいた研究も，関係性学派の研究も，長いこと努力を続けてきた。患者も治療者も共に，音声を通じてか，ジェスチャーを通してか，言葉を介してかはともかく，治療の方向に絶え間なく寄与し続けているとわれわれは考える。たとえ黙っている時でさえ治療者は，傾聴しているとも，自分の順番を待っているとも，促進しているとも，差し控えているとも，引き下がっているとも，プレッシャーをかけているとも，それこそいろいろに斟酌される可能性がある。

　最近の理論家たち（Safran et al., 2008）は，治療同盟をめぐる討論を通じてこのテーマに迫っている。治療関係の協働的側面を概念化するには，そのアプローチの方が馴染み深い。これらの著者たちは最終的な結論として，同盟を，"間主観的な交渉の継続的プロセス"として再概念化することを提唱している。この再概念化はわれわれの意見にかなり近い。われわれは，共通の方向性に向けた交渉が，治療における中心的プロセスであり，それが絶え間なく起こっていると考える。印象的なことに，彼らは，患者が3回目か5回目くらいまでの面接で持つ同盟意識が，治療成果を予測するという所見を挙げている。われわれの用語の使い方からすれば，その時点までに"同盟"は，未だ十分には展開していない。あるのは，一緒に協働的に作業できそうかどうかをめぐる感触であり，その感触の基になっているのが，フィットしているかいないか，その可能性はあるかどうかを暗黙裡に推し量る，生得的能力である。

　上記の著者たちは，断絶という概念を，行き詰まり，ひずみ，共感不全，抵抗などに関する理念とどこか重なりながらも，どちらかというと新しいものとして論じている。彼らは，断絶を，協働プロセスにおけるひずみないしは破綻，あるいは，関わり合いの質ないしはコミュニケーションの劣化であると定義する。断絶へのこの焦点付けは，フィットしているかどうか，そして，方向性が共有されているかどうかの交渉をわれわれが重視するのと，暗黙のうちに重な

ってくる。

　大方の場合，患者と治療者との間の関係性は，"非特異的"と概念化される。関係性は，すべてのアプローチに存在するし，少なくも治療に必要な"コンテクスト"であり，あらゆるアプローチで"共通して"見られるからである。"非特異性"というこの観点は，関係性が，治療における最も変容的 mutative 側面であることを，つい忘れさせてしまう。こうして関係性は，真剣に研究されないまま置き去りにされ，各種学派を峻別する特定の技法にばかり焦点が向けられる結果となる。

　われわれのアプローチは，関係性が，独自の治療様式であり，それ自体，治療的変化を起こすのに必要かつ十分であると考える。特定の技法に基づいた活動（たとえば脱感作や夢分析）は，患者によって，あるいは同じ患者でも時と場合によって，治療的に，かなりの補強になるかもしれない。それでも，関係性は常にそこにあり"進んでゆく"。自分の個性，それも，転移という概念ではうまく捉えられないような個性をいろいろな形で示しだす二人の間の"実際の" real 関係が，そこに存在するのである。われわれは，変化プロセスが，方向性のすり合わせや，実際の関係を体験することの共有を通して起こってくると考える。実際の関係には，その一部として，交流する二人の過去，もっと馴染み深い言葉で言えば，転移素材も含まれる。患者は，治療者と一緒に創り上げた"緊張の場"へと，自分の習慣的な反応の仕方を持ち込み，二者関係の双方が，相手について，また，一緒に何ができるかについて，情報を収集するにつれ，関係性は前進して行く。

　ある意味で，古典的精神分析がとる立場とわれわれのそれは，関係性が，変化を起こすための必要条件であるという点では一致している。しかしながら，それが十分条件であるかどうかで違っている。古典的分析家たちは，関係性が変化を起こすのに十分な要素となるのは，それが，解釈され，意識化された場合であると主張してきた。われわれはそうは考えない。関係性自体もまた，変化をもたらすのに十分な条件である。そう，われわれは考える。

　われわれの考えによれば，共同の方向性を創造してゆく際の分析家の寄与はリアルな（実際の）ものであり，自分自身の"リアルなもの"を示しだしている。何についてはコメントし，何は無視するかの選択を通じて。また，何は扱う価値があると思われるか，そして，それをどう処理するかを通じて。

質は，方向性と"フィットしている感じ"を求める，
関わり合いながらの探求にある

　治療者も患者も，方向性が"フィットしている感じ"まで到達するのにかかった時間，努力，そして，その重要性を，明らかにする必要がある。それは自分にとってとても重要なことなのだ，と。そうした関わり合い方の質が，相手によって，感じ取られなくてはならない。それは，根気強さとして出ることもあれば，"できるだけ正確に理解したい"という欲求に見て取れる場合もある。フィットしている感じに断絶が起こった場合，それは，緊張の中に伝えられ（不安，失望，フラストレーション，などの組み合わせ），修復が達成されれば，緊張緩和と元気回復として伝わる。こうした作業では，治療者がある程度（下記参照）情緒的に関わっていることが必要であり，また，そうした関わりは，察知可能でなくてはならない。だからと言ってそれが，判然とした形で，患者あるいは治療者に分かっているということにはならない。通常それは暗黙裡である。

　探求のためにかけた時間，努力，そして，探究することの重要性をここで強調するのは，関係性の質が，治療者側の，いわゆる理論的熟達度でも技法的熟達度でもないという発想に基づいている。ここまで詳しく述べてきた見解通り，関係性の質は，むしろ，治療者あるいは患者の行為や発言がいかにうまく方向性のすり合わせを促進し，共有された関係性の場を拡張するかにかかっている。Waldronら（2004）も，患者の反応の質が深まると，それに続く分析家の"介入"の質も高まるという所見を得ている。Waldronら（2004）の論文をわれわれが読む限り，臨床家でもある評価者が，質の高い治療的貢献として捉えるのは，分析家が，何回かのセッションにわたり，患者と分析家との間で起こっている多層的相互的方向性を理解し，しかもそれをさらに展開していると評価された場合である。この意味での質は，寄与それ自体によっては判定できない。それが，それより前のことや，それ以後に続いたことと，いかに関わるかによってのみ判定できる。

　フィットし合った感じへと至る複雑なプロセスは，二人のパートナー間での活発な交渉を必要とするので，分析家と患者は，方向性とフィットを求め，一緒になって行ったり来たりのやり取りをすることになる。これは，試行錯誤の営みである。フィットしている感じに至るには，時間が掛かるし，努力が必要であるが，その割には退屈なプロセスに見えかねないことを念頭に置いておく

のは良いかもしれない。フィットしている感じの達成の企ては，他者とのコミュニケーションを構成している，判然としたものと暗黙なものの複合体全体が関わってくる。

　フィットしていること fit やフィットしている感じ fittedeness の探求という言葉でわれわれが言わんとしていることが，ごくありきたりなことの連続であることを例示するため，M. Gill の分析の録音テープ（1972）から2つのヴィネットを，精神分析研究協会 Psychoanalytic Research Consortium の許可の下に転載する。第1番目のヴィネットは，初回面接からのものである。見るからに豊かな力動的素材が呈示されているが，それについて解説することはしない。この章の焦点は，別なところにあるからである。

P（患者）：私……不安で……。
T（治療者）：そうみたい，ですね。まあ，自分のペースで……自分のことについて，少し聞かせて下さい。
P：はい……その，ケニーが先生に何を話したか分かりませんが……
T：詳しいことは何も。
P：詳しいことは何も，ですか。それじゃ。私，結婚しています。子どもが二人いて，働いてはいません。専業主婦です。でも，それって仕事ですよね。
T：ええ，そうですね。
P：あの……このまま，問題となっていることの話をした方がよいですか？

　患者の不安を取り上げることで，差し当たっての方向性がつけられている。分析家の反応は，簡潔ながら気さくな感じで，受容的であり，患者に緊張が解けた感じになってもらおうとしており，母親／主婦であることは仕事で，脱価値化されるべきものではないのは十分承知していることを伝えている。続けてお話し下さい，大丈夫ですよ，見下したりしませんよ，とでも言わんとしているように見える。

　それに続く第4セッションになると，二人が，手探りで，あれこれ試しているのが見て取れる。患者は明確化を求め，分析家は，彼と一緒に居るのはどんな感じか，セッションの手順はどんな風かを，暗黙のうちに彼女に伝えている。

T：つまり……その……多分あなたが私に何となく分かって欲しいと思ってい

るのは，ここでのことは，普段と違って，不思議な感じで，あなたにしてみればすごく新しいことだし，慣れるまでには時間がかかるから，だから，それまでは私に，急いだりしないで欲しい，ということですよね。どうしたらよいかは，すぐには分からないですから……。もしかしたら，あなたは，私があなたに，「まごまごしないでさっさと始め，最初の瞬間からちゃんと間違いなくやれ！」って期待していると思っていて，怖いのかな。

P：そうなんです。それは，前に話したこととも繋がって来ますよね。その……何だっけ（笑う）忘れちゃった。先生が話している間に思いついたことがあるんですが，それを忘れちゃって（ため息をつく）。また，ビタミン剤を飲み始めなくてはダメですね。と言うか，その，つまり，先生に見限られと困るんです。そう，それなんです。

T：そう，ですね。私が言ったのより，うまく言葉になってる。

　分析家は，自分が正しい必要も，自分がボスである必要もなく，患者を対等な参加者，そして，コ・リーダーとして歓迎する意を伝えることで，患者の主体性を高め，自由に先へ進めるようにしている。このコメントで分析家は，彼女には自分自身を表出する能力があり，彼もそれに気づいていることを示している。

　その後しばらくして，ある夢をめぐって一緒に検討した後に，患者が徐々に思い出したのは，父親がいつになく彼女に対し褒める感じだった，2つの出来事であった。

T：そうしたことってほとんどなかったから，記憶の中で際立って鮮明なんでしょうね。

P：はい。他の記憶のほとんどは，話したり，取り上げたりするのさえいやで……って言うのは，父のことをそんな風に話したくないし，と言うか，その，多分，父に対し，すごく敬う気持ちがあって。それって，すごく大事なことで，"親を敬え"，"敬え，敬え"って両親は，その言葉をくどくどと繰り返してて……。だから，両親は私を傷つけた，間違ったことをしたと，私にすればそう思えた，みたいな話をすれば，両親を敬っていないと彼らには見えるだろうし，だから，多分，それで，何となくここに来たくなくて……母や父について，悪口を言うみたいな話はしたくなくて…（間）

…そんな話をすると，胸が痛みます。
T：そうですね。それって，夢とも，何か関係があるかもしれないですね……つまり，あなたが感じているのは……もし自由勝手に話し始めたら，ひどいことを口にするかもしれないし，そうなったら目も当てられない。
P：ウーン……いろいろあって……ニックに話したみたいに，でも先生にはまだ話してもいませんよね。その，ひどい話ですが，でも私には良かったというか……。その……（ため息をつく）。ニックとは，エリカが一歳半になる頃まで結婚していなかったんです……私……私，妊娠して，それで，ニックと結婚するはずだったんですが，それはできないと彼が言い出して，逃げちゃって，私は独りになっちゃって，両親のところで暮らしていて……。

　ここに見られるのは，フィットしている感じが得られたことで，患者の中に展開した，束縛からの解放と自発性の高まりである。分析家と自分とは波長が合っていると感じられたおかげで，患者は，婚外妊娠という恥ずべき課題を取り上げようと，何とか決心を固める。

　直面化することも，ずれや違いを敢えて取り上げることも，フィットした感じを求めてのすり合わせの一部である。Hobson は，若い男性患者のインテーク面接に関する記載で，次のように述べている。"これまで誰一人，彼の助けにはならなかったけれど，もしかして私なら，うまく彼を助けられるかもしれない，そう，彼は言おうとしているように見えた。そのくせ，この男性は，彼のために私が何かするだろうと信頼している感じを，全く私に与えなかった。たとえば彼は，10分近く話し続けながら，その間に一度として，彼の話を私がどう思うかに関心があるようには見えなかった……それで私は，彼の話を止めることにし，次のように言った。'ちょっと話を中断してもいいですか？　あなたの口ぶりでは，私が，とてもあなたの役に立ってきたような感じでしたよね，話の始めの方で。感じとしては，私を信頼していて，私が何かを……それが……実際には，何が起こっているのですかね。"（2002, p. 23）

　Hobson は，言葉にされたことと，行為化されたこととの間の離接（あなたを信頼しているけれどあなたの意見には興味がない）を取り上げ，それに対して彼がどう感じるかを述べている。彼自身のインプットは，意図の峻別に基づいた，やり取りの調整となっている。彼はこの患者に直面化しているが，それ

は，もっとしっくりくる交流を見つけようとするためのものであると考えられる。彼は続ける："すると患者は唖然として，そして，叫ぶかのように言った。'正直に，ってことですね？'　そうです，と私は答えた。彼に正直にして欲しかったからである"（2002, p. 23）。

"今の時点でわれわれはフィットし合って（しっくりきて）いない"というHobsonの発言には，さらにフィットし合った交流を確立したいし，そうすることで，間主観的な場における変化を始動させたいという含みがある。

ここで最も大切なのは，上記の分析家たちが，方向性をフィットし合ったものにするために，どれだけの時間と努力を投じたかである。それに到達したいなら，両パートナーは，相手の意図の方向性を絶え間なく把握している必要があるが，ここでもまた，その作業は，必ずしも意識されてはいない。両者の方向性がフィットしている感じかどうかは，多重レベルで，同時的に，時間の流れに沿って，常に留意されている必要がある。患者と治療者という，相互交流するパートナー間で，フィットしている感じが絶え間なくモニターされている多重レベルとはいかなるものか，その全体像はまだまだ十分には分かっていない。ただ，フィット（している感じ）が起こってくるレベルのいくつかは，すぐ頭に浮かぶし，特に，治療者の側から見た場合，たくさんのレベルでのフィットを描き出せる。それらをいくつかあげれば；患者が直前に持ち込んだものとのフィット；患者の相矛盾する同時的な情動状態とのフィット；治療において患者が究極的に向かいたい方向性とのフィット；両パートナーにとってちょうど良い感じの変化のスピードないしはペースとのフィット；患者の感受性や自己評価とのフィット；患者と治療者の性格や気質とのフィット。こうしたたくさんのレベルでのフィットは，ほとんどそのまま，治療者との関係で，患者によっても希求されるものでもある。

これまで（第3章と第5章）われわれは，共有された方向性の主観的な側面を，認知プロセス，つまり，二人のパートナーによる，共有された主観的フィットの達成をめぐっての判断と呼んで来た。

スロッピーネスと不確定性をめぐる創造的交渉としての質

ある与えられた瞬間における両パートナーの体験は多重レベルにわたり，また，二人の間のコミュニケーションが多重レベルで連続的に起こっていることを考えると，いかなる二つの主観性がフィットし合うようになるにしろ，計り

知れない交渉，脱曖昧化，幾多の様式を介してのフィードバック，見逃されたチャンス，などが付きまとう。不確定性は，プロセスには付き物で，避けることはできない。ここに，必然的なスロッピーネスがある。かくも曖昧で，流動的で，情緒満載の状況さえ理解し，それに参与できる治療者の能力は，患者には感じ取れるであろうし，またその逆も真なりで，治療成果にとって，決定的な要因である。

　いかにして両者は，素材を深めるような"質の高い"やり取りに関われるようになるのか，という問いかけは重要である。分析家と患者は，相互的体験のさまざまな要素を混ぜ合わせて，それを，さらに複雑な形の"フィットしている感じ"にしているように見える。そうした質の高い，フィットしている感じのやり取り——その最たるものをわれわれは"出会いのモーメント"と名付けた——は，ほとんどの場合，それまでの創造的交渉，断絶，修復といった，そもそもにしてがスロッピーで不確実なプロセスの上に創り上げられてゆくと考えられる。

　治療に関する文献のかなりが，断絶や出会いをめぐりインパクトの強い瞬間に焦点を合わせているが，治療作業の大方のところは，その類のものではない。とは言え，その部分が，治療作業の進展と成功という点からすると，その類のものと同等か，それ以上に肝腎である。治療におけるそれほど劇的でない瞬間における関係性の質とは何か？　われわれの考えによれば，治療関係の質は，二人が次に何処に向かうのか，その探求を試み，それに身を投じてみることにある。それができるためには，このプロセスが治療にとってなぜかくも重要なのかをめぐり，より高い認識が必要である。

　Winnicott（1958）によれば，親の乳児に対する反応の"ある程度の不正確さ"は，乳児の発達にとって本質的な前提条件であり，そのおかげで，現実，そしてフラストレーションが入り込む余地ができる。赤ちゃんは，親に分かってもらおうと努力しなくてはならないのである。不正確さの重要性に気づくことは，治療者にとっても重要である。その気づきがあれば，他者の心を知るのに何が必要かをめぐる不確実性を閉め出さずに済む。他者の心の説明のための道具・手段となり下がってしまったフレームワークは，患者にアプローチする際の治療者のオープンさを閉め出しかねない。

　この，オープンであることとプロセスの不確定性の気づきこそが治療的である。なぜならそれは，他者の主観性を尊重した進め方として，患者に伝わるか

らである。それは，人の心は複雑なものであるという気づきを，暗黙のうちに患者に伝えるものである。オープンであることは，二つの独立した主観性が，互いにコミュニケートし，共有する仕方を模索するプロセスの一部であって，治療における情緒的成長の本質的前提条件である。

関係性の場における包括性の漸進的高まりとしての質

　精神分析は，常に，メンタルなプロセスのできる限りを自由連想モードに持ち込み，それによって，無意識の素材を，意識的，言語的にすることを目指して来た。ここでわれわれは，その概念を，二者的視点から捉え直したい。自分の体験が，分かってくれる相手との間で共有されればされるほど，自分の思考や感情はますます血の通った人間的なものとなり，"関係可能"となる，つまり，他者との関係性の中，ひいては自分自身との関係性の中に包含されうると，体験されるようになる。意味と体験の共有は，恥，罪悪感，逸脱の体験を，同じ生身の人間らしさの表出へと転換する。それが，人の主観的精神生活を，何か受け入れられそうだし，耐えられそうなもの，そして，何か大切な相手とのやり取りの中に包含できそうなものへと変換する。

　われわれは，対話の射程のこの広がりが，治療プロセスにおいて時々刻々折り合いがつけられ，フィットし合って行く，小さなステップの積み重ねから新生してくると考える。情動的負荷がそれほどでもない素材をめぐりやり取りがそれなりにうまく行くと，二人の当事者は，患者の自己イメージや自己感の融和性をめぐる力動的により重要な課題の取り扱いに向かい，小さいながらも一歩を踏み出し始める。治療においてますます広い範囲の対話が積み重ねられてゆくとすれば，そのプロセスで患者は，自分の困難な気持ちや人生経験のさらにいろいろな側面を治療者とのやり取りへと持ち込んでいるわけであり，それはとりもなおさず，方向性とフィットしている感じを備えた治療であることの証明である。このプロセスを，われわれは，力動的葛藤に対する患者の自覚の高まりという観点からではなく，患者が，以前とは違ったやり方で，肝腎な関係に参与できるようになるという観点から捉える。

　以上から分かる通り，包括性の高まりとは，患者の体験のどれくらいが，治療関係に包括されうるかを指す。誰かと共有することは，ある意味，体験を限りなく人間味溢れたものにする。共有するとは，どんな内容が表出されるかについてであると言うより，むしろ，対話が相手といかに行われるかについてで

あり，情動的に高まっている素材を関係性の中でいかにやり取りするかを学ぶことである。したがって，治療者の側に必要とされるのは，治療者の主観性，人生経験，個性のスペクトルから，広範な，しかし的確な範囲のものを利用できるようにする心の準備である。

質が生み出すものについて

Sander（私信，1999年7月28日）は，フィットし合うことの賜物として，両パートナーが共に生き生きとする vitalization 体験を挙げ，それはさらに，お互いへの好感の高まりを招くとしている。この生き生きとする体験は，関係性の方向付け要因として作用し，好ましい内的体験を生成している今の共にある在り方をさらに続けるよう，二人を奨励する。これは，二者関係の質の高さの証である。

同様にして信頼レベルの高まりは，関係性の質が高く，それが保持されそうな感触が高まると，その後を追うようにして起こると考えられる。信頼感が高まると患者は，困難な気持ちや体験をますます"関係可能"にする。それも単に，言葉として聞き手に伝わり，さてどんな風に解釈できるかなと，患者と分析家それぞれの自省に供されるのではない。それは，はっきり感じ取れる形で，展開しつつある関係性の一部として織り込まれる。言ってみれば，それぞれが他者にとって何者であるかの探求を，さらに一歩前進させるのである。

まとめ

まとめれば，ここでわれわれが提唱しているのは，治療的変化は分析者の介入の質に依存するという発想から導かれた，概念的枠組みそれ自体の転換である。二者関係的観点に立つことでわれわれは，質の概念を，二人の間のプロセスの特徴を強調した関係性モデルにおいて組み立てる。この視点からわれわれは，精神療法的な質が，フィットしている感じと方向性の探求に共に携わることに，スロッピーネスと不確定性をめぐる創造的交渉に，そして，治療関係に持ち込んでも大丈夫と思える情動的色彩の強い体験の幅を広げようとする努力に在るとした。この二者プロセスがどの程度実現されるか，その程度によっては，治療関係において，信頼そしてお互いが生き生きとした感じが新生してくるはずである。こうした力動的プロセスは，いったん動き始めれば，統合性と

一貫性の増強，そして，自分の体験を"関係可能"なものにする患者の能力の増強へと向かって動いて行く。言うなれば，患者は，他者との重要なやり取りにおいて，バランスの取れた形で，自分自身の気持ちと方向性によってガイドされるようになるのである。

参考文献

Ainsworth, M., Blehar, M., Waters, E., & Wall, S. (1978). *Patterns of attachment*. Hillsdale, NJ: Erlbaum.

Aron, L. (1991). The patient's experience of the analyst's subjectivity. *Psychoanalytic Dialogues, 1,* 29–51.

Atwood, G., & Stolorow, R. (1984). *Structures of subjectivity*. Hillsdale, NJ: Analytic Press.

Bahktin, M. (1981). *The Dialogic Imagination*. Austin: University of Texas Press.

Baricco, A. (2002). *Lands of glass* (A. Goldstein, Trans.). London: Penguin.

Basch, M. (1975). Toward a theory that encompasses depression. In E. J. Anthony & T. Benedek (Eds.), *Depression and human existence* (pp. 485–534). Boston: Little, Brown.

Bateman, A., & Fonagy, P. (2004). *Psychotherapy for borderline personality disorder: Mentalization-based treatment*. Oxford, UK: Oxford University Press. (狩野力八郎, 白波瀬丈一郎監訳：メンタライゼーションと境界パーソナリティ障害——MBTが拓く精神分析的精神療法の新たな展開. 岩崎学術出版社, 2008.)

Beebe, B., Jaffe, J., Lachmann, E, Feldstein, S., Crown, C, & Jasnow, M. (2000). Systems models in development and psychoanalysis: The case of vocal rhythm coordination and attachment. *Infant Mental Health Journal, 21*(1), 99–122.

Beebe, B., & Lachmann, F. (1988). The contribution of mother-infant mutual influence to the origins of self and object representations. *Psychoanalytic Psychology, 5,* 305–337.

Beebe, B., & Lachmann, F. (1994). Representation and internalization in infancy: Three principles of salience. *Psychoanalytic Psychology, 11,* 127–165.

Beebe, B., & Lachmann, F. (2002). *Infant research and adult treatment: Coconstructing interactions*. Hillsdale, NJ: Analytic Press.

Beebe, B., & Stern, D. (1977). Engagement-disengagement and early object experiences. In M. Freedman & S. Grand (Eds.), *Communicative structures and psychic structures* (pp. 35–55). New York: Plenum Press.

Benjamin, J. (1988). *The bonds of love: Psychoanalysis, feminism, and the problem of domination*. New York: Random House.

Benjamin, J. (1995a). *Like subjects, love objects*. New Haven, CT: Yale University Press.

Benjamin, J. (1990). Recognition and destruction: An outline of intersubjectivity. In: *Relational Psychoanalysis: The Emergence of a Tradition,* S.A. Mitchell & L. Aron, eds. The Analytic Press: Hillsdale, NJ, pps 193–200.

Benjamin, J. (2004). Beyond doer and done-to: An intersubjective view of thirdness. *Psychoanalytic*

Quarterly, 73, 5–46.

Bollas, C. (1987). *The shadow of the object: Psychoanalysis of the unthought known.* New York: Columbia University Press.（館直彦監訳：対象の影――対象関係論の最前線．岩崎学術出版社, 2009.）

Boston Change Process Study Group. (1998a). Report 1. Non-interpretive mechanisms in psychoanalytic therapy: The "something more" than interpretation. *International Journal of Psychoanalysis, 79,* 908–21. (see Stern et al., 1998, below).

Boston Change Process Study Group. (1998b). Report 2. Interventions that effect change in psychotherapy: A model based on infant research. *Infant Mental Health Journal, 19,* 277–353. (see Tronick et al., 1998a below).

Boston Change Process Study Group. (2002). Report 3. Explicating the implicit: The local level and the microprocess of change in the analytic situation. *International Journal of Psychoanalysis, 83,* 1051-1062.

Boston Change Process Study Group. (2005a). The something more than interpretation revisited: Sloppiness and co-creativity in the psychoanalytic encounter. *Journal of the American Psychoanalytic Association, 53*(3), 693-729.

Boston Change Process Study Group. (2005b). Response to commentaries. *Journal of the American Psychoanalytic Association, 53*(3), 761–769.

Boston Change Process Study Group. (2007). The foundational level of psychodynamic meaning: Implicit process in relation to conflict, defense, and the dynamic unconscious. *International Journal of Psychoanalysis, 88,* 843–860.

Boston Change Process Study Group. (2008). Forms of relational meaning: Issues in the relations between the implicit and reflective/verbal domains. *Psychoanalytic Dialogues, 18,* 125–148.

Bowlby, J. (1973). *Attachment and loss: Vol. 4. Separation.* New York: Basic Books.（黒田実郎他訳：新版 分離不安．岩崎学術出版社, 1991.）

Braten, S. (1 998). Infant learning by altero-centric participation: The reverse of egocentric observation in autism. In S. Braten (Ed.), *Intersubjective communication and emotion in early ontogeny* (pp. 105–124). Cambridge, UK: Cambridge University Press.

Bruschweiler-Stern, N., Harrison, A., Lyons-Ruth, K, Morgan, A., Nahum, J., Sander, L, Stern, D.N., & Tronick, E.Z. (1998) Reflections on the process of psychotherapeutic change as applied to medical situations. *Infant Mental Health Journal, 19,* 320–323.

Brentano, F. (1973). *Psychology from an empirical standpoint.* London: Routledge & Kegan Paul. (Original work published 1874)

Bretherton, I. (1988). Open communication and internal working models: Their role in the development of attachment relationships. In R. Thompson (Ed.), *Nebraska symposium on motivation: Socio-emotional development* (pp. 57–113). Lincoln: University of Nebraska Press.

Bruner, J. (1986). *Actual minds, possible worlds.* Cambridge, MA: Harvard University Press.

Bruner, J. (1990). *Acts of meaning.* New York: Basic Books.

Bruner, J. (2002). *Making stories: Law, literature, life.* New York: Farrar, Strauss, and Giroux.

Butler, S., & Strupp, H. (1986). Specific and non-specific factors in psychotherapy: A problematic paradigm for psychotherapy research. *Psychotherapy 23,* 30–39.

Carpenter, M., Akhtar, N., & Tomasello, M. (1998). Fourteen- through 18month-old infants differentially imitate intentional and accidental actions. *Infant Behavior and Development, 21,* 315–30.

Claparede, E. (1951). Recognition and "me-ness." In D. Rapaport (Ed.), *Organization and pathology of thought* (pp. 58–75). New York: Columbia University Press. (Original work published 1911).

Clark, A. (1997). *Being there: Putting brain, body, and world together again.* Cambridge, MA: MIT Press.

Clyman, R. (1991). The procedural organization of emotions: A contribution from cognitive science to the psychoanalytic theory of therapeutic action. *Journal of the American Psychoanalytic Association, 39,* 349–381.

Damasio, A. (1994). *Descartes' error: Emotion, reason, and the human brain.* New York: Grosset/Putnam. (田中三彦訳：デカルトの誤り——情動, 理性, 人間の脳. ちくま学芸文庫, 2010.)

Damasio, A. (1999). *The feeling of what happens: Body and emotion in the making of consciousness.* New York: Harcourt Brace.

Decety, J., & Chaminade, T. (2003). When the self represents the other: A new cognitive neuroscience view on psychological identification. *Consciousness and Cognition, 12,* 577–596.

Derrida, J. (1967). *L'ecriture et la difference.* Paris: Editions du Seuil. （若桑毅, 梶谷温子他訳：エクリチュールと差異. 法政大学出版局, 1977, 1983.）

Dilthey, W. (1976). *Selected writings* (H. P. Rickmen, Ed.). Cambridge: Cambridge University Press.

Edelman, G. (1987). *Neural Darwinism.* New York: Basic Books.

Edelman, G. (1992). *Bright air, brilliant fire.* New York: Basic Books.

Ehrenberg, D. (1992). *The intimate edge.* New York: Norton.

Erikson, E. (1950). *Childhood and society.* New York: Norton. （仁科弥生訳：幼児期と社会. みすず書房, 1977, 1980.）

Feldman, C, & Kalmar, D. (1996). Autobiography and fiction as modes of thought. In D. Olson & N. Torrence (Eds.), *Modes of thought: Explorations in culture and cognition* (pp. 106–122). Cambridge, UK: Cambridge University Press.

Fenichel, O. (1941). *Problems of psychoanalytic technique.* New York: Psychoanalytic Quarterly.

Ferenczi, S., & Rank, O. (1924). *The development of psychoanalysis.* Madison, CT: International Universities Press, 1986.

Fivaz-Depeursinge, E., & Corboz-Wamery, A. (1995). Triangulation in relationships. *The Signal, 3*(2), 1–6.

Fivaz, Ev Fivaz, R., & Kaufmann, L. (1979). Therapy of psychotic transaction families: An evolutionary paradigm. In C. Muller (Ed.), *Psychotherapy of schizophrenia.* Amsterdam: Excerpta Medica.

Fivaz-Depeursinge, E., Fivaz, R. & Kaufmann, L. (1982). Encadrement du developpment, le point de vue systemique. Fonctions pedagogique, parentale, therapeutique. *Cahiers critique de therapie familiale et de practiques de reseaux, 4-5,* 63–74.

Fivaz, R. (1996). Ergodic theory of communication. *Systems Research 13,* 127–144.

Fonagy, P. (1991). Thinking about thinking. Some clinical and theoretical considerations in the treatment of the borderline patient. *International Journal of Psychoanalysis, 72,* 639–656.

Fosshage, J. (2005). The explicit and implicit domains in psychoanalytic change. *Psychoanalytic Inquiry, 25*(4), 516–539.

Freeman, W. (1995). *Societies of brains: A study in the neuroscience of love and hate.* Hillsdale, NT: Erlbaum.

Freeman, W. (1999). *How brains make up their minds.* London: Weidenfeld and Johnson.

Freud, S. (1958). The dynamics of transference. In J. Strachey (Ed. & Trans.), *The standard edition of the complete psychological works of Sigmund Freud* (Vol. XII, pp. 97–108) London: Hogarth Press. (Original work published 1912) (小此木啓吾訳：転移の力動性について．フロイト著作集9．人文書院，1983.)

Freud, S. (1958). Project for a scientific psychology. In J. Strachey (Ed. & Trans.), *The standard edition of the complete psychological works of Sigmund Freud* (Vol. 3, p. 108). London: Hogarth Press. (Original work published 1895) (小此木啓吾訳：科学的心理学草稿．フロイト著作集7．人文書院，1974.)

Gallese, V. (2001). The "shared manifold" hypothesis: From mirror neurons to empathy. *Journal of Consciousness Studies, 8*(5–7), 33–50.

Gaston, L. (1990). The concept of the alliance and its role in psychotherapy: Theoretical and empirical considerations. *Psychotherapy, 27,* 143–153.

Gergely, G., & Csibra, G. (1997). Teleological reasoning in infancy: The infant's naive theory of rational action. A reply to Premack and Premack. *Cognition, 63,* 227–233.

Gergely, G., Nadsasdy, Z., Csibra, G., & Biro, S. (1995). Taking the intentional stance at 12 months of age. *Cognition, 56,* 165–193.

Gergely, G., & Watson, J. (1999). Early social-emotional development: Contingency, perception, and the social biofeedback model. In P. Rochat (Ed.), *Early social cognition* (pp. 101–136). Hillsdale, NJ: Erlbaum.

Gianino, A., & Tronick, E. (1988). The mutual regulation model: The infant's self and interactive regulation. Coping and defense capacities. In T. M. Field, P. M. McCabe, & N. Schneiderman (Eds.), *Stress and coping across development* (pp. 47–68). Hillsdale, NJ: Erlbaum.

Gill, M. (1994). *Psychoanalysis in transition.* Hillsdale, NJ: Analytic Press.

Goldin-Meadow, S. (2003). *Hearing gesture: How our hands help us think.* Cambridge, MA: Harvard University Press.

Gopnik, A., & Meltzoff, A. (1998). *Words, thoughts and theories.* Cambridge, MA: MIT Press.

Greenberg, J. (1996). Psychoanalytic words and psychoanalytic acts. *Contemporary Psychoanalysis, 32,* 195–213.

Greenson, R. (1967). *The technique and practice of psychoanalysis: Vol. 1.* New York: International Universities Press.

Guntrip, H. (1975). My experience of analysis with Fairbairn and Winnicott. *International Journal of Psychoanalysis 2,* 145–156.

Harrison, A., Bruschweiler-Stern, N., Lyons-Ruth, K., Morgan, A., Nahum, J., Sander, L., Stern,

D.N., & Tronick, E.Z. (1998). The case of sophie. *Infant Mental Health Journal, 19,* 309–314.

Harrison, A. (2001, May 1). *Setting up the doll's house.* Beata Rank lecture presented at the Boston Psychoanalytic Society, Boston, MA.

Hartmann, H. (1958). (Original work published 1939) *Ego psychology and the problem of adaptation.* International Universities Press: New York.

Heidegger, M. (1982). *On the way to language.* New York: Harper & Row.

Hertsgaard, L., Gunnar, M., Erickson, M., & Nachmias, M. (1995). Adrenocortical response to the strange situation in infants with disorganized/disoriented attachment relationships. *Child Development, 66,* 1100–1106.

Hobson, P. (2002). *The cradle of thought.* Oxford, UK: Oxford University Press.

Hoffman, I. (1998). *Ritual and spontaneity in the psychoanalytic process: A dialectical constructivist view.* Hillsdale, NJ: Analytic Press.

House, J. & Portuges, S. (2005). Relational Knowing, Memory, Symbolization, and Language: Commentary on the Boston Change Process Study Group. *Journal of the American Psychoanalytic Association, 53* (3), 731–744.

Husserl, E. (1962). *Ideas pertaining to a pure phenomenology and to a phenomenological philosophy: First book. General introduction to pure phenomenology* (B. Gibson, Trans.). New York: Collier.

Husserl, E. (1989). *Ideas pertaining to a pure phenomenology and to a phenomenological philosophy. Second book: Studies in the phenomenology of constitution* (R. Rojcewicz & A. Schuwer, Trans.). Dordrecht, Netherlands: Kluwer Academic Publishers. (Original work published 1930)

Jacoby, L., & Dallas, M. (1981). On the relationship between autobiographical memory and perceptual learning. *Journal of Experimental Psychology: General, 110,* 300–324.

Jaffe, J., Beebe, B., Feldstein, S., Crown, C, & Jasnow, M. (2001). Rhythms of dialogue in infancy. *Monographs of the Society for Research in Child Development, 265*(66, Serial No. 2).

James, T., & Gautier, I. (2003). Auditory and action semantic features activate sensory-specific perceptual brain regions. *Current Biology, 13,* 1792–1796.

Kandel, E. (1999). Biology and the future of psychoanalysis: A new intellectual framework for psychiatry revisited. *American Journal of Psychiatry, 156*(4), 505-523.

Kihlstrom, J., & Cantor, N. (1983). Mental representations of the self. In L. Berkowitz (Ed.), *Advances in experimental social psychology* (Vol. 17, pp. 1–47). San Diego, CA: Academic Press.

Knoblauch, S. (2000). *The musical edge of therapeutic dialogue.* Hillsdale, NJ: Analytic Press.

Knoblauch, S. (2005). Body rhythms and the unconscious. *Psychoanalytic Dialogues, 15*(6), 807–827.

Knowlton, B., Ramus, S., & Squire, L. (1992). Dissociation of classification learning and explicit memory for specific instances. *Psychological Science, 3,* 172–179.

Kohut, H. (1984). *How does analysis cure?* Chicago: University of Chicago Press. （本城秀次、笠原嘉監訳：自己の治癒．みすず書房，1995.）

Lacan, J. (1977). *Ecrits, a selection.* New York: Norton. （宮本忠雄他訳：エクリ．岩波書店，1972, 1977, 1981.）

Lachmann, F, & Beebe, B. (1996). Three principles of salience in the patientanalyst interaction. *Psychoanalytic Psychology, 13,* 1–22.
Lakoff, G., & Johnson, M. (1980). *Philosophy in the flesh.* New York: Basic Books.
LaPlanche, J., & Pontalis, J. (1988). *The language of psychoanalysis* (D. Nicholson-Smith, Trans.). London: The Institute of Psychoanalysis and Karnac Books. (Original work published 1967) (新井清訳：精神分析用語辞典. みすず書房, 1977.)
Le Doux, J. (1996). *The emotional brain.* New York: Touchstone.
Lewicki, P., Hill, T., & Czyzewska, M. (1992). Non-conscious acquisition of information. *American Psychologist, 47,* 796-801.
Lichtenberg, J. (1983). *Psychoanalysis and infant research.* Hillsdale, NJ: Analytic Press.
Litowitz, B. (2005). When something more is less: Comments on the Boston Change Process Study Group. *Journal of the American Psychoanalytic Association, 53*(3), 751–759.
Loewald, H. (1971). The transference neurosis: Comments on the concept and the phenomenon. *Journal of the American Psychoanalytic Association, 19,* 54–66.
Luborsky, L. (1976). Helping alliances in psychotherapy. In J. L. Clanghorn (Ed.), *Successful psychotherapy* (pp. 92–116). New York: Brunner/Mazel.
Lyons-Ruth, K. (1991). Rapprochement or approchement: Mahler's theory reconsidered from the vantage point of recent research on early attachment relationships. *Psychoanalytic Psychology, 8,* 1–23.
Lyons-Ruth, K. (1998). Implicit relational knowing: Its role in development and psychoanalytic treatment. *Infant Mental Health Journal, 19*(3), 282–289.
Lyons-Ruth, K. (1999). The two-person unconscious: Intersubjective dialogue, enactive relational representation, and the emergence of new forms of relational organization. *Psychoanalytic Inquiry, 19*(4), 576-617.
Lyons-Ruth, K. (2000). "I sense that you sense that I sense...": Sander's recognition process and the specificity of relational moves in the psychotherapeutic setting. *Infant Mental Health Journal, 21*(1), 85–98.
Lyons-Ruth, K. (2003). Dissociation and the parent-infant dialogue. *Journal of the American Psychoanalytic Association, 51* (3), 883–911.
Lyons-Ruth, K., Bruschweiler-Stern, N., Harrison, A., Nahum, J., Sander, L., Stern, D., et al. (1998a). Implicit relational knowing: Its role in development and psychoanalytic treatment. *Infant Mental Health Journal, 19,* 282–289.
Lyons-Ruth, K., Connell, D., Zoll, D., & Stahl, J. (1987) Infants at social risk: Relationships among infant maltreatment, maternal behavior, and infant attachment behavior. *Developmental Psychology, 23,* 223–232.
Lyons-Ruth, K., & Jacobvitz, D. (1999). Attachment disorganization: Unresolved loss, relational violence, and lapses in behavioral and attentional strategies. In J. Cassidy & P. Shaver (Eds.), *Handbook of attachment theory and research* (pp. 520–554). New York: Guilford Press.
Lyons-Ruth, K., & Zeanah, C. (1993). The family context of infant mental health. Part I: Affective development in the primary caregiving relationship. In C. Zeanah (Ed.), *Handbook of infant mental health* (pp. 14–37). New York: Guilford Press.

Main, M., Kaplan, N., & Cassidy, J. (1985). Security in infancy, childhood and adulthood: A move to the level of representation. In I. Bretherton & E. Waters (Eds.), *Growing points of attachment theory and research. Monograph of the Society for Research in Child Development, 50*(1–2, Serial No. 209), 66–104.

Main, M., Tomasini, L., & Tolan, W. (1979). Differences among mothers of infants judged to differ in security of attachment. *Developmental Psychology, 15,* 472–473.

Malatesta, C, Culver, C, Tesman, J., & Shepard, B. (1989). The development of emotion expression during the first two years of life. *Monograph of the Society for Research in Child Development, 54*(1–2, Serial No. 219).

Martin, L., Spicer, D., Lewis, M., Gluck, J., & Cork, L. (1991). Social deprivation of infant Rhesus monkeys alters the chemoarchitecture of the brain: I. Subcortical Regions. *Journal of Neuroscience, 11,* 3344–3358.

Maturana, H., & Varela, E (1980). *The tree of knowledge.* Boston: Shambhala.

Maturana, H., & Varela, F. (1987). *The tree of knowledge: The biological roots of human understanding.* Boston: New Science Library. (管啓次郎訳：知恵の樹──生きている世界はどのようにして生まれるのか．ちくま学芸文庫，1997.)

Mayes, L. (2005). Something is different but what or why is unclear: Commentary on the Boston Change Process Study Group. *Journal of the American Psychoanalytic Association, 53*(3), 746–750.

McNeill, D. (2005). *Gesture and thought.* Chicago: University of Chicago Press.

Meltzoff, A. (1995). Understanding the intentions of others: Re-enactment of intended acts by 18-month-old children. *Developmental Psychology, 31,* 838–850.

Meltzoff, A., & Gopnik, A. (1993). The role of imitation in understanding persons and developing a theory of mind. In S. Baron-Cohen, H. Tager-Flusberg, & D. J. Cohen (Eds.), *Understanding other minds: Perspectives from autism* (pp. 335–366). New York: Oxford University Press.

Merleau-Ponty, M. (1962). *Phenomenology of perception* (C. Smith, Trans.). New York: Humanities Press. (Original work published 1945) (中島盛夫訳：知覚の現象学．法政大学出版局，1982.)

Merleau-Ponty, M. (1968). *The visible and the invisible* (C. Lefort, Ed., A. Lingis, Trans.). Evanston, IL: Northwestern University Press (Original work published 1964) (中島盛夫監訳：見えるものと見えざるもの．法政大学出版局，1994.)

Mitchell, S. (1993). *Hope and dread in psychoanalysis.* New York: Basic Books.

Mitchell, S. (1997). *Influence and autonomy in psychoanalysis.* Hillsdale, NJ: Analytic Press.

Mitchell, S. (1998). The analyst's knowledge and authority. *Psychoanalytic Quarterly, 67,* 1–31.

Modell, A. (2003). *Imagination and the meaningful brain.* Cambridge, MA: MIT Press.

Morgan, A., Bruschweiler-Stern, N., Harrison, A., Lyons-Ruth, K., Nahum, J., Sander, L., Stern, D.N., & Tronick, E.Z. (1998). Moving along to things left undone. *Infant Mental Health Journal, 19.*

Nahum, J. (1994). New theoretical vistas in psychoanalysis: Louis Sander's theory of early development. *Psychoanalytic Psychology, 22* (1), 1–19.

Nahum, J., Harrison, A., Lyons-Ruth, K., Morgan, A., Sander, L., Stern, D. N., & Tronick, E.

(1998). Case illustration: Moving along... and, is change gradual or sudden? *Infant Mental Health Journal, 29*(3), 315–319.

Nahum, J. (2000). An overview of Louis Sander's contribution to the field of mental health. *Infant Mental Health Journal, 22* (1-2), 29–41.

Natorp, P. (1912). *Allgemeine psychologie.* Tubingen, Germany: J. C. B. Mohr.

Ogawa, J., Sroufe, L., Weinfield, N., Carlson, E., & Egeland, B. (1997). Development and the fragmented self: Longitudinal study of dissociative symptomatology in a nonclinical sample. *Development and Psychopathology, 9*, 855–879.

Ogden, T. (1997). *Reverie and interpretation.* Northvale, NJ: Jason Aronson. （大矢泰士訳：もの想いと解釈．岩崎学術出版社, 2006.）

Oxford English Dictionary. (1971). 2nd ed. New York: Oxford University Press.

Pally, R., & Olds, D. (1998). Consciousness: A neuroscience perspective. *International Journal of Psychoanalysis, 79*, 971–988.

Perls, R, Hefferline, R., & Goodman, P. (1951). *Gestalt therapy: Excitement and growth in the human personality.* New York: Dell.

Piaget, J. (1952). *The origins of intelligence in children.* New York: International Universities Press.

Piaget, J. (1971). *Biology and knowledge.* Chicago: University of Chicago Press.

Pipp, S., & Harmon, R. (1987). Attachment as regulation: A commentary. *Child Development, 58*, 648–652.

Prigogine, I. (1997). *The end of certainty: Time, chaos, and the new laws of nature.* New York: Free Press.

Prigogine, I., & Stengers, I. (1984). *Order out of chaos: Man's new dialogue with nature.* New York: Basic Books.

Quine, W.V. (1960). *Word and Object.* Cambridge: MIT Press.

Renik, O. (1999). Playing one's cards face up in analysis. *Psychoanalytic Quarterly, 68*, 521–540.

Rizzolatti, G., Fogassi, L., & Gallese, V. (2001). Neurophysiological mechanisms underlying the understanding and imitation of action. *Neuroscience, 2* (9), 661–670.

Rochat, P. (Ed.). (1999). *Early social cognition.* Hillsdale, NJ: Erlbaum.

Rommetveit, R. (1974). *On Message Structure: A Framework for Languageand Communication.* New York: Wiley Press.

Ruby, P., & Decety, J. (2001). Effect of subjective perspective taking during simulation of action: A PET investigation of agency. *Nature Neuroscience, 4*(5), 546–550.

Sabbagh, M. (2004, June). Understanding orbitofrontal contributions to theory of mind reasoning: Implications for autism. *Brain and Cognition, 55*(1), 209–219.

Safran, J., Muran, J., & Proskurov, B. (2008). Alliance, negotiation, and rupture resolution. In R. Lvey & J. Ablon (Eds.), *Handbook of evidence-based psychodynamic psychotherapy* (pp. 201–225). New York: Humana Press/Springer.

Sander, L. (1962). Issues in early mother-child interaction. *Journal of the American Academy of Child and Adolescent Psychiatry, 1*, 141-166.

Sander, L. (1965). Interactions of recognition and the developmental processes of the second 18 months of life. Talk presented at Tufts-New England Medical Center, Boston, MA.

Sander, L. 1975. Infant and caretaking environment: Investigation and conceptualization of adaptive behavior in a system of increasing complexity. In E. James Anthony (Ed.), *Explorations in child psychiatry* (pp. 129–166). New York: Plenum Press.

Sander, L. (1980). Investigation of the infant and its caregiving environment as a biological system. In S. Greenspan & G. Pollock (Eds.), *The course of life: Vol. 1. Infancy and early childhood* (pp. 177–201). Adelphi, MD: National Institute of Mental Health.

Sander, L. (1983). Polarity, paradox, and the organizational process in development. In J. Call, E. Galenson, & R. Tyson (Eds.), *Frontiers of infant psychiatry* (pp. 333–346). New York: Basic Books.

Sander, L. (1984). The Boston University Longitudinal Study-prospect and retrospect after twenty five years. In J. Call, E. Galenson, & R. Tyson (Eds.), *Frontiers of infant psychiatry* (Vol. 2, pp. 137–145). New York: Basic Books.

Sander, L. (1985). Toward a logic of organization in psychobiological development. In H. Klar & L. Siever (Eds.), *Biologic response styles: Clinical implications* (American Psychological Association Monograph). Washington, DC: American Psychological Association.

Sander, L. (1987). Awareness of inner experience: A systems perspective on self-regulatory process in early development. *Child Abuse and Neglect, 11,* 339–346.

Sander, L. (1988). The event-structure of regulation in the neonate-caregiver system as a biological background for early organization of psychic structure. In A. Goldberg (Ed.), *Frontiers in self-psychology* (pp. 64–77). Hillsdale, NJ: Analytic Press.

Sander, L. (1991, June). *Recognition process: Specificity and organization in early human development.* Paper presented at the conference on The Psychic Life of the Infant, at the University of Massachusetts, Amherst, MA.

Sander, L. (1995a). Identity and the experience of specificity in a process of recognition. *Psychoanalytic Dialogues, 5,* 579–593.

Sander, L. (1995b, April). *Thinking about developmental process: Wholeness, specificity, and the organization of conscious experiencing.* Invited address presented at the annual meeting of the Division of Psychoanalysis, American Psychological Association, Santa Monica, CA.

Sander, L. (1997). Paradox and resolution: From the beginning. In S. Greenspan, S. Wieder, & J. Osofsky (Eds.), *Handbook of child and adolescent Psychiatry: Volume 1. Infants and preschoolers: Development and syndromes* (pp. 153–159). New York: Wiley.

Sandler, J. (1987). *Projection, identification, projective identification.* New York: International Universities Press.

Sandler, J., & Fonagy, P. (Eds.). (1997). *Recovered memories of abuse: True or false.* London: Karnac Books and International Universities Press.

Sartre, J-P. (1976). *L'etre et le neant.* Paris: Tel Gallimard. (Original work published 1943)（松浪信三郎訳：存在と無．筑摩書房，2007.）

Schacter, D., & Moscovitch, M. (1984). Infants, amnesia and dissociable memory systems. In M. Moscovitch (Ed.), *Infant memory* (pp. 173–216). New York: Plenum.

Schafer, R. (1992). *Retelling a life.* New York: Basic Books.

Schiller, C. (Ed.). (1957). *Instinctive behavior: The development of a modern concept.* New York: International Universities Press.

Schore, A. (1994). *Affect regulation and the origins of the self: The neurobiology of emotional development.* Hillsdale, NJ: Erlbaum.

Schwaber, E. (1998). The non-verbal dimension in psychoanalysis: 'State' and its clinical vicissitudes. *International Journal of Psychoanalysis, 79,* 667–680. It's fine this way.

Searle, J. (1969). *Speech acts: An essay in the philosophy of language.* New York: Cambridge University Press.

Sheets-Johnstone, M. (1999). *The primacy of movement.* Amsterdam: John Benjamins.

Spangler, G., & Grossmann, K. (1993). Biobehavioral organization in securely and insecurely attached infants. *Child Development, 64,* 1439–1450.

Spitz, R.A. (1957). *No and yes-On the genesis of human communication.* New York: International Universities Press.

Sroufe, A. (1999). Implications of attachment theory for developmental psychopathology. *Development and Psychopathology, 11,* 1–13.

Stechler, G. (1993). *Case Presentation.* Paper presented at the symposium on the Enigma of Change in Psychodynamic Therapy II, Boston, MA., May 1993

Stechler, G. (2003). Affect: The heart of the matter. *Psychoanalytic Dialogues. 13,* 711–726.

Sterba, R. (1934). The fate of the ego in analytic therapy. *International Journal of Psychoanalysis, 15,* 117–126.

Sterba, R. (1940). The dynamics of the dissolution of the transference resistance. *Psychoanalytic Quarterly, 9,* 363–379.

Stern, D. B. (1997). *Unformulated experience: From Dissociation to Imagination in Psychoanalysis.* Hillsdale, NJ: Analytic Press. (一丸藤太郎, 小松貴弘監訳：精神分析における未構成の経験――解離から想像力へ. 誠信書房, 2003.)

Stern, D. N. (1971). A micro-analysis of mother-infant interaction: Behaviors regulating social contact between a mother and her three-and-a-half-monthold twins. *Journal of the American Academy of Child Psychiatry, 10,* 501–517.

Stern, D. N. (1977). *The first relationship: Infant and mother.* Cambridge, MA: Harvard University Press.

Stern, D. N. (1983). The early development of schemas of self, other, and "self with other." In J. Lichtenberg & S. Kaplan (Eds.), *Reflections on self psychology* (pp. 49–84). Hillsdale, NJ: Analytic Press.

Stern, D. N. (1985). *The interpersonal world of the infant: A view from psychoanalysis and developmental psychology.* New York: Basic Books. (小此木啓吾, 丸田俊彦監訳：乳児の対人世界 理論編・臨床編. 岩崎学術出版社, 1989, 1991.)

Stern, D. N. (1994). One way to build a clinically relevant baby. *Infant Mental Health Journal, 15*(1), 9–25.

Stern, D. N. (1995). *The motherhood constellation: A unified view of parent-infant psychotherapy.* New York: Basic Books. (馬場禮子, 青木紀久代訳：親‐乳幼児心理療法. 岩崎学術出版社, 2000.)

Stern, D. N. (2004). *The present moment in psychotherapy and everyday life.* New York: Norton.

Stern, D.N., Hofer, L., Haft, W., & Dore, J. (1984) Affect attunement: The sharing of feeling states between mother and infant by means of intermodal fluency. In T. Field & N. Fox (Eds.), *Social Perception in Infants.* Norwood, NJ: Ablex, 1984, 249–268.

Stern, D. N., Sander, L., Nahum, J., Harrison, A., Lyons-Ruth, K., Morgan, A., et al. (1998). Non-interpretive mechanisms in psychoanalytic therapy: The "something more" than interpretation. *International Journal of Psychoanalysis, 79,* 903–921. (see above, Boston CPSG Report I).

Stern-Bruschweiler, N., & Stern, D. N. (1989). A model for conceptualizing the role of the mother's representational world in various mother-infant therapies. *Infant Mental Health Journal, 10,* 142–156.

Stolorow, R. (1997). Dynamic, dyadic, intersubjective systems: An evolving paradigm for psychoanalysis. *Psychoanalytic Psychology, 14*(3), 337–346.

Stolorow, R. (2007). Trauma and the "ontological unconscious." Ch 5, pp 2331. In: Stolorow, R., *Trauma and human existence: Autobiographical, psychoanalytic, and philosophical reflections.* New York: Routledge.

Stolorow, R., & Atwood, G. (1992). Contexts of being. Hillsdale, NJ: Analytic Press.

Stolorow, R., Atwood, G., & Brandchaft, B. (Eds.). (1994). *The intersubjective perspective.* Northvale, NJ: Jason Aronson.（丸田俊彦訳：間主観的アプローチ．岩崎学術出版社, 1995.）

Strachey, J. (1934). The nature of the therapeutic action of psychoanalysis. In M. Bergmann & F. Hartman (Eds.), *The evolution of psychoanalytic technique* (pp. 331–360). New York: Basic Books.

Thelen, E. (1989). Self-organization in developmental processes: Can systems approaches work? In M. Gunnar & E. Thelen (Eds.), *Minnesota symposia in child psychology* (pp. 22, 77–117). Hillsdale, NJ: Erlbaum.

Thelen, E., & Smith, L. (1994). *A dynamic systems approach to the development of cognition and action.* Cambridge, MA: MIT Press.

Thomä, H., & Kachele, H. (1987). *Psychoanalytic practice: Vol. 1.* Principles. Berlin: Springer-Verlag.

Toíbín, C. (2004). *The master.* New York: Scribner.

Tomasello, M. (1999). *The cultural origins of human cognition.* Cambridge, MA: Harvard University Press.

Tomasello, M., Carpenter, M., Call, J., Behne, T., & Moll, H. (2005). Understanding and sharing intentions: The origins of cultural cognition. *Behavioral and Brain Sciences, 28,* 675–691.

Tranel, D., & Damasio, A. (1993). Covert learning of affective valence does not require structures in hippocampal system or amygdala. *Journal of Cognitive Neuroscience, 5,* 79–88.

Trevarthen, C. (1979). Communication and cooperation in early infancy: A description of primary intersubjectivity. In M. Bullowa (Ed.), *Before speech* (pp. 321–347). London: Cambridge University Press.

Trevarthen C. (1980). The foundations of intersubjectivity: Development of interpersonal and cooperative understanding in infants. In D. Olson (Ed.), *The social foundations of language and*

thought (pp. 382–403). New York: Norton.
Trevarthen, C. (1993). Brain, science and the human spirit. In J. B. Ashbrook with P. D. MacLean (Eds.), *Brain, culture and the human spirit* (pp. 129–181). Lanham, MD: University Press of America.
Tronick, E. (1989). Emotions and emotional communication in infants. *American Psychologist, 44*(2), 112–119.
Tronick, E. (Ed.). (1998). Interactions that effect change in psychotherapy: A model based on infant research [Special issue]. *Infant Mental Health Journal, 19*(3), 277–353.
Tronick, E., Als, H., & Adamson, L. (1979). Mother-infant face-to-face communicative interaction. In M. Bullowa (Ed.), *Before speech: The beginnings of human communication* (pp. 349–373). Cambridge, UK: Cambridge University Press.
Tronick, E., Als, Hv Adamson, L., Wise, S., & Brazelton, T. B. (1978). The infant's response to entrapment between contradictory messages in face-to-face interaction. *Journal of the American Academy of Child and Adolescent Psychiatry, 17,* 1–13.
Tronick, E., Bruschweiler-Stern, N., Harrison, A. M., Lyons-Ruth, K., Morgan, A. C, Nahum, J. P., Sander, L. W., & Stern, D. N. (1998). Dyadically expanded states of consciousness and the process of therapeutic change. *Infant Mental Health Journal, 19*(3), 290–299.
Tronick, E., & Cohn, J. (1989). Infant-mother face-to-face interaction: Age and gender differences in coordination and the occurrence of miscoordination. *Child Development, 60,* 85–92.
Tronick, E., & Weinberg, K. (1997). Depressed mothers and infants: The failure to form dyadic states of consciousness. In L. Murray & P. Cooper (Eds.), *Postpartum depression and child development* (pp. 54–85). New York: Guilford Press.
van IJzendoorn, M. (1995). Adult attachment representations, parental responsiveness, and infant attachment: A meta-analysis on the predictive validity of the Adult Attachment Interview. *Psychological Bulletin, 117,* 387–403.
Varela, E, Lachaux, J. P., Rodrigues, E., & Martinerie, J. (2001). The brainweb: Phases synchronization and large-scale integration. *Nature Reviews Neuroscience, 2*(4), 229–239.
Varela, F. J., Thompson, E., & Rosch, E. (1993). *The embodied mind: Cognitive science and human experience.* Cambridge, MA: MIT Press.
Von Bertalanffy, L. (1952). *Problems of life.* New York: Harper.
Vygotsky, L. S. (1962). *Thought and language* (E. Hanfmann & G. Vakar, Trans.). Cambridge, MA: MIT Press. (Original work published 1934)
Vygotsky, L. S. (1986). *Thought and language* (A. Kosulin, Trans, and Ed., Rev. ed.). Cambridge, MA: MIT Press. (Original work published 1934)
Waldron, S., Scharf, R. D., Crouse, J., Firestein, S. K., Burton, A., & Hurst, D. (2004). Saying the right thing at the right time: A view through the lens of the Analytic Process Scales (APS). *Psychoanalytic Quarterly, 73,* 1079–1125.
Weiss, P. (1947). The problem of specificity in growth and development. *Yale Journal of Biology and Medicine, 19,* 234–278.
Weiss, P. (1949). The biological basis of adaptation. In J. Romano (Ed.), *Adaptation* (pp. 1–22). Ithaca, NY: Cornell University Press.

Weiss, P. (1970). Whither life science? *American Scientist, 58,* 156–163.

Westen, D., & Gabbard, G. (2002a). Developments in cognitive neuroscience: I. Conflict, compromise, and connecrionism. *Journal of the American Psychoanalytic Association, 50*(1), 53–98.

Westen, D., & Gabbard, G. (2002b). Developments in cognitive neuroscience: II. Implications for theories of transference. *Journal of the American Psychoanalytic Association, 50*(1), 99-134.

Winnicott, D. (1953). Transitional objects and transitional phenomena. In D. Winnicott, *Collected papers: Through pediatrics to psychoanalysis.* New York: Basic Books. (北山修監訳：小児医学から精神分析へ——ウィニコット臨床論文集. 岩崎学術出版社，2005.)

Winnicott, D. (1957). *The child and the family.* London: Tavistock. (牛島定信監訳：子どもと家庭——その発達と病理. 誠信書房，1984.)

Winnicott, D. (1965). The capacity to be alone. In D. Winnicott, *The maturational processes and the facilitating environment: Studies in the theory of emotional development.* London: The Hogarth Press and The Institute of Psychoanalysis. (牛島定信訳：情緒発達の精神分析理論. 岩崎学術出版社，1977.)

Winnicott, D. (1971). Mirror role of mother and family in child development, In D. Winnicott, *Playing and reality* (pp. 111-118). London: Tavistock. (橋本雅雄訳：遊ぶことと現実. 岩崎学術出版社，1979.)

Zahavi, D. (1999). *Self-awareness and alterity: A phenomenological investigation.* Evanston, IL: Northwestern University Press.

Zahavi, D. (2003). How to investigate subjectivity: Natorp and Heidegger on reflection. *Continental Philosophy Review, 36,* 155–176.

Zetzel, E. R. (1956). Current concepts of transference. *International Journal of Psychoanalysis, 37,* 369–376.

Zetzel, E. (1966). The analytic situation. In R. E. Litman (Ed.), *Psychoanalysis in America* (pp. 86–106). New York: International Universities Press.

訳者あとがき

　本書は，ボストン変化プロセス研究会 The Boston Change Process Study Group（BCPSG）の著作 "Change in Psychotherapy: A Unifying Paradigm", WW Norton, 2010 の全訳である。そのグループのメンバーの一人であり，グループの学問上のリーダー的存在である D. N. スターンは，日本でも，『乳児の対人世界：理論編』（1989），『乳児の対人世界：臨床編』（1991），『親‐乳幼児精神療法』（2000），『プレゼントモーメント』（2007）（いずれも岩崎学術出版社）などを通じすでによく知られている。今回の翻訳の出版に際し，スターンの知名度をフルに活用して本書に対する学問的関心を高め，読者層を広げるには，彼の名前は別個に挙げるのが良いだろうとの判断から，著者を「スターンとボストン変化プロセス研究会」にしようと考えた。しかし，残念なことにその案は，原書の権利者により，却下されてしまった。これまで論文の著者名を一貫してBCPSGとしてきたこだわりを考えれば，当然のことかもしれない。

　スターン夫妻のボストンでのサバティカルを機に研究会が結成され，その後10年近くの歳月の流れの中で徐々に発表された一連の論文（第1章から第7章）と，その総括である最終章からなる原書の「成り立ちと構成」に関しては，原著者たちがすでに，序文としてその経緯を詳しく述べているので，それをここで繰り返す必要はない。ここでは，本書の訳者が，いかに原書と出会い，翻訳することになったか，そして，そのプロセスで何を考え，苦闘したかを記して，本書に対する読者の関心を少しでも高め，読者が本書を読み進める際の一助としたい。

　訳者のスターンとの出会いは，『乳児の対人世界』の翻訳を通してであった。その作業は，当時，メイヨ・クリニックに留学していた神庭重信（現九州大学精神科教授）夫妻（翻訳）と院内メールでやり取りしながら進められ，故小此木啓吾先生と訳者とが共同で監訳する形で出版された。「精神分析の発達理論として書かれた乳児」（臨床乳児）と「発達心理学者が実際の観察をもとに描く乳児（被観察乳児）」との比較検討に始まり，それまでの精神分析的発達論を大幅に書き換えることになったこの著作は，世界中でセンセーションを巻き

起こしたが，日本訳も，また，故小此木啓吾先生の強力な後押しを得て，幅広く読まれ，特に理論編は発刊以来版を重ね，現在，第12刷を数えている（臨床編は第8刷）。

　その翻訳プロセスと前後して，訳者は，スターンのセミナーやシンポジウムに何度となく参加した。そうしたあるシンポジウムにおけるスターンの「乳児の対人世界」と題する1時間の講演のテープを，訳者は，テープが擦り切れるまで，もう，100回以上は聴いたのではないかと思う。何故，それだけ何回も聞けたのかと言うと，それは，彼の話が，「創造的曖昧さ」に満ちていて，聞くたびに，違ったものが聞こえる気がするからである。言うまでもなく，テープであるから内容は，冗談も含め，いつも同じである。実際，何度か聞くうちに「ここで冗談を言うぞ！」と，スターンが次に何を言うか，諳んじてしまった。それでもなお次に聴く時，何か新しいことが「聞こえてくるのではないか⁉」という興奮がある。20年たった今聞きなおしても，多分，同じようにその興奮を感じるような気がする。彼の講演は，こちらがどう聞くかにより，聞こえてくるものが違うのである。このスターンの魅力が，ボストングループの結成，ひいてはその継続の大きな理由の1つであったと考えるのは，訳者一人ではなかろう。

　そうした「創造的曖昧さ」の魅力に加え，訳者がスターンに関心を持ち続けたもう一つの大きな理由は，彼が，乳幼児研究を続ける傍ら，その成果を，大人の精神療法プロセスの理解へと『還元』し続けて来たことである。

　その最善の例は，今回の本の主旋律とでも言える Implicit Relational Knowing であろう（本書では，意味の混乱を防ぐため，語順を変え，「関係性をめぐる暗黙の知」と訳した）。この用語は，「いかに相手と一緒にいるかについて暗黙の内に，意識することなく知っていること」を指す。つまりそれは，個々人が相手とかかわり合う，そのやり方の表象であり，それは，局所的な注意（その時・その場での意識）や意識的・言語的体験の外側にある。もう一歩踏み込んで言えば，「関係性をめぐる暗黙の知」は，精神分析における解釈が扱うような，言語に基づいた，判然とした知識とは別な表象であり，主として言語に基づいたものでもなければ，象徴的な形態（言語）へと必ずしも翻訳されるわけでもない。この，暗黙の知の豊かさこそ，ここ数十年の乳児研究・愛着研究の，最も重要な所見であり，それをスターンらは，大人の精神療法プロセス理解へと応用したのである。

ここでいくつか重要なことがある。

1つは，関係性をめぐる暗黙の知が，「知」であって，「知識」ではないことである。

原著者らが，「知識」knowledge という言葉を使わず，敢えて「知（知っていること）」knowing としているのは，「関係をめぐる暗黙の『知』」が，いわゆる「知識」と違い，認知的であるばかりか，情動的であり，また，相互交流的であることを強調するためである。面白いのは，そう主張しながら，その舌が乾かないうちに，関係性をめぐる暗黙の「知識」と，著者たち自らが遣っている点である。そこら辺の混乱，思考の転換の難しさを敢えて残すため，「知識」とあるところは「知」と修正してしまわず，「知識」としてある。

2つ目は，この「関係性をめぐる暗黙の知」が，解釈や内省・洞察が可能となる「判然とした・言語的・意識的」な領域が未だ展開していない前言語的乳児においても十分に蓄積可能な，間主観的な領域で起こって来ることであり，さらに重要なのは，その，間主観的なかかわりの領域で貯えられた表象は，言語的なかかわり合いが生じても，消滅しないどころか，言語的かかわり合いをいかに進めたら良いかを，暗黙裡にリードしていることである。言葉を換えて言えば，この，非言語的な部分が，言語的なやり取りの背後にあって，どんな言語的なやり取りが許容されるかを規定しており，暗黙ながら，強力に関係性を規定している。

こうした発想の展開は，『乳児の対人世界』で出てきた「4つの自己感」の内，「間主観的かかわりあいの領域」における主観的自己感，そして，「言語かかわり合いの領域」における言語自己感と呼応するものであり，乳幼児研究の大人の精神療法プロセスへの応用を豊かに感じさせる。

彼の「視点の取り方」のもう一つの特徴は，学問的な仮説の下に，理解しようとしている現象に対し，ある種の割り切りができることである。その真骨頂が，今回の本のテーマでもある「解釈」と「解釈を『越えた何か』」という区分であり，「暗黙なもの」と「言語的・意識的なもの」という区分，そして，「関係性をめぐる暗黙の知」という概念の導入による，「無意識」と「非意識」の区分である。そうした境界が，科学的，臨床的に，明確にあるわけではない。しかし，そうした学問上の（作業仮説，叩き台としての）区別をつけることによって，これまで臨床的に，そして，研究所見として，語ろうとしても語りにくかったことが，言葉を得て，共有できるようになる。そうした概念や区分は，

学問的な仮説であるから，いずれは書き換えられなくてはならないものかもしれない。しかし，それらの用語は「創造的曖昧さ」に満ちており，これから先の学問的な展開を間違いなく助けてくれるものであるし，何よりも，これまで，話題にしようにも言語化が難しかったプロセスを，未だ「おどおど」ではあるにしろ，言葉化するのを助けてくれる。

　以上のように，これまで言葉にされることが少なかった分野のことをめぐる内容の本であるだけに，翻訳をめぐっては，いろいろな悩みがあった。

　Enactment エナクトメントは，本書を通じ，「行為化」ないしは「行為化（エナクトメント）」と訳してある。これまで，エナクトメントという言葉は，「専門用語」として使われた場合，治療プロセスへの参与者のいずれかが，それぞれの過去を治療場面に持ち込んで（言葉にしたり，態度に表すなどの）行為化する場合，それも特に，問題を孕んだ臨床上の出会いを指す場合に使われ，特に後者に関しては，前者と区別するため，「大文字のSのエナクトメント」などと表現されることもあった。本書においてエナクトメントは，文字通り，「意図を行為に移す」という現象を指しており，「専門用語」としての記載内容も含みながら，さらに広い，一般的な記述となっている。

　治療作用の重要な現場である「時々刻々の治療プロセス」を本書は「ローカルプロセス」と呼ぶ。このローカルは「ローカル線」のローカルであり，「新幹線のぞみ」の停車駅（マクロな精神力動的意味，ナラティブ）を扱っているだけでは，東海道（治療プロセス）全体を語れないのと似ている。このレベルでの治療作用は，それ相応の複雑性，構造，まとまりを持ち，まさにこのレベルにおいて「関係性をめぐる暗黙の知」は行為化され，進化する。

　先取りした形で言えば，本書は，これまで言語的活動を中心に語られてきた精神分析治療プロセスに並行して起こっている現象として，ローカルレベルを提唱し，その存在，その重要性を明らかにする作業には十分成功している。ただ，「将来的には，ローカルレベルと，もっとマクロな精神力動的意味と語りのレベルの統合に焦点を当てた研究が必要である」(p. 106) と，原著者らはさらりと流してしまっている，その部分こそが，実は，これから先，精神分析的治療を含め，あらゆる治療における変化プロセスを考える際，非常に重要な部分であり，かつまた興味深い部分でもある。もっと言えば，その両者をつなげようとする作業こそ，われわれがプロセスノート作りを通し，スーパービジョンを通し，そしてまた，症例検討会を通して，時間を惜しまず関わっている部

分であり，われわれが最大の関心を抱いている部分である。

「心身不可分の心」という embodied mind の訳は，超訳である。

これまでずっとわれわれは，心と身体は別物であるというデカルト的観点に立って医学を，精神医学を，臨床心理を，そして精神分析を考えてきたし，未だにそこから抜け出せていない。もちろん，その分離があればこそ，心身症あるいは（心の病の）身体化という発想が生まれるし，転換ヒステリーなどの説明が成り立つ。実際，英語にしろ，日本語にしろ，言葉・表現の前提として「心と身体は別物」であり，ここで「心身不可分（な）」と訳した embodied もそのまま訳せば「具象化された」，「（目に見えない心が）体現された」という意味になる。しかし，ここで原著者らが言おうとしているのは，心身一元論であり，心身は不可分なことである。これまでの日本語の定訳通り，「具象化」，「体現」という言葉を使えば，デカルト的な視点から脱出するどころか，ますますデカルト的な表現にどっぷり浸ることになるし，また，その表現は，これまでの「身体化」という病理と結びつけて理解され，誤解されやすい。そこで敢えて「心身不可分（の）」と，心身一元性を強調した言葉遣いにした。

訳語として一番迷ったのはスロッピーネス sloppiness である。この本で言うスロッピーネスとは，「患者と分析家との間における意味のやり取りが，不確定で，まとまりが無く，大まかであることを指す」（p. 101）。訳語の候補として考えた日本語は「大雑把」，「大まか」，「ずさん」，「ずぼら」，「まとまりのない」，「ラフな」など，20を越える。そして，今でも，敢えて日本語にするなら，「大雑把」が近いかなと思い，実際，翻訳も，第2稿の段階までは「大雑把」を使っていた。しかし，英語の日常語として非常に含みが多いこの言葉を，「大雑把」という，これまた，日本語として含意の多い言葉に置き換えてしまうことに段々に抵抗を覚えるようになった。加えて，本書の中で，かなり重要な部分を占めるこの「半専門用語」を，「ああ，丸田の言う『大雑把』ね！」と，不必要に脱価値化される危険すら妄想し，そのまま，カタカナで残すことにした。

もう一つ迷った訳語が fittedness である。文脈により，特に生物学やシステム理論の記載においては，適合性，共調性などがピッタリ来たが，それ以外の大部分のところではその言葉では意味が取りにくく，「なじみ具合」，「ピッタリ加減」，「しっくり具合」，「なじみ合い」，「咬み合い具合」，「歩調の合い具

合」など，あれこれ採用しては取り替えて，最後は，「フィットしている感じ」（ところにより，「しっくり来る感じ」）に落ち着いた。ここでも，「しっくり」という日本語が候補として一番近い気がしたが，「しっくり」という日本語には，日本語としてのニュアンスがそれなりに強いので，それに統一することは避けた。

　本書の第1章と第2章の基になる論文を読んだのは1998年のことである。以来，新しい関連論文が出るたびに読み重ねていたが，その集大成がいよいよ本になって出ることを知ったのは2008年に横浜で開かれた第11回世界乳幼児精神保健学会中，日本精神分析協会が主催したパーティーで，スターンに再会した時のことであった。その時，その場で，翻訳することを決め，スターンの了解を取り付けた。そして，未だ出版されてもいない本の翻訳を岩崎学術出版社の長谷川さんと交渉し，版権の「予約」をしていただいたのは，（原書の出版が遅れたこともあり）原著が出る一年以上も前のことであった。

　下訳を人に任せず，翻訳作業を全面的に独りでやったのは，「この本はどうしても自分の思い通り訳したい」という思い入れのせいである。その作業に，ここ一年，学問的作業に使える時間のほとんどを費やした。それは，半引退生活をしている訳者にとって，至福の時間であった。

　翻訳は，原文と照らし合わせながらの翻訳作業を3回，日本語として整えるための作業を2回で，合計第5稿まで重ねた。そのプロセスで，『間主観性の軌跡』の共著者であり，長年の学問上のパートナーでもある慶應義塾大学准教授，サイコセラピー・プロセス研究所副所長の森さち子先生には，丁寧に2回，目を通していただき，学問的内容に対する検討はもちろん，いかに日本語として分かりやすいものにするかに関しても，一緒に心を砕いていただいた。そのお陰で，本書は一段と読みやすいものになった。この場を借りて，心からのお礼を申し上げたい。

　原著が出版される前に翻訳権の仮契約を進めるという段階から，ゲラの校正，索引の作成，表紙の創造，そして原著者名の記載の仕方の交渉まで，岩崎学術出版者の長谷川純さんには，またまた限りなくお世話になった。ここに改めて感謝の意を表したい。

　先に書いたように，翻訳は，自分の思い通りにしたくて独り占めしたが，翻訳作業が終わり，いったん本となった今は，できるだけたくさんの方に読んでいただき，臨床的思考の一助としていただきたいと願っている。その意味で，

「翻訳作業プロセスの独り占め」は，「自分に出来る範囲で最高に良いものを同僚，そして読者に提供したい！」という願いの「行為化」であった．

2011 年 7 月吉日
新宿区信濃町のサイコセラピー・プロセス研究所にて

丸田　俊彦

人名索引

Atwood, G.   23, 37

Bahktin, M.   135
Beebe, B.   27, 37, 42, 159
Bertalanffy, L. von   64, 66
Bollas, C.   12
Bowlby, J.   13, 23, 49
Braten, S.   177
Bruner, J.   174
Butler, S.   203

Cantor, N.   39, 172
Claparede, E.   195

Damasio, A.   177, 195
Decety, J.   155
Derrida, J.   186

Edelman, G.   80, 81
Ehrenberg, D.   27
Erikson, E.   64

Ferenczi, S.   146
Fonagy, P.   153
Freeman, W.   14, 24, 95, 107, 194
Freud, S.   97, 139, 146, 162, 163, 165, 174, 195, 196, 209

Gallese, V.   177
Gianino, A.   15
Gill, M.   212
Guntrip, H.   14

Hartmann, H.   64
Heidegger, M.   178, 186
Hobson, P.   135, 156, 214, 215
House, J.   135, 139~141

Husserl, E.   178, 181

Kihlstrom, J.   39, 172
Knoblauch, S.   186, 187, 193, 197
Kohut, H.   203

Lacan, J.   186, 187
Lachmann, F.   27, 37, 42
Lakoff, G.   179~181, 183, 191
LaPlanche, J.   165
LeDoux, J.   195
Lewicki, P.   138
Litowitz, B.   135, 136, 139~141
Lyons-Ruth, K.   47, 70, 71

Martin, L.   81
Mayes, L.   142
McNeill, D.   183, 184
Merleau-Ponty, M.   187
Mitchell, S.   37
Modell, A.   193~195

Nahum, J.   64

Piaget, J.   64

Quine, W. V.   135

Rommetveit, R.   135

Safran, J.   203
Sander, L.   13, 18, 29, 41, 53, 63~81, 129, 130, 151, 218
Sandler, J.   12, 50
Sartre, J.-P.   179, 186
Sheets-Johnstone, M.   181, 191
Spitz, R.   68

Stechler, G.   *34*
Stern, D. B.   *193, 196*
Stern, D. N.   *13, 41, 159, 163, 176, 186*
Stolorow, R.   *23, 37*

Thelen, E.   *18, 78, 79, 81*
Tóibín, C.   *152*
Trevarthen, C.   *13*
Tronick, E.   *15, 16, 19, 41, 42, 47, 49, 50, 77*

Vygotsky, L. S.   *184*

Waldron, S.   *199, 204~206, 211*
Weiss, P.   *64~67, 73, 78*
Winnicott, D.   *14, 216*

Zahavi, D.   *186*

事項索引

あ行

愛着研究　*162*
愛着行動　*158*
Ainsworth 標準評価　*42*
アクティング・アウト　*163*
　自己破壊的——　*74*
アクティング・イン　*163*
アトラクター状態 attractor states　*96*
　——の定義　*96*
暗黙の意味
　無意識の一部としての——　*165*
暗黙の記憶　*104, 193〜195*
暗黙の知　*168*
　——の処理　*36*
生き生きとする vitalization 体験　*218*
意識的言語的領域　*11*
意識の二者関係的拡張 dyadic expansion of consciousness　*19, 77, 78*
意識の二者関係的状態 dyadic state of consciousness　*41, 45, 53*
一貫性　*63*
　——探知器　*189*
一者心理学　*134*
一般システム理論
　——の教義　*14*
意図（性）intention　*22, 63, 68, 82, 83, 88, 92, 93, 99, 107, 108, 110, 114, 117, 149, 169, 174, 178, 195*
　——状態　*100*
　——と前言語的乳児　*175*
　——の共創造　*112*
　——の定義　*107*
　——の認知　*63*
　——をめぐる手がかり　*136〜138*
　関係的な——　*105, 118, 126*
　共有された——　*118, 132*

　行動と——　*125*
　ゴールと構造を持つ——　*182*
　社会・社交的——　*100*
　推測された——　*155*
　相互に認知された関係的——　*127*
　ファジーな——　*115*
　未完の——　*185*
意図探知中枢 intention detection centers　*154, 174*
意図的状態
　暗黙の——　*187*
意図的方向性　*129*
意図展開プロセス intension unfolding process　*173〜175, 182, 184, 192*
　——の時間的尺度　*175*
　——の特性　*183*
意図ユニット intention unit　*154, 156*
　——と前言語的な乳児　*155*
今ここ　*203*
今のモーメント now moment　*9, 20, 23, 24, 26, 27, 29, 30, 33, 37, 47, 50〜54, 98, 197*
　三段階で展開する——　*25*
　持続する——　*32*
　失敗に終わった——　*31, 54*
　修復された——　*32*
　損なわれた——　*25*
　附箋付きの——　*32*
　見逃された——　*31*
意味　*169, 187, 195*
　——と象徴化プロセス　*156*
　——の在処　*149*
　——の記号（論）的機能　*149*
　——の社会・社交的起源　*135*
　——の所在　*100*
　——の展開　*190*
　——の深いレベル　*140*

――の連続性　191
　　暗黙の――　160, 162, 186
　　暗黙の――と葛藤　157
　　暗黙の――と防衛　161
　　暗黙の形の――　156, 157
　　関係的な――　167
　　関係的に埋め込まれた――　157
　　感じ取られた――　201
　　根源的心理的――　173
　　象徴化された――　154
　　象徴的――　117
　　心理的――　186
　　精神力動的――　138, 149, 156
　　認知的な――　157
　　深いレベルの――　140
　　本来的――　135
　　力動的無意識的――　121
意味記憶　104
イメージ　182
イメージ／ジェスチャー　183, 184
　　――・プロセス　183
動きの首位性　181
エディプス願望　164
エナクトメント→行為化（エナクトメント）
オーガナイゼーションのテーマ　13
オープン・スペース（間隙）　20, 30, 53
お話療法 talking therapy　55, 157, 163
親‐乳児相互交流　21, 29, 41, 52, 72, 96

か行

解釈　11, 14, 21, 29, 47, 70, 141, 151, 167, 199, 204, 208
　　――活動　11
　　――と関係性をめぐる暗黙の知　54
　　――の内容部分　12
　　――を介した意識的言語的知識　36
　　――を越えた何か　9
　　――をめぐる理論　75
　　カギとなる――　10
　　教科書的（な）――　29
　　言語的――　12, 41
　　時宜を得た――　15
　　精神分析的――　164
　　転移――　13
　　伝統的な――　29, 30
介入　209
　　――の質　204
回避的愛着　139
解離　196, 197
カイロス kairos　24, 50
確定因的特性　78
隠れ身　27
過去の無意識 past unconscious　12, 50
過去の役割　126
語り narrative
　　――のレベル　110
活性化（生き生きとさせること）vitalization　73
葛藤　150～152, 157, 158, 165, 167, 204, 208
　　――の最早期の顕れ　160
　　愛着対象に対する――的行動　159
　　暗黙の意味と――　157
　　三層構造間の――　149, 162
　　心的内界の――　161
カテゴリー性の情動　177
可変性　108, 119
考え idea　170
考えることなく知られている（未思考の知）　12, 23
関係可能　217～219
関係性　203, 208
　　――学派　203, 209
　　――の質　205, 206, 211, 218
　　それほど劇的でない瞬間における――　216
　　――のスクリプト　13
　　――の中心性　202, 203
　　――の変容的側面　210
　　患者と治療者との間の――　199
　　共有された暗黙の――　207

十分条件としての——　210
　　中核的な葛藤的——　208
　　独自の治療様式としての——　210
　　必要条件としての——　210
　　包括的な——　200
関係性精神分析　157
関係性理論　9, 134
関係性をめぐる暗黙の知 implicit relational knowing　9, 12〜16, 19〜21, 23, 27, 30, 37, 39〜42, 45, 47, 53, 55, 70, 71, 85, 92, 96〜98, 103〜106, 110, 127, 137, 138, 140, 150, 152, 154, 160, 165〜167, 185, 193, 194, 196, 200, 208
　　——の前駆体　151
　　——の定義　172
　　解釈と——　54
　　表象の形態の一つとしての——　151
関係性をめぐる暗黙のプロセス　200, 202
関係的な動き relational move　72, 73, 76, 82〜84, 95, 96, 98, 101, 121, 138, 142, 158, 164
　　——の重複　125
関係的な手がかり　208
関係的やり取り　73
関係的領域　11
還元論的方法論　141
間主観性の状態　55
間主観的（な）環境　15, 19〜25, 29, 30, 37, 48, 52
間主観的合流　75
間主観的（な）ゴール　17, 21, 88
間主観的（な）コンテクスト　29, 47, 51〜53
間主観的状態　47, 52, 53, 85
間主観的システム　138
間主観的（な）スペース　90, 183
　　——と身体的・物理的スペース　87
　　共同注視的——　96
間主観の整合性　133
間主観的相互交流　63

間主観的相互認知　42
間主観的調整　42
　　——レベル　98
間主観的な意図　95
間主観的な共同認知　71
間主観的な関係　194
間主観的な出会い　28, 33
間主観的な場　41, 63, 71, 78, 92, 97, 121, 202
　　——における変化　215
間主観的な風景　55
間主観的二者関係状態　78
間主観的認知　41, 45
間主観的プロセス　13, 85
　　相互交流的——　9
間主観的レパートリー　77
記憶
　　暗黙の——　104, 195
　　意味——　104, 195
　　自伝的——　195
　　手順——　104
　　判然とした——　104, 195
　　無意識的——　195
記号　135, 136
　　——論　135
記号システム　138, 140
　　恣意的な——　137
記号（論）的機能　149
基底神経節　81
技法　29, 33, 52
　　——の陰　52
　　——への追加　34
　　確立された——　51
客観主義　193, 197
逆転移　9, 30, 203
客観的
　　——出来事　34
境界例　153
共感　27
共感不全　209
共構築　109

凝集性 coherence　　67, 73, 79, 94, 96, 97, 173
　　システムの――の増進　　72
　　心理的組織体の――　　67
　　相互交流プロセスの――　　103
　　組織体の――　　66
　　内的心理的構造の――　　80
　　二者関係の――　　74
共創造（性）co-creativity　　99, 101, 106, 108～110, 117, 119, 121, 126, 129
　　意図の――　　112
　　スロッピーネスの――　　117
共創造プロセス　　100, 101
共調性（フィットしている感じ）　　73, 74→フィットしている感じ（適合性）
共有された暗黙の関係　　13, 21, 22, 24, 27, 33～36
共有された暗黙の知　　117
共有された暗黙の知識　　33
局所論的無意識　　50
筋運動感覚性概念　　181, 182
ゲシュタルト　　83, 189～191
　　――の特性　　192
　　暗黙の／言語的／離接の――　　189
　　意図や状態の――　　88
　　関係性の全体的――　　76
ゲシュタルト的直感　　189
ゲシュタルト療法　　203
言語化　　82
　　――と体験的現実　　186
言語の非言語的コンテクスト　　185
現在のモーメント present moment　　20～23, 25, 48～50, 83, 138, 176
　　典型的な――　　24
現象学的哲学　　186
原初的自己意識　　72
原初メタファー primary metaphors　　182, 183, 186, 187
　　――の定義　　179
　　非言語的な――　　183
原体験 primary experience　　178, 179, 186

言明的知識　　12, 14
言明的領域　　11
原物語封筒　　13
行為化（エナクトメント）　　22, 48, 49, 52, 70, 77, 84, 88, 132, 162, 168, 193, 196, 197, 214
　　――レベル　　76
　　表象レベル　　141
構築 construction　　109
行動化 acting out　　70
交流のやり取り　　41
越えた何か something more　　20, 29
　　解釈を――　　9～12, 38, 85, 101, 135
ゴール指向性　　155
ゴールとする（達成）状態 goal state　　19
　　二者関係システムの――　　77
古典的精神分析　　203, 210
言葉化　　40
コルチゾール
　　――の分泌　　45

さ行

再行為化（リエナクト）　　165
記号（サイン）　　137
三層構造
　　心の――　　102
ジェスチャー　　82, 86, 136, 182, 191
思考（考えること）　　156, 164, 169, 170
　　言語的――　　170
『思考の揺りかご』　　137
自己心理学　　9
自己組織化　　65, 109
　　――特性　　99, 103
自己組織化原理 self-organizing principle　　14
自己体験
　　――の分裂　　186
　　暗黙の――　　186
自己配列的複雑システム　　142
時々刻々レベル　　99, 102, 106, 110, 127

事項索引　249

指示対象 referent　*136, 173*
視床 - 下垂体 - 副腎軸　*43*
システム理論　*38*
自省（振り返り）　*169, 171, 179*
自省されていない無意識 unreflected unconscious　*50*
自省的意識 self-reflective awareness　*72*
自省的・言語的 reflective-verbal　*168*
　　──領域　*176, 178*
　　──レベル　*167*
　　暗黙の領域と──領域　*169, 173*
自省能力　*66*
質
　　──が生み出すもの　*218*
　　介入の──　*204, 205*
　　関係性の──　*205, 206*
　　精神療法的な──　*218*
　　治療の──　*205*
実際の関係　*11, 40, 41, 210*
質的特性
　　治療関係全体の──　*199*
至適内的意識　*69*
自由連想　*21, 133, 134, 217*
主観的時間枠　*23*
主体（性）agency　*30, 42, 79, 117, 120, 143*
　　──的活動　*80*
　　行動──　*61*
　　紛いなき──　*201*
省察　*179*
状態
　　二者──の調整　*16*
象徴　*135, 137*
象徴機能　*71, 139*
象徴的表象　*139*
情動価 affective valences　*104, 138*
情動調律　*17, 27, 29*
情動的手がかり　*72, 136, 137, 140, 208*
　　他意のない真摯な──　*136*
進化論　*80*
神経科学　*14, 104*

神経ドーパミン系　*81*
真摯さ　*11*
真摯な繋がり　*10, 38*
"真摯な"出会い　*34*
心身不可分な embodied 心　*164, 165, 178〜181, 187, 191*
　　──のモデル　*182*
心身不可分な認知 embodied cognition　*181*
新生特性 emergent property　*18, 20, 25, 26, 47, 51, 52, 55, 96, 103, 118, 142, 185, 189, 198*
　　──の定義　*96*
　　内発的な──　*79*
シンタックス（構文法）　*160*
心的決定論　*100*
心的現実　*188*
心的内界　*12, 23, 36, 161*
　　──葛藤　*71*
　　──環境　*35*
　　──と相互交流レベル　*166*
　　──の創造　*150*
　　──の力動　*12*
　　──領域　*162*
心理的二者システム
　　──と生物学的システム　*79*
心理的認知プロセス　*79*
進んでゆく moving along　*9, 17, 18, 20〜23, 49, 50, 53, 83, 85*
ストレス
　　──レベル　*45*
ストレス反応
　　長期的──　*43*
スロッピーネス sloppiness　*93, 95, 99, 101〜103, 106〜111, 113〜115, 122, 126, 133〜135, 182, 197, 202, 215, 218*
　　──の共創造性　*117*
　　──の収穫　*116*
生気情動　*177, 184*
精神分析的治療　*38*
精神力動的　*140*

――ユニット　156
精神力動的意味　110
　――の根源的レベル　150
精神療法的変化　38
性的虐待　111
生物学的システム　63, 65
　ダイナミックな――　78
生物学的プロセス　72
前言語的乳児　13
　――と意図　175
前自省的体験　174
前自省的無意識　23
選択淘汰モデル　80
相互交流
　――の定義　86
　――の動力学　87
　――プロセス　84
相互調整システム　42
相互調整プロセス　16
創造的交渉　215, 216
組織体
　心理的――　66, 67, 129
　生物学的――　66, 129
　適応的――　129
即興　92, 115
　――的な場　73
　――的プロセス　92
　――的要素　118
　――モード　47〜49
　　治療的――　75
　ほぼ純粋な――　49

た行

体験／経験　169, 171
対象関係
　内在化された――　40
ダイナミック・システム　18, 55
　――・モデル　100, 103, 106, 133, 189, 198
　――理論　14, 36, 78, 79, 96, 99, 101, 142, 178, 197

ノンリニア・――　9, 11, 18, 80, 109
複雑性（な）――　25, 51, 52, 79
他者中心的参与　136, 177
他者と共にある在り方のスキーマ　23, 49
断絶と修復　23, 49, 203, 216
調整
　誤――misalignment　93, 94
　再――realignment　93
チョウバエ　79
重複性　108, 121
　――の例　114, 115
直面化　214
直感的把握　190
治療作用　199, 203
治療的変化　10, 20, 204
治療的変化プロセス　46
治療同盟　33, 199
出会いのモーメント　moment of meeting
　9〜11, 14, 15, 18〜20, 25〜27, 29〜31, 33, 35, 37, 38, 41, 42, 45, 47, 52〜55, 61, 63, 67, 71, 83, 85, 98, 216
　――と転移の解釈　35
　――と"プロフェッショナルな"関係　35
　解釈のテーマとしての――　45
抵抗　150, 165, 204, 208, 209
手がかり　cues
　意図をめぐる――　136
　情動的――　136
デカルト
　――的観点　178
　――の残り香　187
　――理論　185
　心と身体の――的分割　181
適合性（フィットしている感じ）　64
　→フィットしている感じ（適合性）
手順
　関係性をめぐる暗黙の――　160
　言語的やり取りの暗黙の――　110
　情緒的――　98

手順記憶　　104, 193
手順知識　　9, 39, 46, 85, 194
　　関係性をめぐる——　　12
手順的領域　　11
手順表象　　40, 172
デルタ学習　　61
転移　　9, 13, 22, 85, 152, 203, 204, 208, 210
　　——解釈　　40
　　——神経症　　209
　　——的素材　　30
　　真正の——解釈　　30
　　出会いのモーメントと——の解釈　　35
　　ホットな——素材　　114
　　無意識的葛藤から派生する——　　71
　　陽性の——　　209
転移／逆転移　　33, 41, 98, 127, 163, 185
　　——の現れ方　　128
　　——のプリズム　　34
同一化　　198
等価結末原理　　121
洞察　　11, 132, 199
動物行動学　　87, 174
特異性　　63, 66
　　——のマッチング　　78
　　相手による気づきの——　　67
　　協調の——　　69
　　所作の——　　136
特異的な（その二人ならではの）認知　　77
特別なモーメント　　38
共にある在り方　　45, 75, 81, 172
　　より複雑でより一貫した——　　45
共にあるスキーマ　　13
取り入れ　　40, 198

な行

内在化　　23
内的作業モデル　　13
生の体験　　159, 166, 167, 174, 178, 179, 186, 188
　　言葉と——　　188
ナラティブ・アプローチ　　126
ナラティブレベル　　132
二者関係システム　　64
二者心理学　　134
乳児‐親相互交流プロセス　　53
乳児‐母相互交流　　47
乳児‐養育者相互交流　　36
ニューロン・グループ選択　　80
認知 recognition　　71, 95
　　——の相互交流　　68
　　——の特異性　　18, 67
　　意図の——　　63
　　間主観的——　　71
　　共有された——　　132
　　行為の——　　97
　　自己‐——　　68
　　自省的意識レベルの——　　72
　　相互的——　　131
　　ポジティブな——のモーメント　　65
認知科学　　174
認知神経科学　　83
認知心理学　　172, 193, 197
認知プロセス　　63, 65〜73, 76, 79, 108, 129, 130, 133, 215
　　——に関する理論　　75
　　——の定義　　129
　　——の特異性　　80
　　——の例　　131
　　暗黙の——　　108
　　心理的——　　79
ノンリニア・ダイナミック・システム　　9, 11, 18
　　——での変化プロセス　　66

は行

パーソナルな署名　　26
母‐乳児相互交流　　9, 11, 49, 82, 99, 137
パラ言語学的要素　　182
判然とした記憶　　104

反復
　習得のための―― *81*
反復強迫　*81*
非意識 nonconscious　*140*
　――の特性　*200*
非意識的情報獲得プロセス　*138*
非意識的処理　*105*
　――過程　*172*
非解釈的メカニズム　*9*
非言語的概念　*183*
非象徴化プロセス　*138*
非特異的　*210*
非特異的 nonspecific 作因　*201*
非特異的（な）nonspecific 要素　*203*
評価的力価 evaluative valence　*72*
表象
　暗黙の――　*50, 104*
　意味――　*41*
　関係性――　*198*
　関係性の領域の――　*193*
　関係的体験の――　*196*
　自己――　*68*
　象徴的――　*39*
　的確な自己‐――　*69*
　手順――　*39, 40, 172*
　非言語的な形の――　*104*
　非象徴的プロセス――　*173*
表象システム　*40*
　非象徴的な形での――　*39*
平等に漂う注意　*207*
ファジーに意図すること　*107, 108, 110, 112, 121, 135*
フィットしている感じ（適合性）fittedness　*16, 18, 21, 64, 66, 67, 73, 85, 94, 97, 98, 130, 143, 200, 201, 211, 212, 214, 216〜218*
不確実性　*102, 103, 109, 113, 114, 197, 216*
不確定性　*18, 99, 101, 107, 113, 215, 216, 218*
　――の例　*112*

プロセスの――　*216*
複雑性　*63*
複雑性ダイナミック・システム　*25*
　――プロセス　*26*
部分対象　*16*
フリープレイ　*17, 18, 49*
プロセス研究
　精神分析的治療の――　*204*
"プロフェッショナルな"関係
　出会いのモーメントと――　*35*
分離 disjoin　*20, 30*
変化
　治療的――　*63*
　発達的――　*63*
変化プロセス
　――の決定的な部分　*63*
　治療的――　*46*
　発達における――　*15*
変化をもたらす作用・行為 mutative action　*46*
防衛　*30, 139, 141, 149〜152, 157, 158, 167*
　――的逸脱　*133*
　――的な対人的適応　*161*
　――プロセスの始まり　*159*
　強迫的な――　*161*
防衛機制　*71*
包括性　*217*
　――の高まり　*217*
方向（性）directionality　*63, 99, 107, 110, 117, 149, 200, 201, 215, 217*
　――の共創造　*125*
　――のすり合わせ　*204, 210*
　――の探求　*218*
　意図的――　*100, 126, 149*
　共通の――　*114*
　共有された――　*118, 130*
　差し当たっての――　*212*
　自己の意図的――　*162*
　フィットし合った――　*201*

ま行

マイクロアナリシス　　*34, 84, 86, 198*
まとまっていない体験 unformulated experience　　*172, 193, 196*
ミクロのレベル　　*133*
未思考の知 unthought known　　*12, 23, 50*
ミラーニューロン　　*136, 154, 176, 177*
無意識　　*10, 36*
　力動的——　　*46, 50*
明確化　　*21, 114, 116, 117, 199, 204, 208, 212*
　脱——　　*113*
メタ・コミュニケーション　　*70, 86*
メタ・コンテンツ　　*86*
メタファー
　原初——　　*180*
　死んだ——　　*180*
メタ理論　　*106*
メンタライズされた動力学　　*87*
メンタルな原初 mental primitive　　*173*
モーメント
　——という概念　　*83*
　情緒的緊張の強い——　　*97*
　それほど緊張が高くない——　　*98*
　特別な——　　*38*
　もっと穏やかな——　　*85*

や行

抑圧 repression　　*10, 23, 36, 38, 46, 50, 71, 104, 105, 139, 149, 165, 166, 195*
予測不能性　　*99, 108, 109, 113, 118, 119, 121, 197*

ら行

力動的葛藤
　——に対する自覚の高まり　　*217*
力動的精神療法　　*12*
力動的無意識　　*13, 40, 46, 102, 104, 139, 149, 150, 157, 165, 166, 172*
　——的処理　　*105*
離接　　*188, 214*
　——の前提条件　　*191*
　——の特徴　　*189*
　暗黙の領域と自省的・言語的領域の間の——　　*187*
　本質的——　　*188*
レベル
　行為化表象——　　*141*
　ミクロの——　　*133*
ローカルレベル local level　　*82, 83, 86, 95〜99, 102, 105, 106, 110, 112, 117〜119, 121, 132, 133, 135, 141, 156, 158, 198*
　——と潜在的コンテント　　*85*
　——の視点　　*92*
　——の定義　　*82, 84, 101*
　関係性をめぐる暗黙の知が行為化される——　　*151*
　間主観的対話の——　　*133*

訳者略歴

丸田俊彦（まるた　としひこ）
1946年　長野県須坂市に生まれる
1971年　慶應義塾大学医学部卒業
1976年　メイヨ・クリニック精神科レジデント終了
1977年　メイヨ・クリニック精神科コンサルタント
1979年　メイヨ医学部精神科助教授
1980年　米国精神科専門医試験官
1982年　メイヨ医学部精神科準教授
1986年　メイヨ医学部精神科教授
1993年　慶應義塾大学医学部精神神経科客員教授
2004年　放送大学客員教授
2004年　メイヨ・クリニック医科大学精神科名誉教授
2005年　東京大学大学院人文社会系研究科客員教授
専　攻　精神医学
現　職　サイコセラピー・プロセス研究所（IPP）所長
著訳書　短期力動精神療法（岩崎学術出版社　共訳），サイコセラピー練習帳——グレーテルの宝捜し，サイコセラピー練習帳Ⅱ——Dr. Mへの手紙，コフート理論とその周辺，理論により技法はどう変わるか，間主観的感性——現代精神分析の最先端（いずれも岩崎学術出版社），間主観性の軌跡（岩崎学術出版社，共著），乳児の対人世界，間主観的アプローチ臨床入門——意味了解の共同作業，乳児研究から大人の精神療法へ——間主観性さまざま（いずれも岩崎学術出版社，監訳），間主観的アプローチ——コフートの自己心理学を超えて，間主観的な治療の進め方（いずれも岩崎学術出版社，訳），痛みの心理学（中央公論社），その他研究論文多数

解釈を越えて
―サイコセラピーにおける治療的変化プロセス―
ISBN978-4-7533-1026-5

訳者
丸田俊彦

2011年8月10日　第1刷発行

印刷　広研印刷(株)　／　製本　河上製本(株)

発行所　(株)岩崎学術出版社　〒112-0005　東京都文京区水道1-9-2
発行者　村上　学
電話 03(5805)6623　FAX 03(3816)5123
©2011　岩崎学術出版社
乱丁・落丁本はおとりかえいたします　検印省略

乳児の対人世界　理論編／臨床編
D・スターン著　小此木啓吾・丸田俊彦監訳　神庭靖子・神庭重信訳
臨床と観察を有機的に結びつけて新しい提起　　　　本体4500円／3500円

親－乳幼児心理療法——母性のコンステレーション
D・スターン著　馬場禮子・青木紀久代訳
母になることと親－乳幼児関係論の力動的研究　　　　　　　本体5000円

乳児研究から大人の精神療法へ——間主観性さまざま
ビービー／ノブローチ／ラスティン／ソーター著　丸田俊彦監訳
精神分析から神経科学へ——間主観性理論の新たな展開　　本体4100円

間主観的アプローチ——自己心理学を超えて
ストロロウ／ブランチャフ／アトウッド著　丸田俊彦訳
精神分析の新しい科学的パラダイム　　　　　　　　　　　本体4000円

トラウマの精神分析——自伝的・哲学的省察
R・D・ストロロウ著　和田秀樹訳
精神分析家が自らの体験をもとにトラウマの本質に迫る　　本体2500円

間主観性の軌跡——治療プロセス理論と症例のアーティキュレーション
丸田俊彦・森さち子著
二人の筆者のそれぞれの「間主観性の軌跡」の記録　　　　本体2800円

間主観的感性——現代精神分析の最先端
丸田俊彦著
サイコセラピー練習帳Ⅱ以来，十年余を経てM先生へ贈る　本体2800円

コフート理論とその周辺——自己心理学をめぐって
丸田俊彦著
コフートの自己心理学と諸理論に関する著者の研究の集成　本体4000円

サイコセラピー練習帳——グレーテルの宝捜し
丸田俊彦著
無意識における力動的変化を分かりやすく説く　　　　　　本体2500円

この本体価格に消費税が加算されます。定価は変わることがあります。